高等职业教育医药院校规划教材/多媒体融合创新教材

供护理、助产、相关医学技术类等专业使用

护理美学

HULI MEIXUE

主编 薛军霞

郑州大学出版社

·郑州·

图书在版编目(CIP)数据

护理美学/薛军霞主编. —郑州:郑州大学出版社,2020.10
高等职业教育医药院校规划教材
ISBN 978-7-5645-7269-3

Ⅰ. ①护… Ⅱ. ①薛… Ⅲ. ①护理学-医学美学-高等职业教育-教材 Ⅳ. ①R47-05

中国版本图书馆 CIP 数据核字(2020)第 168789 号

郑州大学出版社出版发行
郑州市大学路 40 号　　邮政编码:450052
出版人:孙保营　　发行部电话:0371-66966070
全国新华书店经销
河南龙华印务有限公司印制
开本:850 mm×1 168 mm　1/16
印张:14
字数:342 千字
版次:2020 年 10 月第 1 版　　印次:2020 年 10 月第 1 次印刷

书号:ISBN 978-7-5645-7269-3　　定价:39.00 元

编者名单

主　编　薛军霞

副主编　杜成旭　马金梅　张艳敏

编　者　（以姓氏笔画为序）

马金梅　邢台医学高等专科学校

王　静　新乡医学院

邓翠珍　邵阳医学高等专科学校

东苗苗　邢台医学高等专科学校养护中心

戎　欣　邢台医学高等专科学校

刘彦淑　内蒙古医学院护理学院

杜成旭　邢台医学高等专科学校

李　琼　新乡医学院三全学院

张艳敏　邢台医学高等专科学校

岳月娟　邵阳医学高等专科学校

薛方永　邢台医学高等专科学校

薛军霞　邢台医学高等专科学校

出版说明

《"健康中国2030"规划纲要》发布以来，优质高效的整合型医疗卫生服务体系和完善的全民健身公共服务体系全面建立，健康保障体系进一步完善，健康服务质量和水平明显提高。《高等职业教育创新发展行动计划》业已启动，护理职业教育与卫生健康事业无缝对接，国家教育部、卫生健康委员会等多措并举，各个院校积极改革职业教育教学模式、教学方法，在课程体系、课程建设、教材建设等方面进行了积极探索和实践，医学高职高专教育得到快速发展，教育教学质量明显提升。《关于深化医教协同进一步推进医学教育改革与发展的意见》指出，"调整优化护理职业教育结构，大力发展高职护理专业教育"。

本套教材由全国高等职业卫生健康教育规划教材/融媒体创新教材建设委员会组织实施，全国60多所本科、专科院校及其附属医院的400多位专家参与撰写，供护理学专业（含助产专业）高等职业专科层次作为教材使用。本套教材尊重职业教育规律和学生成长规律，体现新时代性的思想性、科学性，体现学术前沿、门类齐全、学段衔接，特色鲜明：

1. 紧扣大纲，满足需要：紧扣教育部护理学专业专科层次人才培养方案和教学大纲，满足职业需要、执业资格考试需要、教学需要和社会需要，汇集了护理学科发展的经典理论、技术要点、操作规范等。

2. 整合内容，重点突出：本套教材整合了基础医学、临床医学、临床护理各专业知识，结构优化，基本知识、基本理论、基本技能简明突出，临床护理专业技能规范实用，充分体现"双证书"特点，提升学生的就业能力；将理论知识与临床实践紧密结合（推行案例教学，教材中编入常见、典型案例引导教学；教材特编实验指导），注重实际工作能力和创新能力的培养。

3. 作者权威，代表典型：本套教材的作者大多是在全国教学、科研、学术领域影响很大的、权威的、一流的专家学者，也有一批具有丰富实践经验、写作水平较高的一线教师，各地教育教学改革成果和先进教学经验通过这套教材集中展现出来。

4. 资源开放，助教易学：利用多媒体、互联网、触控等技术，通过视频、音频、动画等展示知识内容，通过扫描二维码直接播放。

5. 形式活泼，定价合理：本套教材采用国际16开本，厚重大方，体例版式创新，根据内容设置不同模块，展现形式多样。全套书用70 g双胶纸绿色印制，定价普遍低于同类教材。全套教材采用双色印刷，形态学科用全彩色印刷，配备丰富电子资源。

6. 强化练习，彰显成效：每章正文之外设置案例或实例、小结、问题分析与能力提升、思考与练习等，提升考试成绩，提高教学效果，教材更加贴近专升本需要和实际提升能力需要。

教育教学改革是一个不断深化的过程，教材建设是一个不断推陈出新、反复锤炼的过程，希望本教材的出版对医学高等职业教育教学改革和提高教育教学质量起到更大的推动作用，也希望使用教材的师生多提意见和建议，以便及时修订、不断完善。

前 言

护理美学是将美学的基本理论应用于护理实践的一门新兴的边缘学科，它既是美学的一个分支，也是护理学的重要组成部分。学习和研究护理美学，不仅能使护理人员掌握美学理论以指导护理审美实践，并且能协助其形成正确的审美观点和审美情趣，提高美的欣赏力和创造力，更好地为维护和促进人类健康服务，同时对推动护理事业的全面发展及社会主义精神文明建设具有重要的现实意义。

本教材再版是以美学的基本理论为指导，注重理论与临床实践相结合，以提高护理专业学生及广大临床护理工作者对美的兴趣和爱好、正确鉴别美丑和创造美的能力为目标而编写的。

本教材再版时增加了案例、知识链接及结合临床的思考题，以便提高学生的学习兴趣。全书共分 12 章，内容主要包括护理美学概论、美学的基础知识、护理人体美、护理审美、护理美感、护士职业形象美、护理美容、护理礼仪美、临床护理中的审美、护士的审美修养、护理审美教育与护理审美评价。在编写的过程中，注重基础，突出重点，力求理论与实践紧密联系。

本教材可供护理学专业普通本科、高等专科、高等职业教育、成人高等教育学生及广大临床护理工作者使用和参考。

本教材由薛军霞担任主编，杜成旭、马金梅和张艳敏担任副主编。第一、七章由薛军霞和戎欣编写，第二章由张艳敏编写，第三、四章由邓翠珍和岳月娟编写，第五、八章由李琼和薛方永编写，第六章由马金梅编写，第九章由东苗苗编写，第十章由杜成旭编写，第十一章由刘彦淑编写，第十二章由王静编写。本教材在编写过程中得到了新乡医学院、邢台医学高等专科学校及其他相关参编院校和郑州大学出版社的大力支持，在此表示衷心的感谢。

本教材全体编写者以高度认真负责的态度参与编写工作，但由于时间仓促和水平有限，不足之处在所难免，敬请专家、同行和广大读者批评指正。

薛军霞

2020 年 3 月

目 录

第一章　护理美学概论

学习目标

◆说明护理美学的概念及护理美学的研究任务。
◆说明护理美学的体系结构。
◆叙述护理美学与相关学科的关系。

护理美学是20世纪80年代以来随着医学美学学科的兴起逐渐发展起来的一门新兴学科。随着社会的进步、人们对健康需求的不断增长，护理观念也发生了根本的转变，即从传统的以疾病为中心的功能护理转向以患者为中心的整体护理。护士要想提供全身心的整体护理，能从生理、心理、社会等不同层面满足患者的需求，就需要理解和掌握社会学、心理学、伦理学、人际交往学、公共关系学等大量人文学科的知识，护理美学正是顺应这一需要而产生的，并形成了独立的学科体系。它以美学原理指导护理实践，对提高整体护理水平有着极其重要的意义。本章针对护理美学的概念、体系结构、学科性质，护理美学的研究对象、内容、方法和任务，护理美学与相关学科的关系等进行简要阐述。

第一节　护理美学概述

一、护理美学的概念

护理美学是将美学的基本理论应用于护理实践的一门新兴的边缘学科。它的兴起是建立在新的医学模式的基础上，学术界就其学科的定义、性质等基本问题进行了不断探索。

什么是护理美学？就护理的价值、目的和实践而言，护理美学是运用美学的基本原理、原则和观点，从护理的角度研究人们在维护和提高人类身心健康的活动中所体现出的护理美的现象及护理审美规律的一门新兴的、交叉性的应用学科。护理美学具

笔记栏

有广义和狭义两方面的含义。广义的护理美学，泛指护理领域中一切理性和感性的美的总和；狭义的护理美学，是指护理理论体系中所表现出来的系统化、规范化、层次化等理性美以及护理人员在护理实践中所体现出来的感性美。它所涉及的研究范围很广，包括医疗环境、社会健康人群、患者、护理活动及护理人员自身等领域。

二、护理美学的学科性质

护理学是一门应用学科，实践性很强，它融会了自然学科、人文学科的理论，形成了护理理论体系与护理技术；美学则是研究美的本质、特征、发展及其规律、美感、美的欣赏和创造等的学科。两者的融合形成了护理美学这门新兴的学科。护理美学的形成，已经为确定它的学科提供了依据：一方面，护理美学是护理学和美学的相互渗透的产物；另一方面，它又是美学理论在护理领域中的应用和拓展。因此，应从这两方面去考察它的学科性质。就护理学和美学的相互渗透来说，护理美学是医学科学与社会科学的交叉性学科。

护理美学的主要表现

（一）从美学的角度看

护理学本身就是美的产物，是科学与艺术的高度结合，具有美的价值。它主要表现在以下两个方面。

（1）护理理念中蕴含着美　以人为中心是现代护理服务的理念，护理理念强调具有人文色彩的存在主义。存在主义强调人是一个整体，相信每个人都有独特性，人因此成为所有护理活动的中心，在这里美是体现在对人的价值的重视上。此外，护理理论的发展、整体护理模式的建立、模式病房的建立等，均从护理理论和实践方面体现出来美的本质、美的形态、美的感受和美的创造。现代护理理论重视人体生理与心理的统一、局部与整体的统一、护理工作中的护士与患者关系的和谐统一等，使护理工作中的人格美、行为美、语言美、仪表美等得到了充分的表现，同时对护理理论中所存在的美也有了进一步的认识和发展。

（2）护理实践中存在着美　护理工作程序化、整体化、规范化、标准化、科学化的统一原则，使普通的护理工作成为和谐美和节奏美的表现形式，护理工作也成为受人尊重的职业，如医院病室洁净而整齐的床铺、柔和的色彩、明亮的光线，使患者在视觉上感到和谐、圣洁，在听觉上感到安宁、恬静，在情感上感到亲切、温暖，从而产生良好的愉悦的心理，使其达到康复所需要的最佳身心状态，这体现了医院的环境美。另外，护士端庄大方的仪表、轻巧娴熟的动作、洁白整齐的服饰、和蔼可亲的目光、真诚友善的微笑、文明得体的语言、温和可亲的声音等，使患者从中得到美的享受，从而产生舒适和轻松的心态，这体现了护士的形象美。因此，护理美学渗透在护理工作的每一个环节，借助美学的审美理论，有意识地发挥审美因素的作用，并把审美因素作为护理工作不可缺少的内容，创造性地实施护理，才能使患者在视觉、听觉、感觉上得到美的享受，从而促进身心健康。

【知识点】

护理美学的基本理论：美学基础知识、护理美学概论、护理审美规律。

（二）从护理学的角度看

美学理论在护理学中的应用不单纯是审美实践，更重要的是美学对护理学科的发展起着积极的促进作用。美学作为护理知识形态的一个组成部分，最大的贡献就是要让人们了解护理工作是一种美的形式以及护理对象——人的特质。这种现象来源于

"经验的知觉",是护理活动中一项非常重要的美学内容。因此,美学应该利用护理学提供的原则、方法,将其规律、概念、理论运用到实践中,以获得最佳的审美效果,从而提高护理学的美学价值和人文价值,促进其进一步发展。

护理学与美学相互借鉴,相互渗透,反映出护理美学的交叉、重叠的性质。随着护理理论及护理实践的不断深入,这门学科将越来越趋向于独立地发展。

总之,护理美学是美学与护理学相互渗透的结果,是美学理论在护理实践中的体现,是一门交叉性的应用学科。

三、护理美学的体系结构

护理美学的学科体系由护理美学的基本理论、护理审美实践和护理审美教育三部分组成(图1-1)。

- 护理美学
  - 护理美学的基本理论
    - 美学基础知识
      - 美学的定义、产生、研究范畴
      - 美的概念、本质、形式、形态、规律
      - 美的思想历史演变
      - 美感及审美的定义、特征
    - 护理美学概论
      - 护理美学的定义、学科性质
      - 护理美学研究的内容、对象、任务与方法
      - 护理美学的体系结构
    - 护理审美规律
      - 护理美感的内涵、本质、特征及表现形式
      - 护理审美的定义、范畴、内容及关系
      - 护理人体美、护理礼仪美、职业形象美
  - 护理审美实践
    - 基础护理美学要求
    - 临床护理美学要求
    - 急救护理美学要求
    - 社区康复护理美学要求
    - 护理管理美学要求
    - 护患关系美学要求
  - 护理审美教育
    - 护士审美修养
    - 护理审美教育的基础内容
    - 护理审美评价

图1-1　护理美学的学科体系

(一)护理美学的基本理论

护理美学的基本理论是由三个部分组成的。①美学基础知识:包括美学的定义、产生、研究范畴;美的概念、本质、形式、形态、规律;美的思想历史演变;美感及审美的定义、特征等。②护理美学概论:包括护理美学的定义、学科性质;护理美学研究的内容、对象、任务及方法;护理美学的体系结构等。③护理审美规律:包括护理美感的内涵、本质、特征及表现形式;护理审美的定义、范畴、内容及关系;护理人体美、护理职业形象美、护理礼仪美等。护理美学的基本理论是护理美学学科最基本的知识,通过学习护理美学的基本理论,可以不断地促进护理美学学科的发展,并为进一步指导护理

笔记栏

审美实践和护理审美教育提供理论基础。

(二)护理审美实践

护理审美实践是指护理美学理论在护理实践中的具体应用。它包括基础护理美学要求、临床护理美学要求、急救护理美学要求、社区康复护理美学要求、护理管理美学要求、护患关系美学要求等方面的内容。护理学是一门实践性很强的学科,如何运用护理美学原理指导护理实践,做好一切护理活动,做好护理审美环境的建设,达到提高护理质量、维持身心健康的最佳状态,一直是护理美学学科所致力追求的目标。

(三)护理审美教育

护理审美教育包括护士审美修养、护理审美教育的基础内容、护理审美评价等内容。通过护理审美教育来培养护理人员正确的、健康的审美观和审美情趣,提高护理人员自身的美学修养来完善自我,更好地塑造"白衣天使"的美好形象;护理审美评价有助于总结经验,不断开拓护理审美实践的技术和技巧,促进护理美学的确立、补充和完善。

第二节　护理美学的研究对象、内容、任务和方法

护理美学是运用美学的基本原理、原则和观点,从护理的角度研究人们在维护和提高人类身心健康的活动中所体现出的护理美的现象及护理审美规律的一门新兴的、交叉性的应用学科。作为一门学科,它有自身的研究对象、内容、任务与方法,本节就此内容做一阐述。

【想一想】
护理美学的研究对象包括哪些?

一、护理美学的研究对象

护理美学是应用美学的一个分支,和普通美学不完全一样,而是把注意力集中于护理实践领域,探讨护理实践领域中一切美的现象和审美的规律性问题。概括地说,护理美学研究的对象是护理美、护理人体美、护理职业形象美、护理礼仪美、护理美感、护理审美等,对其护理活动中体现出来的一切美的现象及其发生、发展和变化的规律性进行研究,探讨如何依照这种规律性进行护理审美实践,以及护理审美教育等。

(一)研究护理美

护理学是一门实践性很强的学科,护理学和美学相结合的护理美学使护理美成为一种特定应用领域的美,而这种美在护理学领域中,会保障和促进人类的身心健康。护理美是指护理理论结构和内容、护理技术和研究以及护理活动中所显示出来的一切美的总和,它也是审美的存在形式之一。

【知识点】
护理美的三种形态:护理理论美、护理实践美、护理人员美。

护理美主要有三种形态,即护理理论美、护理实践美及护理人员美。护理理论美指的是护理学理论体系结构中所呈现出来的系统化、规范化、层次化等理性美;护理实践美是指护理人员在创造性的护理实践中所体现出来的护理技巧,如静脉输液操作的精细、无痛;护理人员美是指护理人员形象所体现出来的感性美,如护理人员服饰的整洁、良好的精神面貌等。

笔记栏

(二)研究护理审美规律

研究护理审美规律的内容主要是研究护理人体美、护理职业形象美、护理礼仪美等三个方面。其一,人体美是护理审美对象的核心。护理学是为人的健康服务的,它的研究领域、工作的内容和范围都离不开“人”这个特定对象。从人生命的开始到生命的终结,护理工作主要是围绕人体进行的。其二,护士的形象是护士的全部内涵的整体形象,良好的护理职业形象是内在美和外在美的有机结合与表现。它能潜移默化地美化人们的心灵,唤起人们对美好生活的追求,帮助患者树立战胜疾病的信心。其三,良好的护理礼仪是护患之间沟通的一座桥梁,注重护理礼仪有助于实现护患之间的真正的沟通。

(三)研究护理审美实践

同自然、社会和艺术一样,护理实践中也存在着美。护理实践同艺术活动一样,多是一种自由自觉的活动,护理实践也是一种美的创造。通过研究护理审美实践,提高护理审美理论与技术,美化护理人员的行为举止,完善护理环境的布局与陈设等,来促进、维护、保持、改善人体的健康。

(四)研究护理审美教育

护理美学研究的核心是护理审美教育。只有通过研究和学习护理审美教育,才能使护理人员有意识地将自己在工作中积累的审美经验系统化、理论化,从而进一步完善自我,达到优化护理工作全过程的目的。

综上所述,护理美学研究的中心是人,是护理能够提供给人服务的功能和精神的功能。研究护理方面的功能,必须把护理、人、环境、健康问题联系起来综合考虑。也就是说,护理美学要围绕“人”这个中心去研究。研究中要具体考虑服务对象的生理的、心理的、审美的、文化的需求,始终把握住护理与人的关系这个中心,这样的护理美学才是有价值的。

二、护理美学的研究内容

护理美学研究对象所涉及的范围,大致可分为护理美学的基本理论、护理审美实践和护理审美教育等三个部分。

(一)护理美学的基本理论

护理美学的基本理论是由三个部分构成的:一是美学的基本理论与原理,包括美的属性、本质和特征,美的基本形式、形态和规律。二是护理美学的概论,包括对象、内容、基本任务与方法,护理美学的学科性质以及与其相关学科的关系。三是护理审美的规律研究,包括护理美感的内涵、本质、特征及表现形式;护理审美的内涵、本质、特征及护理人体美、职业形象美、礼仪美等。其研究核心是护理审美主体、客体及其相互关系。

护理美学的这些理论研究,涉及的学科范围很广泛,除了主要依靠美学和护理学之外,还必须借助哲学、生理学、社会学、心理学、伦理学、艺术学、形象学的帮助。由此说明,护理美学基本理论的研究,是一种多学科的综合研究,涉及广泛的学科领域,这也反映出护理美学研究对象的复杂性、综合性、交叉性。

笔记栏

(二)护理审美实践

护理审美实践是将护理美学理论具体应用于护理活动中，它包括基础护理、临床护理、急救护理、社区康复护理、护理管理等的美学要求。可见护理美学在现代护理领域中具有实际且广泛的应用价值，而护理审美实践必须依赖于护理美学理论，采取相应的美学技术手段和方法，指导护理审美活动，为人类健康提供最佳的服务。

(三)护理审美教育

护理审美教育包括护士审美修养、护理审美教育的基础内容及审美评价。护理审美教育是对护理人员进行的一种护理美行为的规范性教育，其教育效果如何，要通过护理审美评价的实施来总结经验，不断拓展护理审美实践的方法和技巧等；通过护理审美教育的实施，激发护理人员的职业情感，完善护理人员自身的形象，在护理活动中真正体现真、善、美的统一。

三、护理美学的研究任务

护理美学研究的最终目的是使护理艺术趋于完美，因此，护理美学研究的根本任务就是要找到影响这一目标的各种生物、心理、社会因素，并弄清它们之间的关系以及相互作用和影响的规律，从而能透过各种现象看到护理美的本质，充分利用这些规律为护理学科的发展服务，为提高人们的健康水平服务。护理美学的核心任务是研究护理学领域中的各种护理美现象和护理审美规律，力求促进审美创造。具体任务包括以下几点。

(一)促进护理美学学科的不断发展

护理美学研究的每一步进展，必然会充实、丰富美学和护理学体系的内容。目前，我国的护理美学尚处于孕育阶段，虽然从 20 世纪 80 年代已有护理美学专著出版，但并不十分成熟，许多观点和理论还在一个相对狭小的空间徘徊，当代美学研究的观点在护理美学中的渗透并不十分均匀和深入。因此，要从我国护理工作的实际状况出发，有目的、有计划、有步骤地不断将美学的思想和观点贯穿于护理美学的研究之中，这是护理美学的基本任务之一。

(二)为护理实践提供理论依据

作为一门应用学科，护理美学与美学的探索不同，也与护理学的研究不同，护理美学必须同护理审美实践相结合，回到护理实践并指导护理审美活动的实施。例如，为实现护理美学所实现的目标提供理论指导和实践手段，为护理审美教育提供教材和培养师资，为实施护理审美评价提供理论依据，等等。

(三)提高护理人员的审美鉴赏力和创造力

护理人员是护理美学的审美者和创造者，缺乏审美能力，即使置身于美的事物中也不能完全取得审美的愉悦，更谈不上按照美的规律去从事护理工作，进行护理美的创造。只有提高护理人员的审美能力，护理美学才能不断地发展，才能使广大护理工作者更加热爱自己的职业并能结合本职工作去发现美、创造美，将护理工作提高到较高的审美境界，以满足人们日益增长的身心健康的需求。

【想一想】

护理美学的研究方法有哪些？

笔记栏

四、护理美学的研究方法

护理美学是医学科学与社会科学的交叉性学科，就其学科属性而言，可以采取多种研究方法，即一般科学的研究方法、社会科学的研究方法、具体科学的研究方法。

(一)一般科学的研究方法

主要是指哲学的、逻辑的分析方法。由于护理美学研究对象的复杂性，我们必须使用一种哲学的、逻辑的分析方法。护理美学是将美学基本理论应用于护理实践的总框架中，从而获得自己的资源；同时，哲学可以为护理美学提供认识论和方法论的基础，建立和理解这个学科的基本概念和基本系统。可见，应用哲学的分析方法是护理美学研究的基本点，有助于理解基本概念的基本内涵以及概念之间的理论推论和逻辑关联，这也是学好护理美学的关键。

(二)社会科学的研究方法

护理美学在研究中除了运用唯物辩证法的方法外，还要采用社会科学的研究方法。首先，要运用历史的方法。只有运用历史的逻辑方法，才能使护理美学的内容得以丰富、充实，更具科学性。其次，要坚持理论联系实际的方法。护理美学的研究课题来自于护理实践，它的研究结果是否正确，还必须回到护理实践中去检验，也就是说不仅要研究和阐述护理美学理论的基本原理和基本概念，而且要研究具有直接实践意义的护理审美价值和对护士的审美修养的要求。

(三)具体科学的研究方法

方法论原则是指导护理美学的宏观研究，而具体科学的研究方法是多种多样的，归纳起来，可分为两大类：经验的搜集与描述、理论的分析与综合，即经验的方法和理性的方法。经验的方法包括观察法、实验法、调查法(问卷法、个案法、谈话法等)；理性的方法，是借助哲学、社会学、心理学、美学、护理学、医学的观点去分析、综合护理审美经验，使其上升为理论的方法。

在护理美学研究中，始终要把一般科学方法、社会科学方法和具体科学方法结合起来，统一运用，反复进行，并借助各种学科知识进行综合研究，才可获得丰硕的果实。

第三节　护理美学与相关学科的关系

护理美学作为一门独立的学科，有其特殊的研究对象，是其他学科所不能替代的，但却与其他一些学科有着密切的关系。了解它们之间的关系，有助于进一步把握它的研究对象和范围。

一、护理美学与哲学

【知识点】
护理美学与哲学的关系。

护理美学与哲学的关系最密切、最直接。哲学是护理美学的理论基础。从护理美学和哲学的相互渗透、相互促进来看，一方面哲学为护理美学提供了世界观和方法论。任何一个研究护理美学的人在其研究时都离不开哲学的观点的指导，都是站在一定的

笔记栏

哲学立场来研究和论证他研究的问题。另一方面护理美学研究的成果，又可以丰富、发展哲学的内容，推动哲学的发展。

尽管护理美学与哲学有着十分密切的关系，然而两者毕竟是有区别的。它们有各自的研究对象和范围，不能相互混淆和互相代替。哲学是以整个客观世界作为自己的研究对象，而护理美学只是研究社会生活的一部分——护理工作者与患者的审美活动这一特殊领域，它们是整体与局部、一般与特殊的关系。哲学的一般原理可以指导护理美学特殊规律的研究，但是不能代替其具体研究，把护理美学当作哲学的附庸，这样会取消这门学科的独立性；同样，以护理美学代替哲学，以特殊代替一般也是错误的。

二、护理美学与生理学

护理美学与生理学的关系也是十分密切的。生理学是研究人体功能活动规律的科学。护理美学的一系列原则的确立及学科的发展均离不开生理学，生理学是护理美学的重要依据。这是因为护理美学维护和塑造人体的研究与实践活动的标准是以人体生理特点及功能活动规律为依据的。护理美学的实施既要考虑人体的自然美，又要维护人体的正常功能，使人的脑力、体力得到充分的发挥。脱离了人的生理特点及其客观的功能活动规律，护理美学就成了无源之水，难以实现维护与塑造人体美的根本目的。

三、护理美学与护理伦理学

在《伦理学大辞典》(上海辞书出版社，2002 年出版)中，对于伦理学与美学的关系是这样论述的：任何社会现象，人类活动的任何行为和动机，都同时具有美学和伦理学的意义，一方面可以对美或丑进行评价，另一方面可以对善或恶进行评价。所以，在社会意识和个人意识中，道德和美从来就被看作某种有机的统一。护理美学与护理伦理学之间的关系既有联系又有区别。它们同属于社会意识形态领域，在不断发展和完善的过程中形成了相互联系、相互影响、相互作用、相互促进的关系。护理伦理学是以伦理学原则为指导来研究护理职业道德的科学，是伦理学原理在护理领域里的具体运用。护理美学则是美学原理在护理领域中的具体运用。护理美学将美、丑作为护理审美评价标准；而护理伦理学则以善、恶作为护理道德评价标准。护理伦理学认为凡是善的一般总是美的，凡是恶的也就是丑的。这说明护理伦理学和护理美学在对护理现象的认识评价上是统一的，不同之处只是根据各自的学科性质而有所侧重。另外，它们在功利观和社会效益观方面的认识也基本一致，都是为维护和增进人类身心健康服务的。

从伦理体系上看，美学、伦理学均属于哲学范畴，后来随学科发展分别从哲学中分化出来形成独立的学科，而护理美学和护理伦理学又分别是美学和伦理学的分支学科，二者既有联系又有区别。

四、护理美学与护理心理学

护理心理学是心理学的一个分支，其研究重点主要是与增进和保持健康密切相关的心理学问题，更多的是通过激发患者的内在潜力、调动起自身的主观能动性的途径，

笔记栏

用心理测试、心理暗示等手段达到心理控制、心理平衡的目的，从而达到提高患者心理承受能力、促进康复的最终目的；同时护理心理学注重对心理护理的实施者——护士的心理状况的分析与研究，因为护士的心理健康程度对心理护理的实施及效果产生着重要影响。

护理美学是运用美学的基本原理和观点，研究护理实践中的美学问题，研究提高护士审美意识、审美能力的方式和途径，研究护士美的形象、美的素质培养的过程，充分发掘人们追求美的事物的心理需求，最大限度地调动护士在护理工作中不断发现美、创造美的积极性和自觉性，以保证护理的人文环境及自然环境的和谐与美好。

护理美学的研究必须借助于护理心理学的研究成果。护理心理学的大量研究成果表明，心理因素与疾病的发生、发展和转归有很大的关系。这就要求护理人员在护理过程中配合心理护理，积极创造和建立良好的审美环境，激起患者的美感，促进患者康复。所以，护理心理学为护理美学提供了重要的科学基础。

可见，护理美学与护理心理学都对环境因素与心理的关系进行研究，但各自的侧重点不同。前者着重研究环境美对人的心理活动的影响；后者则更多地研究由环境引发的心理因素与疾病发生、发展与转归的关系，不能将它们等同起来。

知识链接

刘勰说："登山则情满于山，观海则意溢于海。"

英国诗人济慈说："美是一种永恒的愉快。"

美国美学家桑塔耶纳说："美是在快感的客观化中形成的，美是客观化了的快感。"

在人们的审美活动中总是伴随着各种心理活动———情感、愉悦、想象等。李白的诗"寒山一带伤心碧"，其中"寒""伤心"，就不是纯客观的摹写，而是心情的表达。在某种意义上我们甚至可以说，美的发生离不开人心理因素的参与。因而美学与心理学密切相关。

五、护理美学与护理教育学

护理教育学是护理学与教育学相结合而形成的一门交叉学科，是专门研究护理教育现象与护理教育规律的学科。它是以教育学的原则、理论、方法和内容为指导，研究护理教育领域中存在的问题，即从深度和广度上结合护理实践来进行调整，并寻求一种快捷、有效的手段和方式。护理美学强调护理审美教育在护理教育中的特殊作用，着重研究和探讨应用美感教育提高被教育者对美和艺术的接受、欣赏和创造的能力，提高对美与丑的鉴别能力，以一种快捷的方式启动被教育者的自我教育系统，达到教育的有效性和实效性。所以，护理美学与护理教育学是相互联系的，护理美学中包含有护理教育学的内容，护理教育学需要借助护理美学的充实来达到发展的目的。

但是，两者之间并不完全等同，是有区别的。护理教育学自成体系，在实施教育的过程中，应用不同的教育手段达到不同的教育目的，使受教育者得到全方位的提高，而

笔记栏

不单单是美育方面。护理美学则侧重于对美育的探究，并对护理教育学实施影响，是以启发和提高受教育者的自我教育体系为目的，它是护理教育学的有效补充，但美育只是护理美学研究中的一个方面，除此之外，护理美学还要深入研究护理艺术美的许多领域，故两者之间是既有联系又有区别的关系。

六、护理美学与护理管理学

护理美学与护理管理学的关系是比较密切的。护理美学将护理环境、护理人员形象美、临床护理技术操作美、护理技术创造美等作为研究的对象，是医院护理管理所追求的重要目标之一；而护理管理学更重要的是研究护理行政管理、护理业务管理两大部分。重视美学在护理管理中的应用，不仅是护理人员自我完善的重要手段，更是现代护理发展的必然趋势。护理管理的过程也是一个发现美、创造美的过程。可见护理美学与护理管理学在追求的目标和所要研究的课题上有许多共同之处，但却是两个不同性质、不同理论体系的护理学科。

综上所述，护理美学与其相关学科的关系既有密切联系又有不同之处。护理美学是刚刚兴起的边缘学科，它在发展和完善的过程中，还需要不断汲取相关学科的研究成果，使之日臻完美。

小　结

护理美学的概念是运用美学的基本原理、原则和观点，从护理的角度研究人们在维护和提高人类身心健康的活动中所体现出的护理美的现象及护理审美规律的一门新兴的、交叉性的应用学科。护理美学的体系结构是由护理美学基本理论、护理审美实践和护理审美教育三部分组成。护理美学研究对象所涉及的范围可分为护理美学的基本理论、护理审美实践和护理审美教育三个部分。护理美学研究的任务是：①促进护理美学学科的不断发展；②为护理实践提供理论依据；③提高护理人员的审美鉴赏力和创造力。与护理美学相关的学科有哲学、生理学、护理伦理学、护理心理学、护理教育和护理管理学等。

问题分析与能力提升

某医院某病区护理人员年终考核，考核结果为：王护士“优秀”，刘护士“合格”，冯护士“不合格”。分析：王护士平时注重外在形象及内在修养且技术娴熟，对患者服务意识强；刘护士时常不注重外在形象，但技术娴熟，对患者服务意识较强；冯护士不注重外在形象且技术不娴熟，对患者服务意识淡薄。

问题：护理人员追求的最高境界是什么？怎样才能达到？

笔记栏

思考题

1. 说出护理美学的定义及研究任务。
2. 阐述护理美学与相关学科的关系。
3. 叙述护理美学的体系结构。

（薛军霞　戎　欣）

第二章　美学的基础知识

学习目标

◆说出美学的形成及发展。
◆简述美的本质和特征。
◆说出美的基本形态。
◆简述美的基本范畴。
◆阐述形式美的构成及规律。

我们面对的世界丰富多彩，我们人类的文明史浩瀚绵长。美的领域和我们的世界一样浩瀚，美的历史与人类的历史同样久远，自从"人猿相揖别"，人类的审美实践就开始了。爱美之心，人皆有之。人类在不断探索自然美、艺术美、科学美和社会美，对美的执著从来没有改变过。人类不仅按照美的规律来改造世界，也不断地通过实践活动研究美、塑造美、创造美。因此，美学也就随之产生了。

第一节　美的产生和本质

一、美的产生

美是在人们创造生活、改造世界的社会实践中产生的，是人类社会和历史发展的必然结果。

1. 从石器的造型来看美的产生

石器的制造是人类最终脱离动物世界的显著标志，也是人类文明的开始。在石器造型的演变上，不仅体现了人类自由创造的特性，而且说明了实用价值先于审美价值。

原始人类为了生产和生活的需要，把石头制成各种形状的劳动工具。这些石器打制粗糙，没有定型，没有美的观念，只是为了实用。这是因为人们在实践中发现球形物体在投掷时较不规则的物体更易准确击中目标，因此，石器的造型是由实用的需要决

笔记栏

定的。当原始人类从实用的形式中看到自身创造的价值引起喜悦时，这种圆的造型才能成为美的对象。以后人们又把石头制成各种装饰品，这些饰品反映了原始人类在解决物质生活需要的基础上审美要求的发展。我们看到人类在改造自然的同时，逐渐产生了审美的需要。美的根源蕴藏在人类的社会实践中，并在人类的社会实践中逐渐形成和发展起来。

2. 从“美”字的含义看美的产生

“美”字最早见于殷代的甲骨文，对“美”字，古代的解释主要有两种，即“羊大为美”和“羊人为美”。“羊大为美”是东汉著名文学家许慎在我国第一部分析字形、探讨字源的文学专著《说文解字》中提出的，他认为：“美，甘也。从羊，从大。羊在六畜主给膳也，美与善同义。”在这段话里，他首先对“美”字的字形进行了分析，“从大，从羊”，意思是“羊”和“大”组成了“美”字。由形而意，羊的肥大、味道好，称之为“美”。所谓“美与善同义”，“善”是指对人有用途，表明在原始社会时期事物的实用价值与审美价值是密切联系在一起的，凡是实用的就是美的。“羊人为美”是词源学对“美”的另一种解释，认为人戴着羊头跳舞是“美”字的起源。在原始艺术和图腾崇拜中，人头戴着羊冠，身披兽皮，翩翩起舞，祈祷狩猎成功或庆祝狩猎胜利，表明美的产生与原始的巫术礼仪、舞蹈活动有一定的关系。

【记一记】
美的产生过程。

3. 从彩陶造型和纹饰看美的产生

陶器时代，人们开始在陶器上设计和制作花纹，并注意外部造型的美观。陶器经常采用的装饰方式是印纹、彩绘和塑性三种，彩陶的造型和纹饰体现了人类进一步自觉地美化产品。这种自觉地美化产品、“以形表情”的方式，充分体现了在实用中渗进人的精神因素和审美情趣。

美的产生过程，说明了以下两点。

(1)美产生于劳动，产生于人类社会实践活动。

(2)在美的产生过程中，实用价值先于审美价值。“食必常饱，然后求其美；衣必常暖，然后求其丽。”石器的发展演变就说明了在实用的基础上，才逐渐分化出为满足审美需要的装饰品。

二、美的本质

美的本质的问题，就是指“美是什么”的问题，这是一个古老的命题。历代美学家对美的本质既抱以浓厚的兴趣，又感到“谜”一般的困惑。早在2000多年前，古希腊的哲学家苏格拉底就曾与诡辩家希波拉斯集中讨论了这一问题，结果发现，很难给美的本质找到一个具体的定义，最后苏格拉底只好感叹地说：“美是难的。”

“美是难的”激发了历代哲学家及美学家们对美的本质的问题进行更深、更高层次的探讨与研究，从而形成了不同美学学派。

知识链接

柏拉图在《大希庇阿斯篇》里，借他的老师苏格拉底之口，讲了两者的根本性区别，并对美的本质问题作了深入的探讨。

笔记栏

希庇阿斯提出：

第一，“美就是一位漂亮的小姐”。

第二，“美是黄金”。

第三，“美是恰当”。

苏格拉底提出：

第一，“美就是有用的”。

第二，“有益就是美的”。

第三，“美就是视觉和听觉所产生的快感”。

“美是什么”这个问题终无着落，苏格拉底也承认自己无能为力，他对希庇阿斯说，“在这场讨论中，我得到了一个益处，那就是清楚地了解到一句谚语：‘美是难的’。”

【议一议】

美是由什么组成的？

1. 西方对美的本质的认识

在西方美学史上，从古希腊到20世纪初，主要有以下三种观点。

(1)美是人的主观感受、主观意识　该观点认为美的本质在于人的主观感受、主观意识等，其核心观点是：美不在于物而在于心，美是主观的。

(2)美在于客观事物的形式　该观点认为美在于客观事物的形式，例如事物的形状、比例、颜色等。最早提出这一观点的是古希腊的毕达格拉斯学派。

(3)美是生活　该观点由19世纪俄国美学家车尔尼雪夫斯基首倡。他认为，人“觉得世界上最可爱的，就是生活”。基于这种见解，他提出：“任何事物，我们在那里面看得见依照我们的理解应当如此的生活，那就是美的；任何东西，凡是显示出生活或使我们想起生活的，那就是美的。”“美是生活”说的是一种现实主义的美学观。

2. 我国对美的本质的认识

我国对美的本质问题的探讨，主要有如下四种观点。

(1)美是主观的　其核心的观点是：美不在于物而在于心，美是主观的。吕荧和高尔泰也主张美在主观。吕荧说：“美是人的概念。”高尔泰说：“美，只要感到它，它就存在，不被人感到，它就不存在。”

(2)美是客观的　该观点认为美在于客观事物本身的属性和特点。其核心的观点是：美是客观存在，不以人的意志为转移的。我国美学家蔡仪说：“我们认为美是客观的，不是主观的；美的事物之所以美，是在这事物本身，不在于我们的意识作用。”

(3)美是主、客观的统一　美是人对事物的主观反应。

(4)美是客观性与社会性的统一　美是客观的社会生活的属性，既肯定了美的客观性，又指出美离不开人类社会，具有社会属性。

我们认为，美是由一定的内容和与之相适应的形式组成的。美的形式是诉诸人的感官的，从对美的欣赏过程来看，人们总是最先接触对象的形式，然后通过形式再进而去感受它的内容。故此，美的本质可以简要概括为：美是人类通过社会实践的客体以宜人的物质形式显现出来的积极、正面、肯定性的人的本质力量的一种具有普遍性、共同性的品格或特质。或者说，客体以赏心悦目的物质形式显现出对人的本质力量的肯定和确证，这就是美。

笔记栏

三、美的特征

1. 形象性

形象性是美的最基本的属性。美不是关于事物性质的抽象概念，而是凭着欣赏者的感官可以直接感觉到的生动具体的形象。美是要通过由一定的色、声、形等物质材料构成的外在形式表现出来。我们说花美，一定是指具体的花，它的美必须通过具体的花瓣、花蕊以及花的各种颜色表现出来。如果离开这些具体的组成部分，花就成了一个抽象的概念了，美就无从说起。另一方面，美要在形象中体现，并不是凡有形象、具有一定形态的事物都是美的，丑也有形象，所以，美的形象是内容与形式的统一。

【议一议】

美的最基本属性是什么？美的感染性是由什么引发的？

2. 感染性

美的感染性是由美的形象所引发的，因为形象是唤起人的情感体验的一个必要前提和基础。"以情动人"，这就说美是诉诸人的感官而引发的人的情感。只要是美的事物，就能激发人的情感，使人在精神上得到很大的愉悦和满足。

美的事物具有感染性不单纯是由形式引起的，实际上主要是由其内容引起的。如迎风飘扬的五星红旗是美的，凡是热爱祖国的人看到五星红旗，都会产生一种自豪感和一种蓬勃向上的情绪。因为它象征着自由、解放，标志着我们国家的尊严和民族团结，如果没有这些，五星红旗就不会有那么强的感染力了。另一方面，美的内容又要通过具体的感性形式表现出来，离开了具体的形式，美的内容也就失去了感染人的力量。如五星红旗在形式上具有的色彩美、图案美同样具有感染性。因此，感染性是美最显著的特征，而且也成为区别事物美与不美的显著标志。

3. 社会性

美的社会性是指它对人类的生存、对社会的发展具有直接的或间接的意义。美来源于人类的社会实践，依赖于人类社会，美也只有对于人、对于人类社会才有意义。所以，美的社会性主要表现在陶冶人的情操、培养人的高尚品德等方面。

第二节　美的基本形态

美来源于人类的社会实践，社会实践多种多样，因而美的形态也是千姿百态的。一般来说，美的基本形态分为自然美、社会美、艺术美和科学美四类。

一、自然美

1. 自然美的内涵

自然美是产生和存在于自然界中的美，指自然事物、自然现象及其相互之间的关系所呈现出来的美。

自然美一般分两类：一类是未经人类直接加工改造的，例如日月星辰、雨雪风霜、原始森林、浩瀚沙漠、山川河流等，它们保留了自然的原生状态，以其天然的本来面目呈现于我们面前。另一类则是经过人工改造后的自然美，例如北京的颐和园、承德的

笔记栏

【记一记】
自然美的分类；自然美的特征。

避暑山庄、万里长城以及农田、果园、园林花卉等。这类自然美是人类实践的产物，已经不同程度地改变了自然物的原有面貌，刻下了人类智慧、才能的印记。

2. 自然美的特征

(1)丰富性、天然性　自然美是现实美当中数量最多、分布最广、品种最繁的一种美。在人类的生活领域中，从天上到地下，从无生命的无机物到有生命的动植物，从宏观的宇宙天体到微观的虫翅叶芽，都各有其不同的形态美、色彩美，它丰富多彩、生动活泼，是其他一切美无法比拟的。如果说生活是文艺的源泉，那么自然美则可算是美的“矿藏”。

自然美又有天然的本色美，出自于自然造化之工，保持一种素朴、纯真之美，所谓“清水出芙蓉，天然去雕饰”，这是任何人为的艺术所无法代替的。即便是人类加工过的自然，也都要尽力淡化雕饰的痕迹，保持其原有的本色，使其特征更加鲜明突出。九寨沟的清泉、七星岩的石洞，经过人工修整，去芜存精，都使原始景观更加秀奇动人。园丁培育的鲜花，远胜于有形无质的人工纸花，原因也在于此。

(2)变易性、多面性　同社会美、艺术美相比，自然美从总体看有其相对的稳定性、持久性。因为大自然的生命力极其顽强，日、月、山、水等无机体往往千万年而不显其变；有生命的动植物代代相传，也有相当的遗传性。然而从特定的时空看，自然美又时时处处在发生着或强或弱、时隐时现的变化。一朵花从含苞欲放到衰败凋落，正是美的生命过程。同一条河流，一年四季的水势、流量、清浊、缓急都不同，春水汹涌，夏水浩荡，秋水澄清。不但四季面貌不同，晨曦与黄昏、雾天与晴日也不同，因而激发人的美感也有差异。

自然美的变易性导致了它的多面性，即同一自然景物在不同条件下其美的层面、美的程度、美的风貌、美的表现往往各不相同。这就使自然美的审美意蕴也朦胧多义，对于同一景物有时可以得出褒贬相悖的喻义。比如：或把桃花作为春天和美的象征，“东风全在小桃枝”“人面桃花相映红”；或贬之为水性杨花，“轻薄桃花逐水流”。南宋诗人吕本中的《采桑子》写得更妙，同一词中把月亮从正反两义相比：“恨君不似江楼月，南北东西。南北东西，只有相随无别离。恨君却似江楼月，暂满还亏。暂满还亏，待得团圆是几时?”表达了诗人矛盾复杂的情感。

(3)重在形式美　自然美重在形式。它的一个突出的特点就是形式美占有突出的地位。首先是它本身的属性，即形状、色彩、声音之美，像浪潮汹涌的钱塘江、碧绿的荷叶、黄莺鸟悦耳的鸣叫，就代表了这三种属性。另外，自然美也有一定社会性的内容，它往往通过移情、暗示、象征体现出来，例如青松意味着高洁、坚毅，春风暗示着生机、生命，但这种内容完全是凭借人的联想和想象，带有明显的主观色彩。在内容和形式的关系上，自然美可以说突破了内容决定形式这一常规，颇有形式决定内容的味道。人们往往根据自然美的形式特征去赋予它某种内容，成为所谓“有意味的形式”。例如，竹子在我国古人眼中之所以能成为刚直气节的象征，就同它的形状直立挺拔、坚而有节相关。

大自然绚丽的色彩、婀娜的风姿、美妙的声音使人们生活的世界多姿多彩、风情万种，同时也给人以巨大的审美愉悦。

笔记栏

二、社会美

1. 社会美的内涵

社会美是社会生活的美，存在于社会生活的各个领域，如经济、政治、科学实验，以及人的衣、食、住、行和交际往来等方面，是人们在长期的社会实践活动中形成的。社会生活各个领域都存在着美，但并不意味着凡社会生活现象都是美的。社会美有以下三方面的含义。

【记一记】

社会美的含义和特征。

（1）只有体现了人类进步理想和愿望、符合历史发展趋势、显示了客观规律必然性的社会生活才是美的。

（2）只有充分显示出人的自由自觉的创造本性、体现出人的本质力量、能实现人生价值的社会生活才是美的。

（3）为人类提供人生意义、人生哲理、人生经验，并能激发人的美感的社会生活才是美的。

2. 社会美的特征

（1）重在内容的美　任何美都是内容和形式的统一，就社会美而言，它重在内容美，其内容是感染和熏陶人类的灵魂和精髓。各种事物的外部形态和形式都是为表达社会美的丰富内容而服务的，人们通过这些外部形态和形式领悟到社会美、欣赏社会美，因此，在社会美中起决定作用的是内容，而不是形式。与自然美相比，自然美以形式取胜，重在形式；社会美以内容取胜，内容重于形式。

（2）直接现实性　社会美产生于社会生活并现实地存在着，具有直接现实性，是鲜活而生动的审美对象。这种直接现实性一方面产生着现实功利，一方面又受时空限制。现实功利使它产生社会效应，而时空限制，又使它不能充分满足人的审美需求，因而对社会美的观照，既应注意其现实效应，又必须讲究时效。

（3）明显的功利性　社会美具有明显的功利性，所谓功利性就是善。突出善、侧重内容美，必然突出实用功能，即对社会有利、有益、有用的特性，能够促进社会的发展和进步。但是，精神生活领域中的美的功能，并不直接表现为物质上的实用，而是精神上的"实用"，即直接具有使人树立先进的理想、积极的生活态度、高尚的道德品质，顿悟人生真理、人生价值，激起生活激情等功能。这些精神上的"实用"功能的实现，当然也应该而且必须通过审美功能来完成。物质生活领域的美，如劳动美、产品美、服饰美、饮食美、居室美、环境美等，虽兼有实用和审美两种功能，但更强调实用功能，审美附属于实用，比如劳动美，劳动不同于艺术创造活动，它表现为征服、改造自然，创造出适合人类生存的物质产品，以满足人的物质生活需要，其功能首先是实用。

从表现形式看，自然美侧重于陶冶情操、怡情养性、娱乐休息的精神性功利，对人类社会发展产生间接作用，而社会美主要体现为精神的"实用"功利和物质的实用功利，其作用是直接的。无论从功利的性质还是从表现形式进行考察，社会美都强调实用的功效和实际利益，并且表现得强烈而直接。

笔记栏

三、艺术美

1. 艺术美的含义

艺术美通常是指艺术产品的美。由于人类的审美实践方式是多种多样的，人类的审美意识也是丰富多样的，并且传达审美意识的物质手段也是多种多样的，因而艺术是多种类的，艺术美也具有多种面貌。

2. 艺术美的基本特点

艺术美的特点与艺术本身的构成、艺术的创造密切相关，与社会美、自然美相比，其特点大致可以概括为以下几点。

【记一记】
艺术美的特点。

（1）内容和形式的高度统一性　社会美和自然美也追求内容与形式的统一，但社会美偏重于内容，自然美偏重于形式，而艺术美则是深刻的思想内涵与完美的艺术形式的高度统一。艺术美的魅力首先直接来自于艺术形式，各种艺术都有自己特殊的形式美，而且在艺术的历史发展过程中，各种艺术门类在运用形式美的规则方面也积累了大量经验和技能，再加上艺术家的不断创新，使得各种艺术的审美形式成了美的最高象征，但艺术的形式美最根本的力量还在于生动鲜明地体现了深刻的内容。罗丹就指出："一幅素描或色彩的总体，要表明一种意义，没有这种意义，便一无美处。"优秀的艺术总是从内容出发去选择最恰当的形式来加强艺术的表现力，因此，艺术美是内容和形式的高度统一的结果。

（2）强烈的情感性　情感性是艺术美的最重要的特征之一，是艺术家主观感受的体现。无论是艺术创造还是艺术鉴赏，没有强烈的情感介入就无法进行。艺术能表现情感，更重要的是它能以优于其他任何方式的方式来充分地、自由地展示人们的想象和认识世界的情感欲望和情感力量，充分地、全面地、深刻地表现人类丰富多样的情感，而且艺术表现的情感是在对自然情感深刻体验后，经过选择、积淀、强化、升华等处理后的情感，其感染力是其他任何方式所无法比拟的。一旦我们进入艺术的情感世界，喜、怒、哀、乐都是审美体验。

（3）丰富的想象性　没有想象就没有艺术。艺术不仅集中表现了人类各种各样的想象形态，而且也集中体现了各种各样想象之间的关系，因而黑格尔认为："最杰出的艺术本领就是想象。"艺术想象在性质上是一种情感思维，它既克服了日常生活中的想象所常有的偶发性、随意性和易逝性，又比科学想象含有更多的主体性意愿、意志和情绪，即艺术想象是认识与情感的统一。

（4）作品的永久性　无论从西方到东方，还是从古至今，那些人类祖先留下的许多经典的艺术作品，都使后人感到了艺术作品永恒的生命力。

四、科学美

【记一记】
科学美的分类及特征。

科学美是美的一种高级形式，是人类审美心理、审美意识达到较高的层次，理论思维与审美意识交融和渗透时产生的一种美。科学美客观地存在于人类创造性的科学发明和发现之中，它是人类在探索、发现自然规律的过程中所创造出来的成果或形式。科学美大致可分为实践美、公式美和理论美三个方面。从随机中确定成果，从偶然中找到必然，从模糊中现出清晰，是科学的实验美或方法美的实际表现；能更深刻地反映

笔记栏

事物内在规律的合乎标准化、规范化、简单化的逻辑表述是公式美的表现；人类认识世界的每一次新的发现和发明、突破和创造，都是人类智慧美借助抽象的理性形式在实践中的间接反映，即理论美的表现。理论美还包括那些在科学创造中借助想象、联想、灵感等非逻辑的直觉途径提出来的科学假设。科学理论给人的美感主要来自人们心智对研究对象内在美的领悟，而不着重人的肉眼对研究对象外在美的观赏。用美的尺度来衡量理论成果，是科学美的主要内涵。科学美主要有四个特征，即真理性、和谐性、简洁性和对称性。

第三节　美的基本范畴

美的事物与现象都有着无限多样的表现形式。关于美的基本范畴，一般归纳为优美、崇高、悲剧、喜剧等形态。

一、优美

1. 优美的含义

优美是广泛地存在于自然、社会和艺术中的审美范畴，中国传统美学中的“阴柔之美”和“阳刚之美”大致与之相当。优美是最常见的美，是一种静态的、柔性的、优雅的美。其根本特点在于和谐。

(1)自然界的优美　侧重于形式，主要通过自然界自身的运动形式、结构、声响、色彩等可感因素表现出来，如潺潺小溪、细雨薄雾、杏花春雨，显得恬静、安适、雅致。

(2)社会生活中的优美　侧重于内容，既表现在人类实践活动的过程中，也表现在结果上，是真、善、美的和谐统一而产生出来的浑然合一、交融无间的一种境界。

(3)艺术中的优美　艺术中的优美是艺术家对现实中优美的提炼加工，因而更加鲜明。艺术中的优美体现在人物形象的塑造、场景描写、节奏风格等各个方面。

【议一议】

优美的美学特征有哪些？其根本特点是什么？

2. 优美的美学特征

(1)和谐性　从本质上讲，优美是主体和客体和谐统一的美，优美是内容和形式的和谐，是矛盾统一的现实化，矛盾的过程已经消失在统一之中，看不见斗争留下的痕迹。社会实践与客观规律相一致，真和善达到高度的统一，并通过符合规律的美的形式表现出来。

(2)自由性　对于人生而言，这是一种最深沉、最平和的快乐，因为它不是寄情山水、遁世寂灭的空茫，而是一种历尽人世浮沉后的沉潜，是一种祸福皆空、悲欢双离的悠然，是一种生命意趣更深刻的领悟，因而也是一种精神栖息、心灵自由和情感满足。优美的神韵是平和而又悠悠无尽的，是柔和而有张力的。

(3)纯形式性　优美在形式上具有小巧、伶俐、嫩柔、活泼、轻盈的特点。所以，优美常与小桥流水的自然景观和小巧玲珑的外形特征联系在一起。微微起伏的山丘，长满嫩绿庄稼的田园，潺潺流动的小溪，傍晚安静的云霞，艳丽的鲜花，娇嫩的小草，开屏的孔雀，跳跃的小兔、小鹿，歌唱的黄莺，杭州的西湖，上海的豫园，它们都是优美的。在形式上显出和谐统一，而且能与人的活动相协调一致，能唤起人愉快的感情。

笔记栏

二、崇高

在现实生活和艺术作品中，有一些情状、境界或对象，如大海、星空、暴风骤雨、千载古刹、万里长城，或如文天祥“人生自古谁无死，留取丹心照汗青”的浩然正气，贝多芬的《英雄交响曲》震撼灵魂的情感流荡，往往使人怦然心动，油然而生庄严敬畏之情，引起一种“高山仰止，景行行止”的审美感受，人们通常称之为崇高。

1. 崇高的含义

在社会生活中，在为人类谋求幸福而征服自然、改造社会、改造自身的日常实践活动中，凡通过严峻激烈的斗争情势、惊心动魄的实践场景，表现出人类伟大的道德精神和人格力量，展示出人类独特的坚强性格和奋斗意志，映现出人类高迈的情操志趣和理想境界的人、事、物，就具有崇高意味。诸葛亮、周恩来的鞠躬尽瘁，林觉民、方志敏的舍生取义、克己求仁，李时珍、哥白尼的不畏艰难、献身科学，都是崇高的精神体现；而埃及的金字塔、中国的万里长城，则是崇高的形态体现。崇高作为一种审美范畴，既表现为力量的巨大，也表现为数量的巨大，从道德意义上讲，更是人格的伟大。因此，崇高是主体在面对巨大客体对象压倒之势的情景下显示的对客体的突破和超越的人格精神，是精神对形式的抗争与高扬。

2. 崇高的美学特征

【记一记】
崇高的美学特征。

无论是自然界、社会生活中的崇高，还是艺术反映的崇高，归根结底都是人的精神人格的崇高显现或象征，是人作为社会实践主体在超越巨大形式过程中所表现的人格力量、宽广胸怀和博大仁爱的道德情操，它具有下列一些美学特征。

（1）外在形式　崇高主要表现在形体和力量上的巨大。自然界里崇高的事物，比如辽阔的大地、浩渺的宇宙、巨大的恐龙、雄伟的喜马拉雅山，在威力上往往具有强健的物质力量和精神力量以及压倒一切的雄伟气势。

（2）心理效应　崇高强烈地显示出主体在对立和冲突中的坚定性与刚强性。人类生存活动本质上是一种改造现实、创造宜人环境的冲突抗争的艰巨过程，崇高的事物尤其与严酷斗争的艰难曲折结下了生死结，真假、是非、善恶、美丑的对立冲突伴随过程的始终。社会生活中凡是有崇高品质的伟大人物，大都具有不为社会落后腐朽势力所屈服的坚毅性格和斗争精神，在任何险恶事件和严重冲突面前，始终表现出处变不惊、临危不惧、一往无前、矢志不渝的精神。岳飞、文天祥、谭嗣同、秋瑾、邹容、方志敏，他们同无数民族先贤一样，为了国家与民族的利益，不计个人升沉得失和穷达荣辱，与社会黑暗腐朽、穷凶极恶的势力做绝不妥协的斗争，以壮烈的生命写下崇高的篇章，表现了无比的坚定性和刚强性。

三、悲剧

1. 悲剧的美学含义

悲剧通常被看作戏剧的一种类型。作为美学中的一个范畴，悲剧主要是研究现实生活中和艺术中的一切悲剧性现象及其本质规律，因而就不只局限于戏剧中的悲剧了。这实际上也是个广义和狭义的区别，也是为什么有些人把美学范畴的悲剧称为“悲剧性”的原因，但无论是广义的悲剧还是狭义的悲剧，在本质特征上仍然是一样

笔记栏

的。悲剧具有重要的美学意义，和崇高一样，它可以说是美的一种特殊的表现形式。这一特殊的表现形式包含着这样一个问题：在现实生活中，人们总喜欢那些令人欢悦的美好的东西，而不喜欢那些令人悲哀和痛苦的事物，但是，为什么人们又那样喜爱看令人悲哀、痛苦的悲剧艺术作品，甚至在悲剧艺术前面悲伤、痛苦和流泪呢？这个问题涉及悲剧的美学特征和美学意义。科学地说明这个问题，就能较准确地抓住悲剧的本质。

2. 悲剧的美学特征

（1）正面性　悲剧人物必须具有这样或那样的伟大的、正义的或者正面的素质，总是在某些方面或多或少地与特定历史时期的人民群众的精神性格、思想感情等正面素质相通。这些人物既包括英雄人物，又包括那些默默无闻的平凡的小人物；既包括人民群众，也包括统治阶级中符合历史潮流的正面人物或具有一定进步性的人物。

（2）乐观性　悲剧人物无论处于什么样的危难之中，始终具有一种为正义和真理、为历史必然性而赴难就死的坚定性和崇高性。虽然悲剧的结局是主人公的不幸、失败以至于死亡，但悲剧在本质上是乐观的，是通过美被毁灭的形式来达到肯定美、否定丑的目的。

（3）必然性　悲剧人物的不幸、痛苦和灭亡必须具有一定的历史条件下的社会必然性。这是悲剧重要的条件。悲剧之所以为悲剧，就在于某些人物的正面素质和正义的行动，按人类生活的要求或历史发展的要求，是应该得以合理存在和发展的，但在当时的特定的历史条件和斗争形势下，受到了与他相对立的社会力量的影响、打击、摧残和迫害，结果遭到不幸、痛苦以至死亡。悲剧人物的痛苦与死亡是历史的必然。

四、喜剧

1. 喜剧的美学含义

不同历史阶段上的喜剧观念是有差异的，但其关于内容与形式、本质与表象的乖离、反常以及可笑等的认识，则又是共同的。由此，可以对喜剧的含义作这样的界定：喜剧通常是指以严肃的题旨为灵魂而以荒唐的艺术表现形式造成“悖谬”，从而引人发笑来鞭挞丑、征服丑，并显示实践主体自尊、自豪、优越、胜利的一种审美对象。

2. 喜剧的美学特征

（1）表现形式上的讽喻性　多用机智、幽默、讽刺、滑稽，具有艺术讽刺性，引人发笑。但喜剧的笑不是纯粹的生理反应，而是人的心理活动的表现。喜剧来自笑，通过笑来否定丑，肯定美。

（2）揭露性　是对陈旧的生活方式进行讽刺和批判。喜剧人物多为无价值的却以有价值自炫，自相矛盾，多有愚行和丑行，并在自炫中暴露其渺小和可笑，体现人们推翻、埋葬旧势力的愉悦的审美感受。

（3）反映现实生活的智慧性　艺术是现实的能动反映。喜剧不仅逗人发笑，还能在其中展现现实生活，给人以启迪和智慧。

笔记栏

第四节　形式美

【记一记】
形式美的组成。

形式美主要由两部分组成：一是审美对象自身的物质属性，二是审美对象物质材料的组合规律。最早把这二者明确做出区分的是黑格尔，他在论述形式美的整齐一律、平衡对称等“外在因素的表现方式”时，又专门提出了线、面、色彩等“感性材料”的美。他说：“例如画得笔直的线，毫无差异地一直延长，始终不偏不倚；平滑的面以及类似的东西由于它们坚持某一定性，始终一致，而使人感到满足。天空的纯蓝，空气的透明，平静如镜的湖面以及平滑的海面也因为同样的缘故而使人愉快。”审美对象的物质属性同它们之间的组合规律在具体的美的事物中是有机结合、不可分割的。

一、构成形式美的自然物质因素

自然物质属性是构成形式美的物质基础，不同的物质材料具有不同的形式美特性，例如大理石的光洁坚固、黄金的灿烂辉煌、丝绸的绵软光滑等，但各种物质材料又都具有某些共同的形式美属性。形式美都是作用于人的感官的，在人的审美感官中，视、听是主要的审美感官，其中尤以视觉更为重要。构成形式美的物质属性，主要是作用于人的视觉的形状、色彩，其次是作用于听觉的声音。

1. 形状

形状是物体存在的空间形式，是形式美中最直观的因素，所以，它最早引起美学家的注意。毕达哥拉斯派认为：“一切立体图形中最美的是球形，一切平面图形中最美的是圆形。”

形状主要由线、面、体组成。线是点移动的轨迹，它是构成物体形状的基本因素。线条的这种审美意味广泛地体现于现实生活中的许多美的领域，尤其在艺术创造中，它们发挥了巨大的作用，例如在建筑艺术中，线条成为建筑风格的主要因素。朱光潜说：“建筑风格的变化是以线为中心。希腊式建筑多用直线，罗马式建筑多用弧线。”

面是线的扩大，当线带有一定的宽度后，就扩大为面，比如长方形就是直线的平行扩大。此外，线的围绕也能构成面，它往往构成物的轮廓，在形状中更为醒目，因而所包含的审美意味也更易为人感知，比如：正三角形给人以稳定感，倒三角形给人以危机感，正方形有刚直方正感，圆形有周密封闭感，等等。

体是面的组合，由二维平面变为三维立体，构成长方体、立方体、球体、圆锥体等。体的审美属性同面近似，现实中的物体虽然大多由体构成，但作用于人视觉的形象却多以面出现，如绘画和摄影中的景物。王维歌咏边塞景象的“大漠孤烟直，长河落日圆”若用线和面表现，上句正是一平一竖两条直线，下句则是曲线和圆圈。一线一面，在人的视觉上构成几何形的形式美。不过，一个体的构成往往包含着许多种面，所以，体给人的美感比面更加丰富和深刻。

2. 色彩

色彩就其物理性能看，其实是波长不同的光。阳光通过三棱镜折射呈现出红、橙、黄、绿、青、蓝、紫七色光谱，为我们揭示了光与色关联的奥秘。色彩是人们认识事物的重要依据，也是获取形式美必不可缺的要素。色彩美又是人们最易感受（除非色盲）

笔记栏

而无须其他条件限制的一种美，所以，马克思说："色彩的感觉是一般美感中最大众化的形式。"色彩还往往具有某种象征意义，一般来说，红色代表热烈、兴奋，黄色代表明朗、欢乐，蓝色意味轻松、安详，绿色同平静、稳定相连，而灰色多显抑郁、阴冷。我国传统戏曲中的脸谱就大多以色彩来区分人物的类别，比如：白色表奸诈，红色表忠义，黑色表憨直，金色表神异，蓝色表刚强，黄色表勇猛、残暴，等等。

3. 声音

声音包括现实世界发出的一切音响，如庄子所谓"天籁""地籁""人籁"，万籁有声。自然界的风雨声、鸟鸣声、流水声乃至人的吼叫声、吟诵声都包括在内，只不过并非所有的声音都具有审美价值。属于形式美范畴的声音通常是指那些能激发人愉悦情感的音响。声音也有一定的情感意味，一般来说，高音显得激昂亢奋，低音则较深沉凝重；强音坚定有力，富有鼓动性，弱音柔和细腻，富有抒情性；纯音优美醇正，悦耳动听，噪声繁杂吵闹，令人不快。古希腊人对音调的感情色彩早有注意，他们认为 E 调安定，D 调热情，C 调和爱，B 调哀怨，A 调发扬，G 调浮躁，F 调淫荡。声音美的另一特点是对人的感官刺激的迅捷性。同形状、色彩相比，人们对声音美的接受和反应最灵敏、最快速。当一支活泼优美的乐曲奏起，顿时会感到轻松愉快，而一听哀乐之声，立刻会感到心情沉重。作为形式美之一的声音美，同作为艺术美的音乐美关系最为密切，音乐美是建立在声音美的基础上的。由于音乐美的抽象性，它在更大程度上依赖于声音之美，故而声音的形式美在音乐艺术中得到了最突出的体现。

上述形式美的物质属性即形状、色彩和声音三部分之间常有内在的联系。一般来说，凡有形状的物质总会有一定的色彩，而色彩又大多依附于一定的有形之物，故而形状与色彩往往同时作用于人的感官。声音虽然无形无色，但在人的心理感受上它又常同形、色相通，这在音乐中最为明显。人们在特定的旋律中往往能听出月光、草原、田野、小溪等有形有色的景象，我国就有"高山流水遇知音"的佳话。西方还有人认为声音有色彩感，称之为"着色的听觉"。据奥特罗的实验，有人听高音生白色感，中音生灰色感，低音生黑色感，有人从低音到高音顺次生黑、棕、紫红、橙黄、白诸色感。这种说法并不完全科学，但由听觉导致视觉的联想则不少见，现代城市中的音乐喷泉正是这一尝试的体现。

还须说明，人的感官是一个彼此沟通的有机整体，获取美感的除了视觉、听觉外，还有嗅觉、触觉、味觉，乃至温觉、动觉等，美感欣赏中的"通感""联觉"即是多种感官互相沟通联系的结果。所以除了形状、色彩、声音之外，物体的质地、质感对于形式美也有一定作用。

二、构成形式美的组合规律

构成形式美的另一要素是审美对象物质材料的组合规律。形式美的组合规律从各部分之间的关系来看，包括整齐一律，平衡对称，比例、节奏，对比、主从，等等。从整体来看，主要是多样统一。

1. 整齐一律

这是形式美最简单的法则。它表现在物质材料量的方面重复一致、整齐划一，即同一种形状、同一种色彩、同一种音响，重复出现而无所变化。整齐一律在生活和艺术中十分常见，例如马路两旁向远处延伸的电线杆、剧场或教室里的座椅、仪仗队和集体

笔记栏

舞蹈中的队列、排列整齐的农田、连续鸣放的汽笛声等。整齐一律能体现一种统一有序的洁净美、严肃美，给人以单纯感、庄重感、规整感，有时还能表现出一定的气势，但因缺少变化，不免显得单调、沉闷。

2. 平衡对称

平衡是整齐一律的发展和变化，是指审美对象两部分之间既对立又统一的空间关系保持一种相对的稳定，这两部分既存在着差异，又和谐地统一在一起。整齐一律一般只涉及量，而平衡对称不仅涉及量，还涉及质，即平衡两侧的物体可以是同量异质、等量异形。平衡主要有三种，即对称平衡、重力平衡和运动平衡。

(1)对称平衡　它是以中轴线为中心，将物体分为形体和数量上相等的两部分，并同中轴线保持相同的空间距离，从而达到平衡。对称可以是上下对称，但大多数表现为左右两侧的对称，如飞鸟的双翅，人体的耳、目、手、足，天安门前的金水桥、华表等。对称既保持了整齐一律的长处，又避免了完全重复的呆板，给人一种庄重、沉静之感，故在生活现实中，对称平衡运用较为广泛，如墙上的对联、中式客厅的摆设、日用品的设计。不过，完全对称的平衡，仍然是同多异少，活力不足，一般只宜于表现静态美。

(2)重力平衡　它源自物理力学中的杠杆原理，即重物与轻物因与支点的距离不同而保持平衡。在审美活动中，人们不可能用物理方法去测试重力平衡，而主要依靠人的感觉和心理经验。一般情况下，人的视觉对于大的、色彩浓的、光影暗的部分，就会产生重感，反之就产生轻感。

(3)运动平衡　即处于平衡关系的两极有规律地交替出现，使平衡不断被打破又重新形成，所谓“不平衡之平衡”，比如人在跑步时两腿一前一后不断运动，身体始终不摔倒，就是一种运动平衡。这种平衡常在建筑、雕塑、绘画和工艺美术中出现，大多选取看似不平衡又即将恢复平衡之某一瞬间，通过静态造型来暗示动态之美。

知识链接

古希腊数学家在进行线段分割时，发现黄金分割定律。它是将一段直线分成长短两段，使小段与大段之比等于大段与全段之比，比值为 1 ∶ 1.618。由于按此比例设计的造型十分美丽，因此称为黄金分割，也称为中外比。这是一个十分有趣的数字，我们以 0.618 来进行近似计算，通过简单的计算就可以发现：$(1-0.618)/0.618=0.618$。

3. 比例、节奏

比例源自于数学，在形式美中，它是指物体各部分之间搭配得当、协调和谐。毕达哥拉斯学派的医学家噶伦认为人的身体美就“在于各部分之间的比例对称”。达·芬奇说：“美感完全建立在各部分之间的神圣比例关系上。”比例中最著名的是黄金分割律。黄金分割律的运用十分广泛，据说古希腊著名的巴特农神殿的大理石柱就是按此比例分割而成。我国有一位工艺设计师，曾以优选法选来一大批工艺美术品和生活实用品进行测量，发现大部分流行的瓶、罐、盘等，其颈部与身部、口与底等比例都接近黄金分割律的比例。

笔记栏

节奏是事物运动过程中有秩序、有规律地反复，它由速度的快慢和力度的强弱两种因素构成。节奏在人们生活中处处可见，日月升沉、寒来暑往、海潮涨落、波涛起伏、花开花落，都有一定的节奏。人的饮食起居、劳动生活、生命运动也都充满节奏，节奏一旦紊乱，人的生理、心理就会失去平衡，影响生命活动和身心健康。艺术同节奏的关系更为密切。诗要讲究分行、分节、抑扬顿挫的音韵美，绘画和书法要讲究布局、线条的流畅美，建筑也要讲整齐、统一的节律美，比如宝塔的每一层次之间都保持大体一致的间隔，构成类似相同音符的整齐排列，成为一种凝固的节奏。在音乐、舞蹈里，节奏更是核心要素，失去节奏，音乐和舞蹈就等于失去了自身而不复存在了。

4. 对比、主从

对比是把具有鲜明对比关系的因素统一起来，互相映衬，从而更加突出各自的特征，达到珠联璧合、相得益彰的效果。对比是对立统一规律的体现，它反映在现实世界中的一切领域。从物质到精神，从内容到形式，世上几乎没有不可对比的事物。有黑就有白，有方就有圆，有悲才有喜，有福才有祸。“朱门酒肉臭，路有冻死骨”，则是封建社会中阶级状况的对比。

主从，又叫“宾主”。如果说对比中的两部分各自处在两极位置的话，主从则要求形式美的各部分之间要区分主次，尽量突出主体部分的统筹性、覆盖性、主导性，而让次要部分作为陪衬、烘托和辅佐。文学中有主人公与一般人物，绘画中有前景与背景，乐曲中有主旋律与和声，宫殿建筑中有主殿和配殿，都必须把主体部分置于最鲜明、醒目的位置，从而体现出整体的层次感、核心感。

5. 多样统一

它是形式美规律中最高级的表现形式，是和谐的最完美体现。多样统一不同于上述各项形式美法则主要处理局部之间的关系，它着眼于全局和整体，往往具有宏观调控的意味。它要求美的对象的各部分之间，既保持各自的个性特征，呈现出千差万别、丰富多彩的变化，又要求它们彼此之间保持内在的有机联系，消除对立，构成一个统一的整体。

小　结

1. 美来源于人类的社会实践。2. 美的形态也是千姿百态。一般来说，美的基本形态分为自然美、社会美、艺术美和科学美四类。3. 美的基本范畴，一般归纳为优美、崇高、悲剧、喜剧等形态。4. 形式美主要由两部分组成：一是审美对象自身的物质属性；二是审美对象物质材料的组合规律。

问题分析与能力提升

大自然给予蛤蟆的比给予黄莺和蝴蝶的并不少什么，但是蛤蟆没有黄莺和蝴蝶所具有的那种所谓“美”，原因只有一个：人觉得它是不美的。

问题：这个案例说明了什么？

笔记栏

思考题

1. DNA分子双螺旋结构模型，好像两边有扶手的、沿着同一垂直轴旋转的楼梯，也像辫子或麻花，极具美感，以至于艺术家能直接用这样的形象做成雕塑，供大众欣赏。这说明了美的什么特征？

2. 静脉输液时，护士根据患者的情况选择合适的血管，根据病情调节适当的滴速，并进行用药指导和宣传教育；在态度上，护士对患者倾心关注和理解，最大限度地减少了患者痛苦；在操作过程中，护士动作流畅，行为优雅，语言准确，服饰得体。这些活动体现了美的哪些基本形态？

（张艳敏）

第三章　护理人体美

学习目标

- ◆说出人体美的基本要素。
- ◆阐述人体美的基本特征及人体美与健康的关系。
- ◆简述人体美的医学基础、人体美在护理审美中的地位。

人体美也称为形体美，是人的自然美和社会美的统一。自文明社会以来，人体美作为美中之最，成为人类在世间永恒的追求。维纳斯的秀美，掷铁饼者的矫健，这些美的标志吸引了广大艺术家、医学家、美学家以及社会学家的目光。他们从不同的视角，多层次、全方位地对人体美进行探索和研究，形成了各种有关人体美的学说。护理人体美属于医学人体美的范畴，是从护理的角度对人体美进行探讨。它侧重于护理人员、护理对象的人体美及其维护的研究，促使人体的形式结构、生理功能、心理过程和社会适应等方面，都朝着健康状态下合乎目的地达到协调、匀称、和谐与统一。

第一节　人体美的基本特征

作为审美的对象是很多的，可以是名山大川、名胜古迹，也可以是飞鸟鱼虫、古木清泉，而人把自身作为审美对象，其独特之处当然不言而喻。

著名的美学家和画家达·芬奇精确地研究了人体美的比例后认为，人体是完美的东西，而人体的比例又必须符合数学的某些法则才是美的，人体的各部分也要与圆形、正方形、三角形等完美的几何图形相吻合。

美的人体以其严格的对称、精妙的比例、完美的轮廓、微妙的起伏、和谐的色彩以及美妙的节奏，构成了地球上最美的集合体，所以说人体美是自然美的最高表现形态。发现人体美和研究人体美，是人类从愚昧走向觉醒的标志，是人对自身价值和尊严的确认，是对自身进化的一种自豪与追求。

【议一议】

人体美的基本特征包括哪些？

笔记栏

一、和谐统一的整体

和谐统一的整体是指人的生理的、心理的、社会的和精神的各个部分之间所构成的有机联系。人体各部分之间越和谐统一，整体感就越强；整体感越强，人体美就越突出。人体美的和谐统一首先表现在人体的完整性上，如果构成人体的诸多部分的任何一方面受到破坏，都会影响到人体的完整性，影响到人体美的和谐统一，如一个人的腿上生了个痈，不但局部会出现红、肿、热、痛，还可能引起全身的中毒症状；其次，人体美的和谐统一还表现在构成整体的各部分按照一定比例和规律组合而成上，某一个部分虽美但是违背了比例或规律反而就不美了，如某人的眼睛符合“美型眼”的各项标准，但两眼的距离过大或过小，都会影响其容貌美。人体在形态结构、生理功能、心理过程和社会适应等方面，都处于健康状态下的协调、匀称、和谐与统一，是人的自然美和社会美的高度交叉与统一。

二、均衡匀称的形态

人体均衡匀称的形态是人体美的又一基本特征，主要表现在以下三个方面。

（一）人体比例美

人体比例是指人体整体与局部、局部与局部之间的对比关系。美的比例是实现人体框架各部分和谐的根本，所谓“增一分则太长，减一分则太短”就是指这种比例关系。在西方比较有影响的人体比例学说有以下几种。

1. 达·芬奇人体比例学说　达·芬奇用自然科学知识、解剖学实验和统计数据，提出人体美的比例标准，并将这些比例用于绘画创作：头长约为身高的 1/8；肩宽约为身高的 1/4；平伸双臂等于身长；乳房和肩胛骨下端位于同一水平线上；脸宽等于大腿正面厚度；人跪姿时高度减少 1/4，卧倒时为 1/9。

2. 弗里奇人体比例学说　弗里奇是德国体质人类学家，他提出女性白种人身高为 1.70 m 时，身高与其他部位的关系是：7 只脚长、8 个头高、9 只手长、10 个脸长（指发际至颏下）。

3. 巴龙通人体比例学说　巴龙通人体比例学说是近代较流行的人体美标准之一。其主要观点为：成年男性身高为 7.5 个头高，头至臀为 4 个头高，肩宽一般小于 2 个头高，肩至肘、掌根至中指尖等于 1 个头高，髋宽为 1.5 个头高，膝以下为 2 个头高。

4. 阿道夫·蔡辛人体比例学说　蔡辛是德国数学家，也是西方实验美学家，于 1854 年首次提出将黄金分割比例用于说明人体各部分的比例。他将人体以肚脐为界分成上下两部分：上部分从头顶到咽喉、从咽喉到脐；下部分从肚脐到膝盖、从膝盖到脚掌。这上下两部分中所包含的比例关系，就是黄金分割线。

现代学者对人体结构的黄金分割规律的研究结果远远不止这些。一般正常发育的人体包含着丰富的黄金分割律之美。

（二）人体对称美

人体形态一般说来是镜像对称，其特点是对称的双侧有高度的一致性，就如同镜面反射出的物像与现实的物体完全相同。人体的外形构造，基本上是一种镜像平衡。除部分脏器外，人体在外部形态和内部构造上都是左右对称的。如人的眉毛、眼睛、鼻

笔记栏

翼、耳朵、嘴唇、上肢、下肢、大脑半球、小脑、脑干、胸廓、肾脏等均是对称的。容貌镜像平衡的破坏，往往影响容貌美。当然，在现实生活中，镜像平衡也只是相对的而不是绝对的，也就是说完完全全的左右一致是不存在的。美国学者戈尼(Gorney)研究人面貌镜像平衡，得出的结论为：虽然面部的基本平衡是令人向往的，但实际上在所有的脸上绝对找不到完全的平衡。

知识链接

1994年，李政道先生参观西安博物馆，看到汉代竹简上将“左右”写成“左式”，颇受启发，他认为“式”字完全是“左”字的镜像，“左式”比“左右”更符合宇称守恒。因此，他有感而发，赋诗一首：“汉代式系镜中左，近日反而写为右，左右两字不对称，宇称守恒也不准。”

（三）人体体型美

体型是指身体外形特征和体格的类型。骨架、肌肉和脂肪积累程度是构成体型的三大基础。成人的骨架变化较小，而肌肉和脂肪会随着年龄、饮食、运动量的变化而变化。美的体型可用16个字概括：身高适度，比例匀称，线条流畅，内涵饱满。基本标准如下：①骨骼发育正常，关节不显粗大；②肌肉发达匀称，皮下脂肪适量；③五官端正，与头部配合协调；④双肩等高、对称，男宽女圆；⑤脊柱正视垂直，侧视弯曲正常；⑥胸廓隆起，背部略呈“V”字形；⑦女性乳房丰满挺拔，侧视有明显曲线，腰部细而圆实，微呈圆柱形，腹部扁平；⑧男性腹肌垒块隆起，臀部圆满适度，腿长且线条顺畅。

从美学角度看，东方人的最佳身高男性为175 cm，女性为163 cm。当然，接近最佳身高，且比例匀称，皆可谓体型美。

第二节　人体美的基本要素

人体美可分为广义的人体美和狭义的人体美。广义的人体美是指人的容貌、体型、体态、装饰以及精神风貌和内在气质的美。狭义的人体美仅指人的容貌和形体的形态美。从狭义的人体美来看，人体的线条美、色彩美和结构美是构成人体美的三大基本要素。

一、人体的线条美

线条是构成形体美的自然物质材料之一，也是表现人体美的最直接、最明确、最富有概括力的部分。线条可以分为直线、曲线和折线三种类型。每一类线条都具有各自的审美属性：直线给人以刚强、力量和稳定感，在理性上偏于冷漠；曲线给人以优美、柔和与律动感，在理性上偏于热情。其中曲线与人体的线条美关系最为密切。人体的线条以曲线和直线为主，变化十分丰富，刚柔相济。男性人体直线条较多，体块分明，表

【知识点】
人体美的基本要素。

笔记栏

现出阳刚之美;女性人体曲线起伏,线条柔和,体现出阴柔之美。

我国学者林茂昌认为,完整的人体与局部器官的轮廓线均由曲线构成,而且常是由合乎一定数学和美学规律的曲线构成的。根据形式美的知觉生理学研究,不同的线条或曲线对视觉可造成不同的刺激,优美的曲线给人带来的知觉就是快感。此外,只有遵循有规律的韵律并与一些数学方程式相关的曲线,才会给人以愉悦感。这些曲线主要有抛物线、双曲线、椭圆曲线、渐变的曲线、S 形曲线以及法国曲线等;而这些曲线恰恰就能从人体中发现,如恰到好处的眉毛、炯炯有神的明眸、忽闪张合的睫毛和眼睑、挺拔的鼻子、宽宽的额头、高高的颧骨、端庄的下颏、柔软的嘴唇、俏丽的面庞、灵巧自如的双手、丰腴耸立的乳房、浑圆舒展的臂膀、修长健美的双腿、纤细柔软的腰肢、苗条又不失丰满的身材,无不蕴藏着曲线之美。

人体的曲线富于美感,还在于它具有强烈的动态感。我国人体美学家曾把人体曲线之美喻为"宛若游龙",双眉的舒展、眼波的流转、嘴唇的张合、胸腹部随呼吸而起伏以及躯体和四肢的运动,都充分展现出动态的曲线美。

虽然人类的容貌和躯体不都由曲线构成,但曲线在人的视觉上更易显现。曲线具有修饰、软化其他线条和角形的作用,从而增添和谐之美。在所有曲线中,人类容貌和体形的曲线是最美的。人体以它生动、柔和、对称、和谐的曲线轮廓,显示出人类特有的动态和静态、局部和整体之美。

二、人体的色彩美

色彩是人们视觉感官能感知的美,健康人体的肤色在光的作用下,富有诱人的魅力。肤色能反映人的健康状况和精神面貌。人的面色红润、容光焕发,会给人以充满活力的美感。

人的色彩可分为人体的固有色彩和人体的装饰色彩。

(一)人体的固有色彩

人体的固有色彩主要表现在皮肤和毛发上。对于人的肤色,除了有人种的肤色之分外,一般还可以从水色、血色、气色三方面进行评价,如中国人对人体色彩的审美要求主要是:在水色方面,皮肤要滋润、柔嫩、细腻、光洁;在血色方面,外观红润、微泛红光、透出红晕;在气色方面,实际上是精神状态在容貌上的表现,精神振奋、容光焕发。具有好看的水色、血色、气色的人,往往会显得精力充沛、光彩照人,会给人一种美感享受。

肤色主要由毛细血管的密度、血流量和细胞所含黑色素的数量及分布状况决定的,其中黑色素最为重要。此外,肤色还与胡萝卜素、胆红素的多少以及皮肤角质层的厚薄有关。

毛发的色彩具有明显的种族、地域差异,如东方人的黑发、西方人的金发各有其魅力。毛发的色泽主要是由毛囊内黑色素的多少、性状以及某些色素所含的微量元素所决定的。

(二)人体的装饰色彩

人体的装饰色彩是指人体皮肤和毛发以外的对人体起修饰和点缀作用的色彩。它包括服饰、化妆、鞋帽以及佩戴物等的色彩,是人体色彩美中不可分割的部分。

笔记栏

服装的色彩设计，应与人体的肤色和体态相协调。色彩有冷与暖之分：红、橙、黄色，往往使人联想到太阳、烈火而产生热烈、温暖、宽大膨胀的感受；蓝、青、紫等色彩易使人联想到海洋、寒夜而产生清凉、寒冷、收缩紧绷的感受。所以选择和设计服装色彩时，可以利用这些视觉感受，达到扬长避短的效果。

化妆是一门色彩技术，它能通过色彩体现人体的优点、掩饰或弥补缺陷，从而使人增加美的风采，同时也能满足个人的需要和愿望。在化妆中，色彩的冷暖关系在不同的搭配方式下会产生不同的效果。冷色及其特定的化妆技巧给人带来温柔、平和或冷郁、高傲的感觉，如在我国唐朝的嫔妃和贵妇中盛行一种冷艳妆，妆面以冷色调为主，略施粉黛，眼影为蓝、紫或白色，眼线上扬，配以上斜眉，给人以华贵冷艳、严厉专横之感。化妆的色彩又因其表现形式可分为高光色、阴影色和装饰色，通过不同的应用方法可以增添人体美。在面部轮廓造型中，可利用色彩的高光色与阴影色的对比、色彩的引导、线条的变化、装饰色的运用等技巧，并通过色彩的块面分割过渡、线条倾向的转移等，矫正或修饰面部的不理想部位，以塑造人体美。

三、人体的结构美

人体的结构美包括容貌结构美和形体结构美两大类。

（一）容貌结构美

容貌是人体最袒露也是最引人注目的部分。它不仅是人的生命活力的表现，也是人内心活动的外化形态。容貌集中表现了人体美的个性，是评价人体整体形象美的主要部分。容貌结构美主要包括眉、眼、鼻、唇、耳、颊、颏等结构的美。

1. 眉

眉作为容貌美的重要组成部分，突出于皮肤表面，富有立体感。眉和眼睛，就好比是画框与画面的关系，好的画需要适宜的画框来衬托；同样，粗细适中、浓淡相宜、线条优美的眉毛对于双眸来说就像绿叶之于红花，可以衬托出双眸的明媚迷人。过去女性多用“柳眉”“蛾眉”来体现柔媚与温顺，现在很多女性更喜欢用“一”字眉体现成熟与沉静，用有“剑”锋的眉体现精明与果断。

2. 眼睛

眼睛是容貌的中心，最能显示出一个人的神采和风韵。清澈明亮、妩媚动人的眼睛不仅能增添容貌美，还能遮去其他器官的某些不足。眼睛的大小并不是眼睛美的唯一标准，最重要的是能否真实地表达思想感情。一双眼睛哪怕长得再好看，但如果空洞无神，也不会给人以美感。

3. 鼻

鼻位于面部的最当中，由于它的位置突出，所以十分醒目。鼻的高挺与相对凹下的眼睛相互烘托，可以增加脸部的立体层次，从而增添美感。鼻的形态结构、对称与否可以左右容貌的美丑，所以素有“颜面之王”之称。

4. 唇与牙

唇在容貌美中的地位仅次于眼睛，是一个多功能的混合器官，最具色彩、表情和动感，也是引人注目的部分。上唇正中的纵形浅沟——人中，是人类特有的结构。上唇皮肤与唇红交界处所呈现的弓形，连接两端微微翘起的口角，形似展翅的海鸥，给人以

笔记栏

含有笑意的轻巧美感。西方画家常称之为“爱神之弓”。唇的运动幅度大，可塑性也大，它的厚薄、色泽也因人而异各有风姿。俗话说“牙齐三分美”，牙齿的整齐洁白使人笑起来无拘无束，真诚大方，也能给人较深的印象。

5. 耳

双耳虽位于头部两侧，也没有表情与动感，却是容貌美不可或缺的部分。耳的轮廓、形状、大小是人们注意的要点，无论是轮廓好或不太好都可以通过饰物加以展现或修饰。

6. 面颊

面颊占据面容的大部分，女性的“粉面桃腮”以及“笑靥”（酒窝）是成为花容月貌的重要因素。

7. 颏

颏俗称下巴，与鼻、唇一起决定着面部的侧貌突度及轮廓。颏的高度、突度及大小对面部下 1/3 的高度及宽度乃至整个面型都有着至关重要的影响，对于面庞成凸面型、凹面型还是直面型起着举足轻重的作用。在一定程度上，颏部的外形轮廓还可以反映出人的性格特征和气质。一些公认漂亮的面庞，就是以微微向前突出的颏为其鲜明特征之一，因此有人称之为“现代人类的美容特征”。

（二）形体结构美

人的形体结构美主要包括头部、颈部、肩部、背部、胸部、腰部、臀部、四肢等部位的结构美。

1. 头、颈、肩、背

头形卵圆或椭圆，前额扁平微突，脸形端庄周正为美；颈呈圆柱形，对称适中，润滑有弹性，均视之为美；两肩对称而圆润，无耸肩、垂直或缩肩之感方为美；背部以挺直无侧弯为美。

2. 胸部

成人的胸部以近似圆锥形的胸廓为支架。男性的胸廓饱满，胸肌发达，而显现出伟岸之气；女性的胸部乳房丰腴挺立，皮下脂肪丰富，肌肤细腻富有弹性，体现出女性的特有魅力。

3. 腰部

腰部是连接上下身躯的纽带，呈扁圆筒形，可屈伸扭转自如。男性结实饱满的腰部蕴含刚柔相济之魅力；女性柔软纤细的腰肢与胸部、臀部一起构成婀娜体态，形成动人的节奏和韵味。

4. 臀部

臀部以肥厚的臀大肌和皮下脂肪构成两个对称的半圆球，浑圆后凸，丰满而富有弹性，其轮廓弧线微微上行，流畅美妙，与腰部、大腿形成人体最具魅力的曲线。

5. 四肢

双臂均呈圆棒状，上臂至肘过渡的曲线自然顺畅；手部大致呈菱形，手指修长而灵巧；双腿皆为柱形，上粗下细，主要由股四头肌和腓肠肌勾勒出腿部优美的线条；足部呈三角形，足弓结构大大美化了人的脚形。

笔记栏

知识链接

经过对我国17个省近万名成年个体容貌的调查结果显示：我国国民容貌的特征是：身材中等，肤色呈棕黄色，眼色多呈深褐，眼睛多为“丹凤眼”；鼻子中等宽，鼻梁中等高或偏扁平，颧骨突出，面部扁平，嘴部不突出，嘴唇厚薄适中，头发较黑、较直，体毛稀少。

考古学家和人类学家研究发现，炎黄子孙身上有三项区别于其他民族的生理印记：①铲形门牙，是上颌两颗中门齿的两边缘翻卷成棱，中间低凹，像一把铲子；②青斑，在新生婴儿骶尾部或其他部位常有淡灰色或青灰色的斑块，尤其发生在东北地区的新生婴儿，一般在一两岁时消退；③内眦褶，在眼的内角处，由上眼睑微微下伸，遮掩内阜而呈一小小的皮褶，又称“蒙古褶”。

第三节　人体美的医学基础

一、人体美的解剖学基础

健美的人体是以正常人体系统、器官的形态结构和功能为基础的。各系统、器官的形态结构和功能是一个有机的整体，它们互相联系又互相制约，共同维持着机体的平衡，如运动系统由骨、骨连结和骨骼肌组成，它赋予人体基本形态。骨骼的正常发育，各部分形态和比例的均衡，是构成体态美的重要前提，它确定人体的外形、身高，而头面骨的形态特点则决定每个人特有的容貌。神经系统的运动神经支配着肌群的协调和平衡，是人体动作协调美的基础。皮肤是人体最大的器官，它的色泽、质感直接影响着人体美。脊柱有颈、胸、腰、骶四个优美的生理弯曲，使脊柱更具有弹性，可减轻震荡和维持人体重心，并有很大的运动功能，是人体动作美、体态美的一个重要基础。

匀称的体型、俊俏的容貌、发达的肌肉、生动柔和的线条与轮廓，加上协调的比例，共同组成了健美的人体，这些都是以人体正常的形态结构为基础的。

二、人体美的生理学基础

人体生理学是研究正常人体生理活动规律的科学。人体各系统、器官的生理活动协调是生命活动的基础，而人体各系统、器官的生理功能健全，才会有健康的人体；有了健康的体魄，才会有人体的美。如果人的生理功能异常，必然会影响人体的美。

1. 神经系统

神经系统在人的生命活动中起主导作用，是人体功能的主要调节系统，它调节和控制着各器官的生理功能。只有各系统和器官之间配合、协调和统一，才能适应机体内外环境的变化，维持正常的生命活动，为人体美提供保证。任何一个环节出现异常，都会损害人体美。如面神经麻痹，不能正常支配面部的肌肉，使患者眼睑不能闭合，额

笔记栏

纹消失，鼻唇沟和颏唇沟变得平坦，出现口角歪斜等异常体征，自然会影响人体美。

2. 血液

血液在心血管系统内不断循环流动，起着沟通内外环境和联系机体各部分的作用。血液中的红细胞、血红蛋白以及红细胞含氧量的多少，决定着血液的颜色。血液的颜色直接影响皮肤的颜色，决定着肤色的美与不美。或显红润，给人以充满活力的健康美感；或显苍白、青紫色，给人一种病态的感觉。

3. 内分泌系统

内分泌系统的功能与人体美的关系较为密切。不同的内分泌腺分泌出具有不同功能的激素，对人体产生不同的影响，如幼年时脑垂体生长激素分泌过多或过少，会出现巨人症或侏儒症；成年后脑垂体生长激素分泌过多，则会患肢端肥大症，这些都会表现为下颌角肥大，手大指粗，鼻宽耳阔，失去协调的比例，影响容貌和形体美。甲状腺分泌的甲状腺素具有维持新陈代谢、调节体温和促进生长发育的作用。人出生后头4个月内，甲状腺素如果缺乏则会出现智力迟钝、体矮、上身与下身长度明显不成比例、牙齿发育不全；如果甲状腺功能亢进，除了表现为基础代谢率增高、疲乏、多汗外，还往往出现眼球突出、明显消瘦等体征；如果甲状腺功能减退，则表现出苍白、水肿、唇厚、舌大、表情淡漠。肾上腺分泌的激素对水、盐、糖代谢起着调节作用，同时对第二性征和身体发育有影响。肾上腺功能亢进者表现为水牛背、满月脸、腹大、四肢相对瘦小，女性长胡须等；肾上功能减退者则表现为衰弱无力、面部色素沉着。可见，内分泌系统功能的异常均会影响人体美。

三、人体美的生物化学基础

生物化学是运用化学方法研究人体物质代谢规律的科学。构成人体美和参与新陈代谢都离不开糖、蛋白质、脂类、水、无机盐、酶、维生素、激素等物质。

糖是生命活动的重要能源，随时供给人体所必需的热能；蛋白质是组成人体及一切细胞、组织、脏器的主要成分，也是生命的物质基础；脂肪能供给人体热量和脂溶性维生素，减少体温散失，保护脏器不受损害；水能调节体温，输送营养物质，带走排泄物，协助维持体内一切液体的渗透压，并参与机体的化学反应；钾、钠、钙、镁、铁、磷酸、硫酸、碳酸、盐酸等物质也是构成机体的成分，并参与生理功能的调节；酶是体内化学反应的催化剂，直接调节化学反应的速度和方向；维生素可通过酶的合成及活性来实现对代谢的调节。

在生命的新陈代谢过程中，各种物质都发挥着各自的作用，一旦缺乏其中任何一种物质，人都会生病，从而影响人体美，如糖代谢紊乱，引起糖尿病，人体会出现消瘦；蛋白质缺乏则肌肉消瘦，皮肤出现皱纹；脂肪代谢失常，皮脂腺分泌旺盛易出现痤疮、脂溢性脱发；维生素 A 缺乏，会出现皮肤干燥、夜盲；维生素 D 缺乏，儿童会出现佝偻病，成人则会出现骨软化病；维生素 C 缺乏和铜离子过多易引起色斑。可见，人体美也有赖于生化系统的正常运作。

笔记栏

第四节　人体美与健康

人体美是以健康为基础的。离开了健康，一切美均无从谈起。健康是人体美的前提条件，同时，人体美又是健康最直接的体现。

【知识点】

人体美与生命健康的关系。

一、人体美与躯体健康

人是有生命的，只有具有饱满、充盈的活力的人体才能展现出人体美。健康的人体美实质上就是生命美，毫无生气或行将就木的人体根本谈不上是美的人体。我们可以从以下四个方面来体会人体美与生命健康的关系。

1. 生命是人体美的载体

生命是形态结构与功能活动相互协调的合乎目的的和谐统一状态。在一般生命过程中，都要经历生长、发育、生殖、衰老和死亡等几个阶段。人体的形态结构和功能是在生命过程中逐步发展和完善的，而形态结构和功能又是构成人体美的两个要素，也就是说，只有生命才能赐予人体以美感。

有了生命的存在，人才能从事各种展示人体美的活动，才能在日常的工作、学习和生活中让人体美闪现出其生命的价值与光彩。

2. 健康是人体美的基础

虽然对于人体美，不同时期、不同群体有不同的看法，但不可否认的是，一个健康的人，必定是精力充沛，充满朝气，有着发育健全的骨骼、丰满发达的肌肉、适量的皮下脂肪、柔润光洁的皮肤以及良好的心理状态和社会适应能力，处处显示出健康力量的自然美。特别是当今以“健康为美”的时尚主流中，只有建立在健康基础上的美，才是一种真实的美。

3. 疾病和衰老使人体美减色

疾病往往会给机体带来病理性的改变，使某些器官、系统的结构和功能发生异常，从而损害了人体美，如患有慢性支气管疾病的人由于呼吸功能的代偿而形成桶状胸、甲状腺亢进患者的凸眼等都会使人体美减色。衰老也往往会使人失去活力和健美的体态。人体进入衰老期之后，各种生理功能逐渐衰退，能量代谢逐渐下降，肌肉松弛，体型趋于肥胖或消瘦，使原有的健美体型减色。

4. 死亡使人体美消失

死亡是人体生命活动的结束。纵使有天仙般的美丽，那美丽也会因死亡而消逝。在生活中闪光的人体美，必然会随着生命活动的终结而自然消失，这是生命的法则，是不可抗拒的生命规律。

二、人体美与心理健康

心理健康可直接影响人体美，因为人是一个有机整体，其生理、心理以及各组织、系统互相联系、互相影响，心理健康与否对人的整个躯体活动起着至关重要的作用。

随着新的医学模式的提出，人们对心理健康重要意义的认识越来越深刻。“健康

笔记栏

的一半是心理健康”“心理健康是身体健康的必要条件和根本保障”等观念也日渐深入人心。

大量的研究和实践表明，心理活动对人体各器官、系统的功能具有重要的调节作用，对人们的日常生活、疾病过程等均可产生较大影响。健康的心理能调动人的潜能，增进身体的抗病能力，使人精力充沛、思维清晰、食欲及睡眠良好、脸色红润、皮肤光滑，因此，健康的心理状态，是维持和增进人们身体健康的重要因素。只有在躯体无病且心理健康的状态下，人体才能获得整体的健康。心理健康是影响人体美的重要因素，若无心理健康，人的生命价值和人体美就会减色。

我国学者将心理健康标准概括为十个方面，达到心理健康标准者，处处散发着动人的魄力，为人体美增色添彩。

【议一议】

心理健康标准的内容是什么？

1. 智力正常

智力正常是人们日常生活、工作和学习的基本心理条件，是人们与周围环境相互作用过程中保持平衡的心理基础，而智力异常者则谈不上心理健康，更无法体现人体美。

2. 有安全感

心理健康的个体可以摆正心态，不受强烈情绪的支配，能正确面对挫折、不幸和恐惧带来的心理体验，在外表上给人以临危不乱、处事不惊的安详平和，从而获得美感。

3. 情绪稳定、心情愉快

心理健康的人，常常以积极情绪替代消极情绪，用快乐、满意、宁静来驱赶忧伤、痛苦、烦恼等不良情绪。心理健康者能适度调节、控制自己的情绪反应，心境基本保持开朗、乐观，脸上常常会浮现出动人的微笑，显得容光焕发。

4. 意志健全

个体意志行动中的自觉性、果断性、顽强性等指标，均属于心理健康的重要标志。个体对自己所从事的活动有着明确的目标性，能适时果断地做出决定并执行，有决心、信心、恒心和理想，能长时间地保持专注的行动，克服种种困难，最终实现自己的人生目标。意志健全，给人增添果敢、自信之美。

5. 自我概念成熟

自我概念是随个体年龄的增长而不断走向成熟的。对成年人而言，心理健康者应能对自己有充分了解和恰当的评价，不妄自尊大，也不盲目自卑；能够根据自己的实际能力，制定适宜的人生发展目标；能在自己的人生历程中，随时自省和修正自我意识方面的不足。这类人往往给人以达观、睿智之美。

6. 适应能力强

心理健康者，能够积极主动地去适应任何变化较大或新的环境，能够“入乡随俗”，不会因环境改变而扰乱自己的生活规律、工作节奏等。在其言行中时常闪烁出幽默、风趣之美。

7. 恰当的现实感

心理健康者能够较好地面对与正视现实，能够妥善处理在生活中遭遇的困难、挫折；能够对现实问题做出客观、公正的认知和评价，并恰当地利用自己所具备的各种条件，寻求最佳解决办法。其身上体现出的质朴、踏实、讲求实际的平实之美，往往令人折服。

笔记栏

8. 人际关系和谐

心理健康者由于情绪状态良好，在与他人沟通或交往过程中，能采取积极、主动的态度，关心、帮助他人，较容易与他人共同营造融洽的人际氛围。他们的随和及平易近人之美，常使人一见如故。

9. 行为协调、反应适度

心理健康者的思维与行为协调一致，做事情有条不紊，善始善终，对各种刺激都能做出适度的反应。他们遇事不惊、办事稳妥、荣辱泰然，这种生活态度每每令人神往。

10. 心理特征与年龄相符

个体心理特征的形成和发展受到年龄因素的制约，心理健康者的心理特征与自身的年龄段相符合，没有与年龄不符的幼稚或老成的心理异常表现，追求与自己年龄相适应的人体美。

第五节　人体美在护理审美中的地位

一、人体美是护理审美对象的核心

护理学是为人的健康服务的，它的研究领域、工作内容和范围都离不开人这一特定对象。护理美学是美学与护理学相结合而形成的交叉学科。在护理审美的诸多对象中，人体美是护理审美对象的核心，其他范畴皆以此为出发点和终极点，这也是由护理美学这门学科的性质所决定的。

护理学研究的重点是如何护理整体的人。护理工作根据人们不同的健康状况，采取不同的护理方式：对于健康或亚健康状态的人，护理的任务是保持其健康或促使其更加健康，即保持或促进人体美；对处于健康危险中的人，护理的任务是预防疾病，即防止病魔侵害人体美；对于患者，护理的任务是协助其恢复健康，即恢复人体美；而对临终者，护理的任务则是尽量减轻其痛苦，维护人的尊严，使其平静、安宁、舒适地度过人生最后旅程，并使死者的遗体清洁无味、五官端正、肢体舒展、姿势良好。从人生命的开始到生命的终结，护理工作都是围绕人体进行，人体美成为护理审美对象的核心。

二、人体美是护理审美实施的目标

归根结底，护理的目标就是为了人的健康，而人体美是健康最直接的体现，因此人体美也必然成为护理审美的终极目标，并自始至终贯穿于人的生命周期。

从生理上为刚分娩出的婴儿通畅气道，清洁身体，显露出最初的人体美开始，直至人逝世后进行遗体护理。从心理上安慰、帮助护理对象正确对待疾病，以获得最佳康复效果，目标只有一个，即保持人体美。

三、人体美是护理审美的主要标准

护理审美的具体标准，在不同历史时期、不同社会、不同群体中是不同的。然而，在医疗护理审美实践中，预防疾病和促进健康以维护人体美是医务人员的天职，因此，

笔记栏

人体美就成为衡量医护人员工作成效的一个重要尺度。那么在护理审美的实践中，直接体现健康的人体美必然成为护理审美的主要标准。护理审美的有效与否取决于人体美的恢复，体现在具体的护理实务中。

美国护理学会在1979年制定了八项护理实务标准，内容如下。

标准一：有系统且持续收集与患者健康状况有关的资料。

标准二：依据对患者健康状况资料的分析，确定护理诊断。

标准三：依照护理诊断拟订护理计划，其中包括护理目标。

标准四：护理计划包括护理问题的优先次序及达到目标的措施。

标准五：提供促进、维持和恢复健康的护理活动。

标准六：护理活动以协助个人发挥其最高的健康潜能为宗旨。

标准七：健康目标的达成，取决于护理人员和服务对象双方的配合与努力。

标准八：须不断地评估健康目标是否达成，并据此调整和修正优先次序及护理计划。

符合这些标准的护理实务，就是美的；而达到这些标准，往往能使护理对象恢复身心的健康与和谐，或达到更高的健康水平。由此可见，恢复和重现健康的人体美已然成为护理审美的主要标准。

小　结

古往今来，人体美一直为人们所赞誉。人体美的基本特征包括和谐统一的整体和均衡匀称的形态两方面。从狭义的人体美来看，人体的线条美、色彩美和结构美是构成人体美的三大基本要素。人体美的医学基础包括解剖学、生理学和生物化学三个方面。健康是人体美的前提条件，同时，人体美又是健康的最直接的体现。人体美是护理审美对象的核心、实施的目标和主要标准。

思考题

1. 人体均衡匀称的形态是人体美的基本特征，它主要表现在哪些方面？
2. 构成人体美的基本要素有哪几个？
3. 为什么说健康和人体美的关系密不可分？
4. 从哪几个方面可以体现人体美的医学基础？
5. 人体美在护理审美中的地位是如何表现出来的？

（邓翠珍　岳月娟）

第四章　护理审美

学习目标

◆说出护理审美的定义、基本范畴、主要特点。

◆阐述审美的定义、特征与功能；护理审美实践中的审美活动。

◆简述护理审美的主体与客体的基本特征及其之间的关系；护理理念的发展历程、时代特征及其中所体现的护理美学思想和审美取向。

美学思想来源于社会实践，并且决定于社会实践，它被社会实践所检验，又反过来作用于社会实践。护理审美是一种综合的审美意识，受到社会实践及其价值观念、行为体系的影响和制约，渗透着人类的精神文化。护理审美在疾病发展中以良好的护理服务唤起患者的美感，以达到减轻患者痛苦、促进患者康复的目的。在护理工作中无时无刻不反映出美的事物、美的形象、美的感受，体现出真、善、美的和谐统一。

第一节　护理审美概述

一、审美的界定

（一）审美

所谓审美，就是审美主体对审美客体的能动反应，是人们在社会实践中逐步形成和积累起来的审美情感、认识及能力的总和。

【议一议】

审美主体应具备的条件有哪些？

审美主体就是审美行为的承担者，具体是指具有内在的审美需要、具备审美结构功能并与客体构成一定关系的人。审美主体之所以成为审美主体，在于其具有区别于其他事物的内在机制。健全的审美主体是一个复杂的生理—心理—社会有机结构，必须具备三个方面的条件：首先，审美主体必须具有完善的社会化审美感官；其次，应具有健全的心理和丰富的情感；最后，还应具备理性思维能力和一定的知识储备。

审美客体即审美对象，是指和审美主体同处于审美关系中，被审美主体欣赏的客

笔记栏

观事物，是与审美主体相对应的美学范畴，包括自然美、社会美、艺术美、科学美等审美对象。审美客体的内在规定性也有三个方面：作为审美对象的本质不是凝固不变的、统一的，而是根据不同的审美主体、不同的审美兴趣和不同的审美方式显现出不同的特征；审美客体必须具有审美潜能、审美属性，具有潜在的审美价值，它必须是原本可以供人直接观照的，或经过加工后可以直接观照的具体可感知的形象；只有被审美主体所感知的，并与审美主体兴趣相契合的对象，才能成为审美客体。

（二）审美的特征

审美除了具有一般实践活动的客观性、能动性、社会性和历史性等特点外，还表现出一些其他人类实践活动所没有的特征。

1. 直觉性

审美的直觉性，是审美主体对审美客体最原始而又最直接表现出来的一种心理意识。在审美实践中，审美主体通过对审美客体的声、色、形等形象的感知，形成对审美客体的感性直觉，表现出直接的感性领悟和理解；另外，审美主体与审美客体相互间的交流、交融，伴有浓厚的情感色彩，使审美具有丰富的情感性。审美主体不仅可以认识、感受、欣赏审美客体，而且能动地表达愉快的情感，不断地丰富、影响、创造着审美客体。显而易见，“审美的直觉性是充满了感情流动的直觉领悟性的活动”，是形象性、情感性和创造性的和谐统一。

2. 流变性

审美的流变性不是说审美是不可捉摸的，而是特别强调审美作为人类的意识活动，在一定条件下审美主体与审美客体之间呈现交互作用的动态特征。一方面，它显示了审美客体无论是动态的还是静止的，都要连续地展现给审美主体，而审美主体的心理活动不管是感受、认识、体验还是丰富和创造，都处于变化发展中；另一方面，从审美关系来看，审美客体引起了审美主体的注意，审美主体因此而受到感染，主客体之间交互感染，循环往复，使审美活动处于流动和演变的过程中。

3. 普遍性

审美的普遍性特征，是指审美使人们走出个人狭小的审美天地，审美活动成为具有人类共同意义的创造性活动。审美的生命本能，把人类带入了广阔的审美乐园，任何健全的人都会积极投入审美的活动中去，让审美活动荡漾在生活的每一个角落，而审美活动又会反过来影响人类的参与、欣赏和创造。从一定意义上看，审美活动体现人类情感的纯洁性，并不带有直接的功利作用，通过审美对象的价值体系，凝聚人类智慧、力量和创造力，超越审美活动的民族、阶级、等级、时代等客观属性，使审美对象的美学特征在人们的心目中形成普遍的美感。

4. 差异性

审美的差异性是审美活动个性化的体现，这是由审美的本质所决定的。由于审美意识是客观存在的审美对象在人们头脑中能动的反映，审美主体又具有个体差异，而审美客体则更是千差万别的，所以即使人们面对相同的审美对象，往往会产生不同的美感。审美的差异性，反映了审美的广泛性、复杂性和无限性，使审美活动呈现出多姿多彩的局面。

【记一记】
审美的功能。

（三）审美的功能

审美的功能主要包含以下三个方面。

笔记栏

1. 美育功能

审美的美育功能，其特点是寓教于美的形象、娱乐、享受之中。审美的美育功能是通过一定的方式和设施，培养人正确的、健康的审美观念和审美情趣，提高人们认知、欣赏和创造美的能力，丰富人们的审美活动来实现的。审美的美育功能是要以净化人们的灵魂，使人养成良好的行为习惯和增添精神愉悦感为目的。

2. 调节功能

审美调节功能是审美主体的自我调节活动。主要包括两个方面：审美主体自身的调节活动和审美主体与审美客体之间的调节活动。在审美活动中，人与自身、人与自然、人与社会可能会出现许多失衡、失谐、失调等心理状态。审美的调节就是通过一定的审美诱导、宣泄、转移等心理过程，调节审美主体与客体的关系，使之趋于缓和、平衡与和谐。

3. 激励功能

审美的激励功能是通过审美活动激发人们的内在潜能，促进人们的审美追求，从而增强人们自我超越的勇气和不断创造美的愿望。审美的激励作用，不仅能催醒人们内心沉睡的审美能力，而且能够激励人们去认识、鉴别、追求真善美，从而不断地丰富审美的内涵。

知识链接

从清水芙蓉到人工雕琢——中国美女进化史

1. 神话时代：百变女神的迷幻　代表人物：女娲
2. 诗经时代：窈窕淑女的清新　代表人物：庄姜
3. 春秋时代：红颜祸水的悲情　代表人物：西施
4. 秦、汉时代：轻盈飘逸的纤秀　代表人物：赵飞燕、罗敷
5. 魏、晋时代：妖艳玄迷的颓废　代表人物：貂蝉
6. 隋、唐时代：雍容性感的丰腴　代表人物：杨玉环
7. 宋、元、明、清时代：三寸金莲的妩媚　代表人物：秦淮八艳
8. 民国时代：旗袍曲线的妖娆　代表人物：宋氏三姐妹
9. “文革”时代：素面飒爽的英姿　代表人物：江水英
10. 改革开放时代：人工雕琢的性感　代表人物：郝璐璐

二、护理审美的界定

（一）护理审美的定义

护理审美是人们在参与护理实践的过程中逐步形成的审美情感、审美意识和审美能力的总和。护理审美是护理领域中特殊的审美活动，是客观的护理美在人们头脑中的能动反映。护理审美有其特定的护理审美目标，它把维护人的身心健康、促进人的身心舒适作为护理审美的最高目标。

笔记栏

护理审美的基本范畴主要包括哪几种?

(二)护理审美的基本范畴

护理审美的基本范畴主要包括以下几种。

1. 护理审美情感

情感是审美心理中最为活跃、最富有创造性的因素,感受、体验、想象、评价等都伴随着情感活动。护理审美情感是指在护理实践中,由审美对象唤起的审美主体的情感反应。护理审美情感是伴随着对护理美的认识和护理实践过程而产生的,同时与主体的情感体验和情感意识有关。护理人员在护理实践活动、交往活动中都伴随着情感反应,并从根本上决定了情感内容的性质。

2. 护理审美感受

护理审美感受是指在护理审美活动中,审美主体通过感官对审美对象的感觉。审美感受是指美感的心理结构及其运动方式,表现为主体在欣赏美的对象时产生的综合的心理反应。作为一种包含着人的认知活动、情感活动和意志活动的复杂心理过程,审美感受是美感形成的基础,因此也是审美意识系统的核心。

3. 护理审美能力

护理审美能力是指在护理实践中,护理审美主体表现出的对各种护理美感的敏锐性,以及对护理美的体验和认识水平。护理审美能力是护理审美主体在审美过程中必须具备的素质。只有对美具有审美感受的敏锐性和评价的能力,才能使审美主体感受到美的存在,审美关系才能够得以确立。在护理实践中,审美能力的提高在于不断丰富审美的知识、增加审美实践的机会和丰富审美经验,并通过学习来提高对护理美感的敏锐性。

4. 护理审美趣味

护理审美趣味是指在审美活动中以个人爱好方式表现出的审美倾向性。审美趣味既具有明显的个体差异性,又具有一定的共同性。护理审美趣味,是指护理审美主体表现出的审美兴趣和倾向性。在护理审美实践中,护理审美主体既可以是护理工作人员,也可以是患者、家属、健康人等,不同主体的审美趣味会由于个人的立场和背景的不同而表现出明显的差异性。但在一定程度上,审美主体也表现出对护理实践的共同的审美趣味,如患者希望看到医护人员着装的整洁庄重、护理技术的精湛快捷、护理态度的真诚热情。

5. 护理审美理想

护理审美理想反映个体最高的审美需要,也反映社会最高的审美需要。护理审美理想是从审美观念出发,对现实护理审美关系的高度抽象,对护理审美关系、审美形象和审美境界的创造性的探索。护理审美理想的价值不仅建立在个人的审美实践的基础上,而且还来源于整体医护人员和社会人群的审美实践,同时表现出个人与社会的和谐。护理审美理想是人类对自身的人体美、身心健康、益寿延年及发挥潜能等在护理上表现出来的向往与追求,根源于人类爱美的天性,并以生活为基础,在各个历史时期有不同的表现,它的实现受护理学发展水平的制约。

护理审美的主要特点有哪些?

(三)护理审美的主要特点

1. 直觉性与理智性的统一

护理审美的直觉性与一般审美的直觉性有所不同。在一般审美活动中,审美主体

笔记栏

通常未做什么理智的思考和判断，便从审美对象中感受到美；而护理审美的前提之一，是护理审美主体要具备一定的医学知识、审美技艺和抽象思维能力，能够有效地面对护理审美客体。以护士进行静脉穿刺为例：倘若患者从未打过针，也不知道打针是怎么一回事，那么无论护士在进行注射时穿刺多少次，患者都会以为是治疗的需要，不会有异议，而患者如果具有一定的静脉穿刺知识，就知道“一针见血”才是护士力争达到的技术操作美，在护士顺利完成操作时才会产生美感。

2. 模糊性与实证性的统一

科学活动强调科学的实证性，而审美更多的是一种审美意识的展现，具有强烈的情感性和主观性，且这些体验和感受往往是模糊的。为了达到维护人的身心健康的审美理想，就需要将审美的模糊性加以定量化、标准化、客观化处理，以符合科学的基本要求，如为满足患者对病室护理环境的审美需求，就要将安静、整洁、舒适、安全的模糊性在要求上定量化、标准化、客观化。诸如白天病区的噪声应在 38 分贝以下，工作人员须做到“四轻”，即说话轻、走路轻、操作轻、关门轻；病室的陈设整齐划一、统一规格、固定安装，床距不得少于 1 米，设置为何种床单位也有具体的要求；房间里调节好让人觉得舒适的温度和湿度；对于有坠床、跌倒等危险的患者，采取在床边加装栏杆等相应的安全防护措施。

3. 个性与社会性的统一

审美个性是一个人思想、情感、性格、品质等多方面的综合体现，个体的经历、学识、所处环境不同，个性差异会比较大，其表现也多姿多彩，然而护理审美的个性表现远无一般审美活动那么自由，往往要受到身体条件、经济收入、医疗护理水平、康复环境、健康理解、审美素质等诸多因素的影响。

4. 功利性与非功利性的统一

护理审美是有功利性的，由于护理是促进或保持健康、减轻痛苦、协助康复的一门专业，因此可以满足护理审美主体实现自我的需要，并产生一定的经济效益。为了防止对护理审美的功利性不加限制，使护理审美成为一种利益泛滥的手段，我们应倡导护理审美的非功利性。那么除了陶冶人们的护理审美情操、提高人们的护理审美素质外，还要着重体现护理审美创造的纯洁性，弘扬人道主义、救死扶伤、尊重生命等非功利性的护理审美理想。

第二节　护理审美关系

护理审美关系由护理审美主体、护理审美客体和护理审美实践三要素构成。其中，护理审美主体处于主导地位，是最活跃、最重要的因素；护理审美客体是具有护理审美性质的对象，是护理审美关系产生的基础。审美对象是客体相对主体而言的。当自己审视他人和其他事物时，自己是审美主体；当自己被他人观察和评价时，自己就成为他人的审美对象。因此，在护理审美实践活动中，护理审美主体与护理审美客体在一定条件下，角色可以互换，这是护理审美关系与其他审美关系的显著区别。

笔记栏

一、护理审美主体及其特征

(一)护理审美主体的概念

护理审美主体是受社会文化和护理审美意识所支配的人,是按照护理美的尺度有意识地、有目的地对人或物实施护理美或评价护理美的人。护理审美的主体既可以是护理人员、医护管理人员,也可以是患者、家属、公众等。护理审美主体是在特定环境下进行审美的人,需要具备一定的基本特征和审美素养。

护理审美主体,必须是具有一定的护理审美能力的人。充当护理审美主体的人,应当对护理实践有基本的认知经验,并且具有基本感受能力和鉴别能力,能够感受到护理过程中的美并且能够判断护理质量的高低。因为护理审美关系实质上是一种认识和情感关系,因此,护理审美主体在护理审美关系中始终处于主导地位,是最活跃的因素。在一定程度上,护理审美主体所具有的驾驭护理美的能力,决定着护理审美的水平。当护理人员作为护理审美主体时,她们遵循护理美的规律,努力为自己的服务对象奉献护理美;当患者、家属、公众作为护理审美主体时,他们也遵循护理美的规律和自身的理解尺度,对自身的人体美、护理人员所展现的护理美及其他有关护理美的事物进行评价,从而促进护理美的发展。

(二)护理审美主体的特征

护理审美主体的本质特征有哪些?

1. 护理审美主体的本质特征

护理审美主体不是一般认识关系中的主体,而是具有特定内涵的人,并非一切人均可成为护理审美主体,而只有符合了本质特征的人才能充当。

(1)充当护理审美主体的人必须具有完善的器官和健全的思维。所谓完善的器官,一是指生理功能正常,二是要有人化的而非动物的器官;所谓健全的思维,是指有健全的大脑,能够进行理性思维。这是主体具有护理审美能力的最基本的物质条件。护理审美活动,是对护理审美客体做出的一种复杂而且具有专业特征的反映过程,审美主体通过感觉器官接受审美客体各种信息的刺激,并将刺激信息传递到大脑,通过大脑的分析、综合,并结合以往的经验产生审美体验。在这一过程中,完善的审美感官和理性的审美思维都具有重要的作用。

(2)充当护理审美主体的人,必须具有一定的护理审美需求和审美理想。这是主体具有护理审美意识的重要条件。人具有自然的属性,同时又有社会的属性,对美感的追求是人的精神需要。护理审美主体的护理审美需要,往往以护理审美理想表现出来。护理审美理想不仅如实地反映现存的护理审美客体,而且融入了主体的理想,勾画着想象中的护理美的形象。审美需求和审美理想不仅成为护理审美活动的发展动力,而且指引着护理审美活动的方向。只有具备一定护理审美需求和护理审美理想的人,才能主动、自由地进行护理审美实践活动,并且不断进行更高层次的护理审美创造。

(3)充当护理审美主体的人,必须亲身参加护理审美实践,这是主体提高护理审美能力、创造护理美的必由之路。实践证明,护理审美实践经验越丰富的人,对护理审美的认识就越深刻,进行护理审美评价的能力就越强。不参加护理审美实践的人,绝不会对护理审美客体有丝毫的认识,更谈不上护理审美欣赏和护理审美创造。

笔记栏

以上三方面，是对护理审美主体本质的界定，不符合这些本质特征的人，就不能成为真正的护理审美主体。

2. 护理审美主体的护理审美特征

护理审美主体的护理审美特征，是主体本质规定性的外在表现。在护理审美关系中，任何护理审美主体都具有不同程度的护理审美能力，能够自主地、有选择性地、自由地和创造性地把握护理审美客体，从而努力实现自己的护理审美需求，追求自己的护理审美理想，充分发挥自己的本质力量。护理审美主体的这种护理审美能力，基于人的主观能动性，主要表现在护理审美的选择、护理审美的欣赏、护理审美的创造等方面。

【记一记】

护理审美主体的护理审美特征有哪些？

(1)护理审美的选择　不同的护理审美主体在进行护理审美活动时，会表现出不同的爱好与追求，即具有不同的护理审美趣味。如对于护理人员来说，她们掌握专业化的护理知识和操作技能，在审美过程中比较关注护理知识的运用情况、操作技能的准确熟练程度，因此其审美情感的产生常常与高质量的专业操作有关；而对于患者及其家属来说，除了对护理实践中的技术操作进行审美，他们更关注护理人员的表情、语言、态度以及护理环境的质量，如果在这些方面感到满意，就容易产生美感，有时甚至会降低对护理人员专业技能的要求。一个人的护理审美的选择除了与他的护理审美趣味有关外，还与他的审美需求、审美理想、审美实践、所处的社会文化环境、习俗、宗教信仰等因素有关。当护理审美主体的审美趣味及其审美模式与护理审美客体所呈现的护理美的外在形式相吻合时，护理审美主体就选择客体并产生美感，否则，主体就排斥客体，使护理审美活动中断。

(2)护理审美的欣赏　当感性的护理审美客体呈现在护理审美主体面前时，如果主体由衷地感到欣喜和愉悦，或通过移情作用使自己产生自豪感、美妙感等审美情感时，那就意味着主体进入了护理审美欣赏。护理审美欣赏一般要经历感性的护理审美欣赏、理性的护理审美欣赏和评论性的护理审美欣赏三个阶段。其中，评论性的护理审美欣赏即护理审美评价，是护理审美欣赏的高级阶段，它充分展示了主体的护理审美能力。护理审美评价是提高护理审美主体的护理审美能力的重要途径，是促进护理审美原则和规范转化为护理审美行为的催化剂，是维系护理审美主体与客体的纽带。

(3)护理审美的创造　创造是人所特有的一种能力，它能提供一种首创的、具有社会意义的思维和实践活动。护理审美创造，是指护理审美主体通过护理审美实践所提供的具有创新思维的事物。如果护理审美主体具有相当的护理审美能力，那他就能在一定的条件下，遵循护理美学规律，综合运用自己的学识、经验和审美能力，主动创造出新的护理审美对象，如新的护理学科理论、新的护理方法、新的护理技术、新的护理环境、新的护患关系等。护理审美的创造是人的本质力量的有力证明。

3. 护理审美主体的个性特征

护理审美主体的个性特征是指不同主体在护理审美需求、审美趣味、审美理想、审美标准、审美评价、审美能力等方面表现出来的差异性，是主体个性心理特征的体现。护理审美主体的个性形成，受主观与客观两个方面的影响和制约。

从护理审美主体方面来看，一是有时代特征、社会制度、文化背景、民族习俗、宗教信仰、审美修养、地域、职业等方面的不同，二是不同主体的审美需求、审美观点、审美理想、审美标准、审美能力等方面具有个性差异，从而导致对同一护理审美客体产生不

笔记栏

同的美感或评价。从护理审美客体方面来看，护理美的多样化及其变化发展，对主体的作用复杂多变，从而使不同主体对同一护理行为产生不同的美感。

在护理审美活动中，护理审美主体的个性特征主要表现在不同主体的不同审美需求上。一般说来，健康者、康复状态者的护理审美需求主要是保持或增进人体美、维护健康、延年益寿等；患者的护理审美需求主要是促进机体各系统功能恢复正常，进而恢复身心健康及人体美等；护理人员的护理审美需求主要是参与护理审美实践，帮助服务对象保持、恢复或增进健康，享受职业美带来的愉悦感、自豪感、受尊重感及自我实现等。

护理审美主体的个性特征，还可以表现在不同审美主体的不同护理审美评价上：对某一种护理行为的审美评价，护理人员作为护理审美评价的主体，或从护理学的角度进行专业评价，或进行多角度、多层次的系统评价，或将客体置于特定的时空进行局部评价；而服务对象作为护理审美评价的主体，往往从形体、结构、经济等方面进行功利性的评价。这样，有时护理人员认为正确的护理行为，服务对象却不满意；而有的护理人员认为美中不足的护理行为，服务对象却相当满意。

对待护理审美主体的个性特征，要具体情况具体分析。凡是有利于护理审美发展的主体的个性特征应当肯定。要尊重护理审美主体的个性发展，积极提供丰富多彩的护理审美对象，以最大限度地满足护理审美主体各式各样的审美需求心理。凡是不利于护理审美发展的主体的个性特征应当否定。只有通过积极的实践教育，努力形成符合人类文明需要的护理审美标准，逐步使人们对护理审美规律达成共识，才能实现护理审美追求的终极目标。

二、护理审美客体及其特征

(一) 护理审美客体

护理审美客体是护理审美活动所指向的对象，即具有护理美性质的对象。护理审美客体既可以是人，也可以是医疗器械、家具物品、人际关系、自然环境、病房、媒体、书籍等自然客体、关系客体或者精神客体。医疗、护理、预防、保健、康复、美容等活动中涉及的人或事物都可能成为护理审美客体，如护理人员的衣着仪容、护理技术、护理环境以及与患者沟通的状况等。

护理审美客体不单纯是某个客观事物，而是被审美主体内化的一种认识对象，如对患者来说，护士的一句热情的问候就可能成为患者的审美客体，并使患者产生美好的感受，这是患者希望得到护士的尊重和关心的结果，因此，护理审美客体是主体内心期望的外在对象。

(二) 护理审美客体的基本特征

护理审美客体成为审美对象的重要特征在于它具备护理美的性质。护理美是护理美学的重要范畴，其本质上是在维护人体美和人的生命活动中所体现出来的综合美。它存在于护理理论、护理程序、护理操作技术、预防保健、护理管理等护理实践当中，能够为主体所认识并使主体产生美感。充当护理审美客体的任何人或事物，必须蕴含或体现着护理美，否则，就不能成为护理审美客体。也就是说，能够充当护理审美客体的，是特定的人或事物的集合，该集合中的元素必须具有护理美的性质。因此，作

笔记栏

为护理审美客体，首先要具备以维护人体美和生命美为宗旨的基本护理美学特征。

另外，护理审美客体还具有客观实在性的特征。护理审美客体的客观实在性，表现在它是护理审美主体审美意识产生的前提和基础，其存在不以主体的审美意识为转移。在护理审美关系中，人们虽然强调护理审美主体的主导作用，但是护理审美主体的主体性无论怎样发挥，总还是要受到护理审美客体的制约，总是对客体的一种能动反映；同时，不论护理审美主体是否发现和认识护理审美客体，客体所具有的护理美性质始终客观存在着，不以主体的意志为转移。护理审美客体的客观实在性，还表现在客体所具有的护理美规律是不以主体的意志为转移上。人体之所以美，因为它是和谐统一的整体，人体均衡匀称的形态以及蓬勃的生命力，是不以审美主体的意志为转移的。护理审美客体只有符合审美规律，才具有护理美。任何护理审美主体的主体性发挥，都必须遵循护理美规律，否则，就会发生护理审美偏差，导致主观与客观相分离。

此外，护理审美客体还具有多样性的特征。由于护理审美主体的护理美学知识不断拓展以及认识、创造护理美的能力不断提高，护理审美客体的数量和范围也在不断增加，呈现出丰富多样的特点，如随着现代护理理念的发展，护理审美主体认识到护理工作的范围已经由医院扩大到家庭和社区，从而产生了对家庭和社区环境的审美要求，因此，社区内的自然环境、仪器设备、社区环境布局、社区护理人员的工作形象等都进入了护理审美客体的范畴。护理审美角色的可变性也是护理审美客体多样性的表现，在护理审美关系中，主体与客体不仅互相联系，互相制约，而且在一定条件下主体和客体的角色可以相互转换。

三、护理审美主体与护理审美客体的关系

护理审美主体与护理审美客体的关系，是护理审美关系的核心内容。护理审美主体与护理审美客体是一种关系型的概念，二者是一种认识与被认识的关系。护理审美主体是具有一定护理审美意识并能动地从事护理审美活动的人，而护理审美客体是主体的审美对象，除了包括一切具有护理美性质的事物外，还可以是参与护理实践活动的各类人。护理审美主体与护理审美客体在审美关系中是对立统一的关系，彼此相互依存、相互建构、相互影响。

护理审美主体与护理审美客体是相互依存、相互建构的。护理审美主体的美感来源于护士准确、省力、高效的护理操作，来源于护士整洁、优雅的衣着外表，来源于护士对患者体贴的问候和照顾，来源于医护、护患之间融洽的氛围，来源于温馨、整洁的护理环境，甚至是人性化的物品摆设。而这些导致美感产生的客观存在都可以作为审美客体。可见，护理实践中的任何环节都是审美主体与客体存在的基础。在护理实践中，护士与患者之间的关系是最重要的一种审美关系：护理人员对患者尊重关爱、呵护有加，患者积极配合诊疗护理，体谅、信任护理人员，护患双方都在护理实践中感受到和谐、轻松的气氛。没有护理审美主体，审美客体也就无从存在，而二者的和谐共处是审美关系成立的重要基础。

【议一议】

护理审美主体与护理审美客体的关系是什么？

护理审美主体与客体的角色能够互相转化，这是护理审美关系区别于一般审美关系的显著特征。如对于护士，当她为患者进行手术后伤口的处理时，对护理操作过程中在患者皮肤上可能留下的操作痕迹是否美观、敷料和胶布粘贴位置是否合理的看法，甚至对患者面对疾病时的积极态度的认可，都构成了护士与患者之间的审美关系。

笔记栏

这时，护士是审美的主体，患者是审美的客体，但在同时，护士也处于一个被观察的位置，患者会从审美的角度观察护士操作时的姿态、面容仪表以及表现出关爱或耐心的态度。这时护士成为审美客体，而患者成为审美主体。因此，在护理实践当中，审美主体与审美客体的关系是多重的，可能在同一时间、同一地点有多个审美主体与客体关系的发生，也会出现角色相互转化的现象。

第三节　护理理念与审美取向

一、护理理念

（一）理念

“理念（philosophy）”一词，来自于拉丁文 philia（意为“爱”）及 sophia（意为“智慧”），两字结合意为“智慧之爱”。其英文的字面含义为“寻找真理”，中文一般译为“理念”“哲理”或“哲学”。理念是思想、思维活动的结果，其形成过程是通过对现实世界的认识、检验、建构理论、创立学说、发展科学，由此进行认知，然后由认知而确定看法，最终再经思维的结果形成理念。理念来源于现实，但是又经过理性的、抽象的思维过程，因此，理念的发展既取决于客观现实状况，又取决于人们的实际认知水平，而这种认知水平往往受到当时科学研究水平、理论发展阶段和抽象思维能力的限制。

（二）护理理念的发展历程

护理理念是指人们对护理工作所持有的一种价值观和专业信仰。护理理念的发展受到时代、社会、政治、经济、文化等多种因素的影响。护理学者贝维斯（Bevis）曾提出护理理念演进的四个阶段：①苦行僧主义（1850—1920 年），当时护理专业的主导思想来自于理想主义及柏拉图的信念，强调自我否认及自律，否定金钱报酬及物质享受，提倡自我奉献及牺牲精神；②浪漫主义（1890—1939 年），在浪漫主义的思潮影响下，护士被美化为“白衣天使”，是柔韧而美丽的化身，应该服从医院及医生的领导，自己不应有决策权及独立行为；③实用主义（1939—1945 年），由于战争状态下的特殊需要，如大量伤员等待救助，因此，这一时期的护理强调实用原则，注重服务效率，强调对疾病的诊断及治疗，患者是医院的一个床号而不是整体的人；④人本主义（1945 年至今），由于受“以人为本”思潮的影响，现代护理理念强调人是一个独特的、完整的个体，每个人都有思想的能力和自由选择的权力，因此对每个人都应给予充分的尊重。

从现代护理的观点来看，这四个演进阶段中的理念仍在影响人们对护理专业的看法，事实上，每一阶段也正反映了当时社会的价值观及信念，且对护理专业在不同的时空产生了不同程度的影响。

护理理念是随着医学模式的改变而发展的。在生物医学模式下，护理的目标是以疾病为中心，护理工作模式也是群体制的功能护理。今天，在生物—心理—社会医学模式下，护理理念由过去的以疾病为中心转变为以患者为中心，护理工作模式也随之转变为责任制护理，整体护理理念得到重视。1978 年 11 月 WHO 在斯图加特召开的关于护理服务的专题研讨会上，提到了提高护理学理论水平和拓宽护士工作范畴的问

笔记栏

题。会议认为:“护士作为护理学科的专业工作者,其任务就是帮助患者恢复健康,并帮助健康的人提高健康水平。”这些论述充分说明护理学作为医学科学中一门亟待发展的学科,其观念已经从单一的疾病护理向身心健康的整体护理拓展。国际护士会把护士的权利和义务概括为:促进健康,预防疾病,恢复健康,减轻痛苦。由此可见,护理的终极目标在于帮助人们达到最佳的健康水平。

二、护理理念的时代特征

(一)强调“以患者为中心”的整体护理

在当代,“以人为本”的理念在各个领域深入人心的同时,在护理实践中反映为强调“以患者为中心”,开展整体护理。整体护理的兴起和发展源自于现代社会对“人”的认识不断深入,即人是有感知、有反映能力的生物,可以有控制、有目的地进行活动。人是一个与环境相互交流、相互作用的开放性系统,是具有行为、合理思维与选择能力的个体,是生物、心理、社会文化的综合体,是家庭和社会中的重要成员。即使一个人生病了,仍然具备以上特征。因此,随着护理理念的发展,“患者”的概念已扩大到“人”,实质上强调的是围绕“人”这个中心实施整体护理。整体护理作为一种护理理念,是指导护理工作实践的哲学思想,强调以人为本,以患者为中心,把服务对象视为一个整体,在关注功能性护理的同时,更要关注人本身,注重护理服务对象的心理需求和人格尊严的满足,通过科学的工作方法为护理服务对象提供最优质的服务。

(二)护理人员的角色功能得到拓展

现代护理强调护理业务的范围应由临床护理扩展到社区甚至全社会,由此护理人员的角色功能也应进一步拓展,担负起更多的职责。

> 护理人员的角色功能包括哪些?

1. 照顾者

护理人员要提供服务对象所需要的一切照顾活动,如帮助服务对象日常生活起居,对其进行心理上的支持、精神上的鼓励以及协助完成与治疗保健有关的护理活动等。

2. 管理者

护理人员要管理一切与患者健康有关的事宜,尽可能安排一个舒适并利于治疗与护理的环境,使患者得到最好的服务,如合理安置物品、调动人力、制订护理计划、协调医患关系等。

3. 教育者

护理人员需要对服务对象进行健康教育,要介绍疾病的预防、治疗和康复等有关的医学知识,还要进行医疗保健、身心健康维护、自我调节、自我救助等相关知识的指导教育工作。另外,护理人员还要对一般群众宣传有关医学保健、促进健康、预防疾病等方面的知识,使人们采取健康的生活方式来提高生活质量。

4. 咨询者

护理人员具备专业的医护知识,在护理过程中可以为患者提供健康咨询,帮助护理对象了解自身状况,解除服务对象对疾病或健康相关问题的疑虑,以了解和倾听的态度引导对象自行做出明智的抉择。

笔记栏

5. 设计者

护理人员通过护理评估,确定服务对象的健康需求,结合医疗诊断和治疗方案拟订出切实可行的护理计划与措施。

6. 评价者

护理人员随时对其实施的护理活动进行评价,以确保所提供的护理是正确、有效的。

7. 代言者

护理人员是患者权利的维护者,有责任解释并维护患者应获得的医疗护理权利。护理人员在护理实践活动中总结出侵犯人们健康权利的问题或事件,提供给医疗机构以促进工作不断改进,或提供给政府卫生行政部门作为拟定卫生方针、政策和规划的参考。

8. 研究者

护理人员需要积极不断地开展护理研究,通过研究来扩展护理专业的理论知识,促进护理专业学科与技能的发展。

(三)强调护理学需要有自身发展的理论

护理学作为一门独立的学科,除了有其特殊的业务领域、服务内容、专业制度、管理方式外,还应有护理专业自身的理论。护理理论的形成和发展能为护理实践提供强有力的保障基础。在20世纪,借鉴前人相关护理理论与总结护理实践的基础上,护理理论有了较大的发展,相继有大量的护理新理论出现。其中较有影响的有以下几种。

1. 人类整体学说

1970年美国护理专家罗杰斯(Rogers)提出:护理的核心在于理解人的特性和人所处的环境。护士确认护理的对象时应考虑是整体的人;护理本身也应作为整体人活动的一部分,护理应强调整体观念和内在的联系。

2. 适应模式

适应模式是由美国护理理论家卡利斯塔·罗伊(Callista Roy)提出的。罗伊认为环境中的各种刺激经过人体的调节和认识作用影响人的生理、自我概念、角色功能及其相互关系,形成适应或无效反应。强调护士工作的目的是,了解人的适应能力和在刺激的基础上促进适应性反应。

3. 多元文化理论

美国护理专家莱宁格(Leininger)于1970年提出的这一理论,研究和分析了不同文化背景下的护理,强调护士对不同的人所采取的护理手段,要根据人的不同文化背景有所区别。

4. 自理学说

1971年美国当代著名护理理论家多萝西娅·奥伦(Dorothea E. Oream)提出:护士应提供完全补偿、部分补偿和支持—教育三种基本护理方法,来满足不同类型患者对护理的需要,强调把自我照顾的必要性作为护理要点。

5. 健康护理系统模式

贝蒂·纽曼(Betty Nenman),美国又一位杰出的护理理论家、精神卫生护理领域的开拓者,她于1974年提出此理论。它研究压力对个人的影响以及人的调整状况,强调护理的目标是:维持患者的系统平衡,并通过严格控制影响其各种变量,以保存其能

笔记栏

力。当疑有或确有压力因素存在时，护士就应采取措施给予解决。

6. 人类生存健康护理观

1981 年美国护理专家帕兹(Parse)提出这一理论，研究人与环境的联系和人的行为准则与价值观念，通过适应而达到健康，并强调在这一健康过程发生改变时，护理人员应给予个人或家庭以指导，帮助他们选择可能的方式，并进行照顾和治疗。

以上这些理论从不同的角度对现代护理的现象进行了阐述，并对护理的实践和理论产生了重要影响，也为护理走向独立学科起了积极的推动作用。21 世纪将是护理学全面发展的时期，护理学将更明显地体现科学与艺术相结合的学科特点，代表了先进的护理思想的整体护理理论也将更加完善，并将更加广泛、深入地运用到护理实践中去。

(四)强调护理诊断

由于现代护理学是研究如何诊断和处理人类对存在的或潜在的健康问题反应的一门科学，护理诊断就成为处理和解决人们健康问题的一个重要前提。

护理诊断是护理人员对患者生命历程中所遇到的生理、心理、精神、社会和文化等方面问题的阐述，这些问题可以通过护理措施加以解决。在护理程序中，护理诊断是关键的步骤。强调护理诊断的意义表现在以下几点。

1. 有利于为护理对象提供个体的护理

同种疾病往往同时存在几种医疗诊断，也可以有相同的护理措施，但对每个诊断的排列顺序则因个体不同而不同，由此采取的措施也不同。护理诊断为护士进一步制订护理计划提供了理论性的构思，能够科学地、有目的地、有计划地为患者提供高质量的护理服务，实现以患者为中心的整体护理。

2. 有利于制订护理计划和衡量护理质量

护理诊断使护理人员对护理对象存在的问题有了一个明确的概念，有利于护理人员制订出相应的护理计划，实行有效的护理，同时也起到了衡量护理质量和护理效果的作用。

3. 有利于统一护理专业语言

护理语言的标准化通过护理教育、护理研究及护理实践而不断完善，提供了统一的专业语言，增进了同行之间的交流，也体现出护理工作的连续性和护理学科的完整性。

4. 有利于增加护理人员的自主权和责任感

护理诊断显示了护理的独立性(非医嘱的护理)。护理人员要依据自己的业务知识和判断能力，自主地提出护理诊断，并对护理对象特殊的健康问题负责，增强了护理人员的责任感。

5. 有利于公众认识护理

护理诊断使公众清楚地认识到，护理不单单是执行医嘱，而是通过护理的诊断及相应的程序和手段，帮助护理对象解决健康问题，这比单纯执行医嘱更为重要。

(五)重视护理立法

通过护理立法，使护理管理法制化，保障护理安全，提高护理质量；促进护理教育及护理学科的发展；促进护理人员不断学习和接受培训；明确了护士的基本权益，使护

笔记栏

士的执业权利受到法律的保护;有利于维护患者及所有护理服务对象的正当权益。

(六)护理科学研究得到重视

护理科学研究是推动和促进护理学科发展的一个关键因素,没有对护理理论和护理实践的科学研究,就不可能提高护理质量,不可能适应护理领域不断扩展的现实,也就不可能保障护理学科的发展。

近年来,护理科研得到了越来越多的护理人员的重视与关注,护理科研杂志的数量在增加,护理科研的领域在扩展,护理科研也由经验型走向科学型,由单学科研究发展转变为多学科研究,不仅进行临床护理的科学研究,而且还进行护理理论、护理技术、护理管理、护理教育、康复护理、老年护理、社区护理等方面的研究,使护理科研的内容愈发厚重,护理研究的方法也出现了多元化的发展趋势,除传统的定量研究方法外,定性研究及综合研究也将成为护理研究的主要方法之一。随着整体护理的进一步推广应用,护理人员的科研意识将进一步得到提高,通过科学研究,验证假说,获得科学依据,形成新的理论,指导护理实践,使护理工作更有效地为人类的健康服务。

(七)强调护理业务应与科技手段紧密结合

目前,电子计算机、网络等技术在医学领域的应用日益广泛,护理业务的工作程序也进入计算机管理时代,护理手段和方法中的科技含量日渐增加,如应用电子计算机进行心电监护、病情观察记录、护理资料的信息处理等。此外,病房综合管理系统、护理诊断系统、护理计划、护理评价软件的研究与开发、护理行政业务管理系统网络的建设等,都将大大提高护理工作的效率。

(八)强调护理美的终极目标是人体美

在护理实践中,护理审美主体把对人体美的追求,转化为护理理念中不可或缺的部分,并通过追求护理美来达到这一终极目标。而护理美可以通过多种形式、多种渠道表现出来,如护理人员的内在美、外在美往往渗透在语言美、服务态度美、护理技术美、制服美、工作姿势美等方面;护理创造美则可体现在先进与新颖的护理理论、护理程序、护理手段和方法之中;护理的环境美也可通过医疗机构中的建筑艺术美、小区绿化美、医疗设施的构造美,以及色彩美,适度的光照、室温、音响,良好的通风,清新的空气等表现出来,而追求这一切的最终目标,是为了使服务对象能够在怡人的环境中获得最佳的健康服务,最大限度地恢复健康或保持健康,从而达到维护人体美的终极目标。

三、护理理念中的美学思想

美学思想是人们对现实的审美关系、审美意识、审美创造等思想认识的总和。在现代护理理念中渗透着丰富的美学思想。

1. 以维护人的整体健康为美

现代护理的范畴已经不仅仅是救助和护理生病在床的患者,还包括对健康人提供疾病预防、延长寿命、提高生活质量等方面的支持和服务,而且护理理念以维护全人类健康为根本目标,超越了国家、民族、地域的限制,体现了护理行业的人道主义特点,体现出美的最基本的特征。人是集身体、心理、社会关系于一体的有机整体,因此,护理的服务对象是整体的人,护理所要维护的是人的整体健康;同时,由于人又是社会环境

笔记栏

中的一员，因而在护理实践中，护理不仅要关心整体的人的健康，还要注意人赖以生活的自然环境和社会环境，帮助人们能安全、健康地生存于环境之中，从而获得完整意义上的健康美。

2. 以实施有效的整体护理为美

现代的护理对象已经不仅是疾病，而是人本身的整体健康状况。在现代护理观念中，健康是指身体、心理的健康和社会适应的良好状态，因此，对护理对象的健康维护就应当从人的整体角度实施整体护理，而以往只注重对疾病的护理不再被认为是美的。只有通过科学的护理程序，实施有效的整体护理，最大限度地帮助人们获得整体的健康才是美。

3. 以尊重护理对象的权利为美

人是集生理、心理、精神和社会于一体的有机整体，在满足健康需要的同时，还有被尊重、被关爱的需要，因此，现代护理强调尊重护理对象的基本权利，如隐私权、知情同意权、自主权等。当护士发现一些损害患者利益或安全的人或事时，或者当护士发现有任何不道德、不合法或不符合患者意愿的事情时，应挺身而出，坚决捍卫患者的安全及利益。

4. 以强调护理人员的自主性为美

生物—心理—社会这一医学模式给护理学的发展带来了重大变化，不仅丰富了护理工作的内容，扩大了护理工作的范围，而且改变了护理人员的角色和功能。护理人员不再是被动地、单纯地执行医嘱和各项技术操作，而是要主动、全面、系统地了解患者的整体情况，帮助患者解决健康问题。护理人员有机会发挥自己的能力和智慧，挖掘个人的潜力，体验自我价值的实现。可以说，现代护理理念赋予了护理人员更多的职责和机会，提供了更为自由的发展空间。

5. 以良好的护理道德加精湛的护理技艺为美

护理是科学性与艺术性、助人性与技术性互相交织的一种专业。它要求护理人员必须具有良好的护理道德，热爱专业，有奉献精神，有高度的责任心和同情心；有强烈的进取意识，不断学习和丰富自己的自然科学和社会科学知识，培养敏锐的观察力和解决问题的技巧；对业务精益求精，不仅有娴熟的操作技术，而且还不断钻研新的技术；提高观察患者的技巧、与人沟通交流的技巧、进行健康教育的技巧、做好心理护理的技巧等。只有具备了这些条件，护理人员才能在护理工作中更好地体现出护理的价值和护理美。

四、护理理念的审美取向

审美取向是一个人的审美思想与行为的价值指向，真正的审美活动是离不开明确的指向性的。这种指向性并非直接的现实功利，而是指审美活动和特定的社会理想、人生理想的结合。在现代护理理念中体现出的护理审美取向，主要表现在以下几个方面。

护理理念中的护理审美取向主要表现在哪些方面？

1. 现代护理强调以患者为中心，最大限度地满足患者恢复健康的需要、预防疾病的需要、延长寿命的需要、提高生活质量的需要及被尊重的需要。这些需要是护理实践活动中最终的审美理想。当这些需要被满足时，护理审美主体才能感受到护理美的存在。

笔记栏

2. 现代护理理念强调对人的尊重，而在护理审美过程中，护理人员与护理对象之间的和谐关系是体现尊重的重要指标。这种和谐关系的确立不仅说明护理人员对护理对象有充分的尊重和良好的服务，还说明护理对象也尊重护理人员的付出和劳动。双向的尊重与和谐的关系才是护理理念的审美理想。

3. 现代护理理念中，护理美的直接体现是护理实践过程的高效性和顺达、通畅的艺术性。护理实践是护理理念得以贯彻执行的基础，是理想变成现实的唯一环节。护理实践的美不仅在于护理目标的完成，还在于护理实践过程中审美主体体验到的节时、省力、高效、顺畅、舒适的感受，只有这样护理理念才能真正落到实处，护理美的最终目标才能真正实现。

第四节　护理实践中的审美活动

护理是一门实践性很强的学科，在实践过程中蕴含着美、体现着美。护理工作的整体化、程序化、规范化、多样化的统一原则，使普通的护理工作处处体现着和谐美与节奏美。护理人员在实施各种护理行为时，应该时刻体现出护理人员及护理专业特有的美。

一、护理观察中的敏与美

收集患者多方面的资料是护士的重要职责之一。资料越详尽、精确，护理计划就越能准确地得以制订。护理人员在临床护理观察中要真正起到“侦察兵”的作用，关键要有敏锐的观察力。敏锐就是感觉灵敏，眼光尖锐，能对外界事物迅速做出反应。敏锐产生美感，美感寓于敏锐之中，敏与美是相伴而行的。护理人员通过对患者的病情、药效、手术伤口、术后效果等多方面的密切观察与监测，敏锐地获取患者的每一点细微变化。另外，护理人员对患者的心理状态也要有敏锐的观察力，及时以美的言行、耐心细致的心理护理使患者恢复平静，保持良好的身心状态，从而积极配合治疗。护理人员的敏锐观察以及各种及时的护理措施，使患者感到自己备受关注，从而产生一种安全、亲切和温暖的美感，这种体验在疾病的护理中具有药物无法比拟的特殊作用。

护理人员要做好病情观察，除了需要敏锐的观察力外，还要加强自身素质建设，努力提高自身的理论和技术水平，尤其要熟知各种疾病的主要症状以及疾病的发生与发展规律，才能观察得法，处理得当。护理人员对病情的观察应有计划、有步骤、有重点，全面、细致、及时，不漏掉每一个观察项目，不放过每一个症状和体征，不错过每一次观察时机。护理观察中的“美”就体现在护理人员诚挚和悦的语言、轻柔熟练的操作、细致敏锐的观察反应上。

二、护理技术的精与美

护理实践活动是护理美感产生的来源，护理美的发现、鉴赏、创造都只能在护理实践活动中进行或完成。护理技术美是护理工作者在护理实践中体现医嘱内容、施展技术水平的美感表现。美是艺术精华，精与美是密不可分的。南丁格尔在 1859 年就指出，护理是一项精细的艺术。护理人员将护理技术之精与操作艺术之美融为一体，给患者以赏心悦目的美感。这种展现于技术之中的护理美感，可以用严谨规范、精湛娴熟、细致轻柔等作为其美感愉悦程度的评价标准。

1. 严谨规范

护理工作的严谨规范主要表现在严格执行“三查七对”制度和无菌技术操作方面。护理人员在执行任何一项操作时，都要严格执行查对制度，决不马虎，不凭经验，不凭印象，如对注射单、服药单要严格核对，做到接班后查，心中有数；工作中查，及时发现问题，及时处理；下班前查，堵塞漏洞。这些均体现了护理人员的高度责任心和一丝不苟的工作态度，对于护理审美有着特别重要的意义。护理人员的衣着也应严格按无菌技术操作原则加以约束，操作时要戴口罩，不可佩戴戒指、手镯、大耳环、长耳坠，以免妨碍操作并增加患者的思想顾虑，指甲也须及时修剪，保持清洁，不可涂指甲油，以控制院内交叉感染。只有严格的工作作风，才能做到技术上精益求精。

2. 精湛娴熟

精湛的技术是为患者提供服务的前提。护士在执行护理操作时沉着冷静、动作娴熟而有条理，可使患者增加安全感和信任感。要体现护理操作精湛的美，要求护士对业务精益求精，刻苦钻研技术，熟能生巧，巧中有美，如静脉注射要做到一针见血，肌内注射“两快一慢”（进针快、拔针快、推药慢），膀胱冲洗轻捷利落，创口缝合细致，铺床敏捷迅速，等等。

3. 细致轻柔

护理人员要仔细完成每一项操作，做到细致轻柔，如饮食护理要细心观察患者的食欲，耐心喂食，适当调剂；给药要细心、准确、及时；采集标本要留心异常的细微变化；对危重患者的护理要加强巡视，细致观察，及时与医生联系，等等。精中有细，细中有精，精雕细刻方显护理艺术之美。护理人员的动作要轻柔、体贴，不仅使患者感到舒适，减轻患者的痛苦和损伤，而且给人以优雅的美感。

三、急救护理中的捷与美

抢救危重患者是基础护理工作中一项重要而严肃的任务。护理人员应有镇定自若、沉着稳重、迅捷准确、技术娴熟、有条不紊的工作作风，显示出临危不乱的特有的职业风度美和救死扶伤的护理道德美。在急救护理工作中，护理人员应情绪稳定、反应迅速、头脑清醒，即使工作繁重，气氛紧张，心理压力较大，依然要胸有成竹、沉着冷静，如抢救患者需快步疾走时，应注意上身保持平稳，步履紧张而轻盈，给人以忙而不乱、镇定敏捷的美感；技术娴熟，准确、有效地将急救措施落到实处，如静脉穿刺一针见血、气管插管轻稳准确等。总之，护士应始终保持清醒的头脑，保证抢救工作的有序进行，使患者搁浅的生命之舟重新起航，让枯萎的生命之花再度绽放。

四、危重患者护理中的爱与美

护士对危重患者的护理充满了艰辛，更充满了深沉的爱。在面对许多连患者亲友都不敢接近、不愿动手照料的脏、臭、丑的危重患者时，护士却以“天使”的形象，耐心细致地为患者擦、洗、换，使患者身体清洁、身心舒适，就像在家里一样温暖、亲切。许

笔记栏

多神志不清、濒临死亡的患者,已经辨认不清自己家里的亲人了,可是当被经常在生活上、精神上无微不至照料他们的护士亲切呼唤时,却慢慢地睁开了眼睛,朝着护士欣然地点头,这正是爱的交流,一种高尚的人道主义精神的升华。有的危重患者病情严重,但求生欲望较强,内心矛盾冲突激烈,经常无缘无故发脾气。护士默默承受委屈却从不计较,精心细致地护理他们直到最后,以自己心灵最美好的东西和爱的力量温暖每一颗心,让患者从护士这里不仅得到良好的护理,还能得到真情,受到人道主义启迪,从而把这种人道主义的爱带到各个方面,影响着每个人的心灵,这是一种爱与美的力量作用。护理工作是集医术、医德、情感于一体,合真、善、美为一身的创造性劳动。护士只有把护理工作升华为一种艺术性工作时,患者就不单纯是一个普通的被服务对象,不会仅仅用一种职业心理去对待他们,从而会对护理工作产生一种全新的认识,爱与美的情感油然而生。

五、临终关怀中的善与美

临终护理是针对那些在医学上已经判明无法医治,将在 3 ~6 个月内死亡的患者而开展的护理工作。其护理任务不是使患者更好地康复与生活,而是使患者在最后有限的时间内,安详、舒适、有尊严地离开人间。要做好患者临终护理,护理人员就必须树立正确的生死观,富有同情心和责任感,尊重患者,尊重生命。

护理人员对临终患者给予无微不至的照料与护理,向患者及其家属讲解生与死的客观规律及人生临终阶段提高生命质量的重要性,耐心倾听患者的诉说,稳定患者及家属的情绪,帮助患者战胜死亡前的痛苦、恐惧和孤独感,努力为患者创造一个有尊严的生活环境,让患者安详、庄严地面对生命的最后时刻。在这项特殊的护理工作中,护士的善良无处不在,体现了护理人员的职业道德美与人性美,这必定会赢得临终患者与家属的信任和尊重。护理人员对临终患者护理中的辛劳,必将转化为创造护理艺术的欣慰,达到一种崇高的善与美的境界。

小　结

审美的形成来源于人们的社会实践,直觉性、流变性、普遍性和差异性是审美的主要特征。审美的功能主要包括美育、调节和激励三个方面。护理审美是护理领域中特殊的审美活动,具有直觉性与理智性的统一、模糊性与实证性的统一、个性与社会性的统一以及功利性与非功利性的统一四个特点。护理审美关系由护理审美主体、护理审美客体和护理审美实践三要素构成,其中护理审美主体处于主导地位。在现代护理理念中渗透着丰富的美学思想,并反映出护理的审美取向。护理在实践过程中处处蕴含着美、体现着美。

笔记栏

问题分析与能力提升

弗洛伦斯·南丁格尔，近代护理学的创始人。1854年克里米亚战争期间，为照顾伤病员她每天工作超过20个小时。夜幕降临时，她提着一盏小小的油灯，沿着崎岖的小路，在营区里逐床查看伤病员。士兵们亲切地称她为“提灯女神”“克里米亚的天使”。伤病员写道：“灯光摇曳着飘过来了，寒夜似乎也充满了温暖……我们几百个伤员躺在那，当她来临时，我们挣扎着亲吻她那浮动在墙壁上的修长身影，然后再满足地躺回枕头上。”这就是所谓的“壁影之吻”。

问题：请从护理审美的角度谈谈为何相貌平平的南丁格尔被誉为“女神”“天使”。

思考题

1. 名词解释：审美、护理审美、护理审美主体、护理审美客体。
2. 护理审美的基本范畴包括哪几个方面？
3. 护理审美的主要特点有哪些？
4. 试论述护理审美主体与护理审美客体的关系。
5. 现代护理理念中主要包含哪些美学思想？

（邓翠珍　岳月娟）

第五章　护理美感

学习目标

◆阐述护理美感的特征。
◆理解护理美感的本质。
◆说出美感的含义、本质和特征，美感的共同性和差异性。

第一节　美感概述

一、美感的含义

美感是美学研究的一个重要方面，主要考察作为审美主体的人对美的感受。最广义的美感即审美意识或审美心理。国内学者杨辛认为："美感是接触到美的事物时所引起的一种感动，是一种赏心悦目、怡情悦性的心理状态，是对美的认识、评价和欣赏。"因此，我们说美感是人的一种精神活动，在引起人的情感反应中，既包含了感性的具体形象，又隐含和渗透着知觉、想象、理解等复杂的心理因素。构成这种特殊的精神活动必须同时具备三个条件：一是客观存在美的事物，这是指美的客体；二是具备审美能力的人，这是指审美的主体，这个主体应具有发现、识别审美现象的感官、修养、文化及稳定的审美心境等综合的审美能力；三是社会实践活动，社会实践活动是连接审美主体与审美客体的纽带。只有社会实践活动才能为审美客体提供展现的舞台，只有社会实践活动才能使审美主体去发现美、认识美、欣赏美和创造美，并引起由衷的喜悦而获得美感。

二、美感的特征

美感的特征表现在几个方面？

美感和科学认识一样，都是客观世界能动反映的一种方式，都属意识形态范畴，但美感又有自己的特点，具体表现在以下几个方面。

笔记栏

（一）美感的形象直觉性

人们对于美的感受要在形象的、具体的、直接的审美对象的激发下才能实现。如果别人告诉你长城多么雄伟、九寨沟多么像仙境、草原多么辽阔时，你只能通过他人的描述和自己的联想去理解这些美的景色，却很难产生美感，那是因为你没有直接感知到审美对象的感性状貌，没有具体感知到这些审美对象美的形象特征，不能直接感知美的形象，不能得到美的体验，也就不可能产生美感。只有当你亲自去了长城、九寨沟、大草原时，亲眼目睹了它们的具体形象，你才能深切地体会到其美感的情趣，获得身心愉悦的感受。

（二）美感的精神愉悦性

在审美活动中，当人体验到人的智慧、才能和力量，见到人的生活目的和理想将要实现或已经实现时，从精神上感受到一种自由、舒畅和愉悦的体验，这就是人见到美的事物时所产生的情感。列宁很喜欢贝多芬的《热情奏鸣曲》，1913 年他在瑞士期间曾多次邀请钢琴家凯德洛夫为他演奏《热情奏鸣曲》。每当演奏时，列宁要么站在窗前眺望远处的阿尔卑斯雪山山脉，要么双手抱膝平心静气地仰靠在沙发上，沉浸在深邃的、只有他一个人才能感受到的那种愉快的情感境界之中。列宁曾对高尔基说："我不知道还有比《热情奏鸣曲》更好的东西，我愿意每天都听一听，这是绝妙的、人间没有的音乐……"这就是美感给人带来的精神愉悦，并在其中蕴含着、渗透着理性因素，说明人的情感和审美需要处于和谐统一之中。车尔尼雪夫斯基曾说："美的事物在我们心中的感觉，类似我们当着亲爱的人的面时洋溢于我们心中的那种愉悦。我们无私的爱美，我们欣赏它，喜欢它，如同喜欢我们亲爱的人一样。"这表明美感的精神愉悦性与人生活的情感体验总是相连的。

（三）美感的差异性与共同性

美感的差异性是指审美主体对审美对象产生的审美感受的差异，以及由此而产生的审美判断、审美评价的差别或对立。同是一个审美对象，有人觉得它美，有人觉得它不美。例如，对于紫色，有人说它蕴含着富贵气息的美感，而有人却觉得紫色很晦气；再如，有人漫步西湖时可随处发现美而由此获得美感，抒发情怀，但有人却视而不见、听而不闻，这就是美感差异性的表现。为什么有这样的差异呢？主要是由审美主体的个性特征、心理和能力决定的，同时也受社会性的影响。认识美感的差异性，有助于我们客观地、尊重地、有针对性地对待审美主体。

美感的共同性是指审美主体对同一审美对象产生的某些相通或相同的审美感受，并由此而得出的某些相通或相同的审美判断、审美评价等。例如，我国的桂林山水、黄山云海、苏州园林和加拿大的尼亚加拉瀑布等自然景观，被众多的中外游人向往和赞叹；再如我国唐宋时期的诗歌和西方贝多芬的交响曲、梵·高的绘画等作品虽然在时间和空间上的跨度很大，但却赢得不同时代、不同民族、不同地区人们的共同赞誉，成为不朽的审美作品。这些都反映了人类美感的共同性。当然，美感的共同性也受时代、民族以及社会实践内容和思想的影响。

（四）美感的功利性

美感的功利性体现在社会功利性和个人功利性两个方面。社会功利性体现在把美感融入赋予的使命，作为推动社会前进的动力和行为，如《义勇军进行曲》这首歌所

笔记栏

产生的崇高美感，其作用就体现了明显的社会功利性，它不仅在当年激发中国人民铸成“新的长城”去抗击侵略，而且在新中国成立后作为国歌仍继续鼓舞着中华民族建设民主、繁荣、富强的国家，而每当人们获得成绩或遭遇困境时，都会从国歌声中获得震撼、崇高、自豪和勇气。个人功利性体现在个体获得身心愉快的满足，也陶冶了自己的情操，并提高生活品位。

第二节　护理美感概述

在现实生活中，客观存在的美就是人们对美的主观感受、认识、体验和评价，即对美的精神表现活动，也是美感活动。这是护理人员在对美学基础理论有了基本认识后需要进一步了解和把握的问题。

一、护理美感的含义

护理美感的含义有广义与狭义之分。从广义的角度来看，护理美感即护理审美意识，包括护理审美意识活动的各个方面和各种表现形态，如护理审美态度、护理审美趣味、护理审美能力等。从狭义的角度来看，护理美感是人们对护理过程中存在的美的对象的主观感受和反映，是人们在护理审美过程中的心理感受，即是指在护理实践活动中，任何一个审美主体（护理人员、健康人、患者及其家属）所接触到美的对象时产生审美知觉过程中的情感状态。它是全身心共同活动的结果，不仅是感官感受，而且具有感性、理性、情感等多种因素的一种心理活动，是护理审美意识的核心部分。

所以，从根本上说，在护理美感和护理美的关系中，美是第一性的、本源的、客观的；美感是第二性的、派生的、主观的。只有客观对象美才能引起主观意识的美感，护理美感是对护理美的认识，在本质上是一种理智的认识活动。护理的核心是人道，是诚信，是关爱，是照顾，是“真”“善”“美”的完美融合，护理活动程序中的每一时空环节，都能反映护理自身本质的美，能引起人们一种赏心悦目和怡情的心理活动，对护理美的认识、欣赏与评价，就是护理美感。护理美感的根源是护理实践活动。

二、护理美感的本质

（一）从哲学角度看，护理美感是对护理过程中美的反映和认识

护理美感是人们在护理过程中所得到的精神上的愉悦和享受，是一种赏心悦目、陶冶情操的心理活动。我们知道，人的一切感受都是由作为客体的对象引起的，护理美感也和其他心理活动一样，是主体对于客体的主观反映，是护理审美主体对护理活动中的美的行为、美的理念和美的操作手段、美的环境等的认识活动，如护理人员掌握各种注射法的要领，皮下注射准确有效，肌内注射无痛，静脉穿刺一针见血，保证整个操作过程的流畅，体现操作规范美和技术娴熟美，可以给人以美的享受；如病房内和谐的色彩、充足的光线、适宜的湿度和温度、清新的空气、悦耳的音乐以及整洁、舒适的床单位都可以给患者带来无穷的心理上的愉悦和享受。

笔记栏

(二)从心理学角度看,护理美感是理性融入感性的多种心理因素的和谐活动

护理美感不是单纯的认识,不是由于理智满足而产生的愉快,而是多种心理因素综合的结果,用康德的话来说是表象联系想象和理解而产生的愉快。所以,心理学分析,确实可以具体深入到护理美感的本质,护理美感不是单一的心理活动,不是单纯的认识活动,而是包含全部心理功能的综合活动。护理美感如同美一样,都是在人类实践中形成的,因而具有时代、社会、民族特色,并受到传统文化、社会审美意识的影响和渗透。当然,对审美对象主要是感受和体验,而不是思考,但是一定的认识和理解水平会促进和加强审美愉悦,如护理人员仪表端庄、整洁、大方,举止礼貌文雅,语言文明礼貌,等等,若将护士这样的一言一行与护理职业联系起来,就会看到这实际上体现的是热爱本职工作、精益求精的敬业精神,是护理人员将自身利益与患者的切身利益融为一体的情感活动,是一种由直观到现实的为患者着想的美好心理意愿。

三、护理美感的特征

事物的本质决定了事物的存在形式,护理美感的本质也决定了护理美感的特点。护理美感是对客观美的反映和认识,是理性深入感性的多种心理因素的和谐活动,这就构成了美感。美感有以下几方面的特征。

护理美感的特征有哪些?

(一)护理美感是感性和理性的统一

车尔尼雪夫斯基指出:"美感认识的根源是在感性认识里面,但是美感认识毕竟与感性认识有本质的区别。"这就是说,美感认识是以感性认识为基础,但又不同于一般的感性认识,有学者称之为美感直觉。所谓美感直觉,是指审美者对审美对象的一种不假思索而即刻把握与领悟的能力。直觉性是护理美感的一个显著特征,它是指对客观对象做出美与不美的直接判断,在审美过程中,并没有进行逻辑思维活动。这是由审美对象的直观性和形象性决定的,因为一般来说,事物都有具体的、可感受的直观形象,可以被人的感觉直接掌握,使护理美感具有直觉性的特征,如病房中和谐的色彩搭配、整洁的床单位、护士体贴温柔的声音等形式的感染、刺激,都可以直接作用于患者的感官,使他们获得美感。护理美或人际美,可以瞬间融会在护理服务对象的心目中,产生极大的精神愉悦。

护理美感直觉具有三大特点:一是瞬间性,它是指审美活动无须准备过程,只要审美主体接触审美对象的一瞬间立即投入审美境界之中而做出美的判断;二是顿悟性,它是指不需审美主体对审美对象做出逻辑推理,在审美的一瞬间领悟和把握了审美对象的丰富内涵;三是模糊性,它是指在审美直觉中,审美主体所感受、体验和领悟的内容并非像逻辑推理那样明晰和精确,由于审美内涵的丰富性以及审美主体全部意识、无意识和多种心理功能的激活,因此,审美主体所领悟到的审美内涵总是蒙眬多义的,往往说不清楚,称之为"只可意会,不可言传"。康德说:"美应当是不可言传的东西。我们并不总是能够用语言表达我们所想的东西。"因此,要求护理工作人员必须注意护理美感直觉的上述三大特点,进入护理角色,就应当尽力展示护理美的魅力,尽快地引起护理美感直觉。

护理美感具有直觉性,并不排除其同时具有思想和理性认识,即护理美感的直觉性实事上总是伴随着理智性发生的,对理性的把握需要理智的思索和逻辑判断。因为

笔记栏

美除去含有符合人们审美心理的形式外，还有合乎目的性的愉悦，即带有意识、理性的内容，并不只是物质的和生物的感觉，如单看静脉输液这项操作，并不能感受到其美的存在，但熟练的操作为什么能给人带来美呢？这是因为它伴随着治病救人、尽量减轻由于操作不当给患者带来痛苦的观念。

值得重视的是，护理美感直觉是人类的一种高级的认识形式，包含着丰富的理性内容。由此可见，护理美感中的理性认识融合、渗透于美感中的感性认识之中，这就是护理美感中感性和理性统一的特征。

（二）护理美感具有愉悦性

在护理过程中，主体对美的追求，是一种积极的精神需要，当主体欣赏美的事物时，会得到美的享受，精神上感到愉快和喜悦，这就是护理美感的愉悦性。护理美感的愉悦性是由客观对象美的本质决定的，主体在欣赏美时，会在审美对象中重现自己、肯定自己、看到自己的力量，因而产生一种创造性喜悦，如当看到一个曾经很危重的患者，经过我们的治疗和护理终于站起来，重新走上工作岗位时，我们每位护理人员的心里都会感到无比的兴奋和激动，都会产生一种创造性喜悦，因为从患者身上我们看到了自己的力量，患者的恢复使我们重新观察自己，也使我们肯定了自己。

我们这里所说的愉悦不同于一般的快感。快感是人的生理欲望或冲动得到满足而引起的身心的快适，本质上是物质的，如在炎热的夏日里喝上冷饮所获得的快适，而愉悦性带有社会性，是一种超越生理的满足，是在更高层次上得到理智上和精神上的满足与愉悦。

（三）护理美感是非功利性与功利性的统一

关于护理活动中美感的功利性问题，有两点是值得讨论的：一是护理活动中美感的表现形式是非功利性的，也就是说护理活动的美感并不直接满足人的实用需要和目的；二是在护理美感愉悦中却潜伏着广泛的个体与社会功利性，能满足人的多种社会需要和心理需要，有利于护理服务对象和护理工作人员的身心康复，促进护理事业的健康发展。

1. 非功利性是美感活动存在的基础

美感活动与科学活动、实用活动的根本区别在于，美感活动是一种非功利性的活动，而科学活动或实用活动等都带有直接的功利目的。朱光潜曾以一棵古松为例说明上述三种活动的根本区别："假如你是一位木商，我是一位植物学家，另外一位朋友是画家，三人同来看这棵古松。……你脱离不了你的木商的心习，你所知觉到的只是一棵做某事值几多钱的木材。我也脱离不了我的植物学家的心习，我所知觉到的只是一棵叶为针状、果为球状、四季常青的植物。我们的朋友——画家——什么事都不管，只管审美，他所知觉到的只是一棵苍翠劲拔的古树。我们三人的反应态度也不一致。你心里盘算它是宜于架屋或是制器，思量怎样去买它，砍它，运它。我把它归到某类某科里去，注意它和其他松树的异点，思量它何以活得这样老。我们的朋友却不这样东想西想，他只在聚精会神地观赏它的苍翠的颜色，它的盘屈如龙蛇的线纹以及它的昂然高举、不受屈挠的气概。"这个例子简明而深刻地揭示了上述三种活动的明显区别。科学家的科学活动和商人的实用活动都是以实用的或直接的功利目的为基础，而只有画家的审美活动才不对审美对象起任何功利的考虑，纯然是对审美对象的形象特点进

笔记栏

行观照。显然,如果在这种观照中夹杂进任何实用价值的考虑,那就必然会破坏甚至改变美感活动的性质。“鉴赏是凭借完全无利害观念的快感和不快感对某一对象或其表现方法的一种判断力”。由此可见,非功利性是美感活动存在的思想基础。

综上所述,美感活动的非功利性表现在如下两个方面。

(1)美感活动无实用需要　在美感活动之前或活动过程中都不存在任何包括科学的、道德的和实用的需要或目的,审美对象仅以其形象和蕴含在形象中的种种意味供审美主体观照与欣赏。

(2)美感活动的心理愉悦与生理需要无关　在审美活动过程中,虽然审美主体产生了强烈的情感体验和精神愉悦,却不立即做出实用的、现实的行为反应;同时,并不把获得的美感据为己有,而是要求与他人分享,期待他人获得同样的美感愉悦。

从上述两个方面可以看出,护理美感活动同样和其他美感活动一样不是低级的、自私的物质享受,而是一种高尚的精神活动。

2. 个人和社会功利性是护理美感活动的巨大潜能

鲁迅曾说过:“美的愉悦的根底里,倘不伏着功利,那事物也就不见得美了。”护理美感虽然不是由于审美对象的功利能满足主体的物质欲望才产生的,但这不等于无任何功利。因为美的东西,必定对人的生存与斗争有益。所以,在获得护理美感的愉悦时,还应该注意到它的功利性,从中得到启发和教育。护理美感活动的个体和社会功利性主要表现在如下四个方面。

(1)生理功能的健康发展　护理美感活动能以其愉目悦耳的形式给审美主体带来感官愉悦,有益于机体生理功能的健康发展或康复。

(2)心理功能的和谐平衡　护理美感活动能调节和平衡审美主体的各种心理功能,促进审美心理功能和谐发展,有利于心理保健或心理康复。

(3)完善和净化人的心灵　护理美感活动能感染人、启发人、教育人,完善和美化人的心灵。

(4)满足社会心理需要　护理美感是基于治病救人—减轻痛苦—修复和塑造人体健康美为出发点,以他人对护理工作的信任为依托,以高度的职业责任感为美感体验的。所以,优秀的护理服务质量、护理工作中和谐的人际关系、渊博的护理知识、精湛的技术手段等为患者解除了疾病带来的身体和精神上的痛苦,保证了人们的生活质量的提高,这就是护理美感社会功利性的表现。而且,这纯粹是精神社会功利性,不是物质功利性,这也是随着人类社会实践和生产力的进一步发展和护理美感发生的变化,在欣赏过程中,在获得护理美感时,主体并没有考虑护理对象的康复对自己有什么用处,这是一种纯粹精神的满足,这也是人类自身的一大发展,说明人类越来越多地超脱动物本能和单纯物质生活的圈子,是人类走向文明的一个标志。

从上述四个方面可以看出,护理美感潜藏着个体和社会功利性的多种功能,对人的身心健康有着不可估量的作用,有利于人类保持生理、心理和社会适应性的最佳完好状态,是人类健康的保证,就更加深了对护理美价值的认识。在现实护理活动实践中,护患双方都能获得护理美感活动的个体与社会功利。

引起护理美感的表现形式有哪几个方面?

四、引起护理美感的表现形式

虽然美的本质只有一个,即使人在审美活动中产生美感,但是,世界上的事物千差

笔记栏

万别,每个具体事物表现出来的形态又有所不同,因此,要做到很好地欣赏事物的美,就要对其美的存在形态有明确的认识。引起护理美感的表现形式有以下几个方面。

(一)护理工作形式美

护理工作形式美主要是指护理职业工作中直接观察到的美,是一种外在的美,如护士的五官、体态、着装、举止、语言、眼神、操作姿势等。这实际上是护理职业的外在美,可以给人以感官的美感满足。这种美与人们的社会生活相联系,是人们对护士的一种角色期望,能在潜移默化中美化人们的心灵,激起人们对美好生活的追求,如:护士语言文明、声音甜润、笑颜常开,能让人快乐;步履轻盈、敏捷,让人联想到白衣天使;在护理操作中,每一个动作都科学、节力,协调美观、紧张有序、忙而不乱、干净利索,能让人感觉到护理艺术的美。

(二)护士职业形象美

美好的护士职业形象是指护士内在美和外在美的有机结合与呈现,包括护士本身良好的素质和较高的医学与护理知识修养,具体表现在高度的工作责任感和自觉性、高尚的情感与情操、宽容豁达的个性、丰富的医学护理知识及相关的人文学知识。这是高质量完成护理工作、协调好各方面关系、美化人们心境的必要保证,如在无人监督的情况下独自一人进行工作时,能够尽职尽责、一丝不苟地执行各项操作规程;面对疾病缠身、身心处于不佳状态或者生活不能自理、情感变态甚至失去理智的患者,护士带着关怀、爱护、体贴的情感进行各种治疗及护理;护士控制自己的情感,做到忧在心而不形于色、悲在内而不形于声等,都充分体现了护士无私奉献的精神,体现了护士崇高的情操。面对情感和意志都变得很脆弱、言行缺乏自制力甚至会迁怒于护士的患者,护士带着一颗宽容、谅解和忍让的心理,去耐心予以说服和劝导;在与其他医务人员交往时,也能做到理解和体谅他人,协调好各方面的人际关系,保证工作的顺利进行。这些都是护理职业形象美的具体体现。

(三)护理环境美

护理环境指与患者的情感、情绪、治疗、康复有关的环境因素。环境的美与不美可以对人的心理形成正面或负面影响。环境包括两个方面:一是自然环境即病房外和病房内环境,如医院建筑在功能、布局、楼层、结构等方面能满足不同患者的需要,又能防止交叉感染;绿化良好、整洁安静的室外环境条件,在调节患者的心理和身心修养的同时,使人受到美的感染。和谐的色彩、充足的光线、适宜的温度和湿度、清新的空气、悦耳的音乐、安全的室内环境,都可以使患者在治疗疾病的同时,获得美的享受。二是人际环境。环境影响着人,人又创造环境。人际环境是一个特殊的环境,它可以衡量医护人员的整体素质和水平,体现一个集体中的每个成员对他人、对社会的尊敬和责任。人际环境的核心内容是人际关系,是每个生活在社会中的人保持身心健康、开发个人内在潜力的基本需求。融洽、和谐的护患关系、护际关系、医护关系等,有利于患者维持良好的情绪,提高患者战胜疾病的勇气和信心,使患者在获得护理美感的同时,还利于疾病的早日康复;良好的人际环境,也使护士在享受美的同时,进一步提高护理工作质量和工作效率。

(四)护理创造美

一般认为,艺术是生活的升华,是一种美的创造,而事实上,在护理领域也存在着

笔记栏

许多美的创造,如对生命和健康的护理,帮助人们创造着生命的奇迹,以及人们对自身健美的追求、生存环境的美化等,都是有别于艺术美的护理美的创造。

护理创造美孕育在护理实践活动中,它可以增进身心健康,增强护理审美主体的创造性素质,也可以升华护理审美客体的审美价值。护理创造美的形式主要包括:①护理审美主体的创造美。主体必须具备系统的医学和美学知识、娴熟的技术及健康的身心素质、良好的思维习惯和一定的审美能力等,达到这一条件的过程,就是护理审美主体自身创造美的过程。②护理过程的创造美。护理活动主体在护理实践活动过程中,对患者的各种身体和心理疾病进行护理的过程,也是创造美的过程。③护理操作结果的创造美。护士依靠自身的综合素质和能力,解除患者躯体上的痛苦,增进了患者的心理健康,这样的结果不仅能满足患者本身的精神需求,而且可以提高他们的自信心,升华他们的审美价值。总之,护理创造美必须满足社会的要求,必须与社会发展同步。

第三节　护理美感的差异性

护理美感活动的差异性是由护理审美主体丰富多彩的个性特征决定的。所谓护理美感主体的个性特征是指审美主体在美感活动中所表现出来的个人独具的心理特征的总和。巴甫洛夫说:"人的一方面有着先天的品质,另一方面也有着为生活情况所养成的品质。这是很显然的。这就是说,如果说到那些先天的品质时,这就是指神经系统类型而言,如果说到性格的话,那就是指那些先天的倾向、意向与那些在生活期间受生活印象的影响所养成的习惯之间的混合物了。"这段话十分明确地告诉我们:先天的遗传因素是形成护理审美个性特征的基础,后天的学习、生活和教育是形成护理审美个性的主导因素。在护理实践活动过程中,要充分展现护理美的风采,使护理主体、客体双方都能产生赏心悦目和怡情的心理状态,引起对护理美的心理愉悦,就必须认识、掌握护理美感的个体差异性,这种个体差异性往往表现在先天因素与后天因素两个方面,因此,这就提出了一个在护理活动实践过程中不可忽视的问题——对护理主体、客体个性心理特征的了解。

一、先天因素

先天遗传因素是形成护理审美主体个性特征的生理基础,也是造成护理美感活动差异性的基础。它主要包括气质和能力。

(一)气质

这里所说的气质和日常生活中人们所说的气质的含义并不完全相同。日常人们所说的气质,常常是指一个人的风度、风格,或某种职业上所独有的特点。这里所说的气质概念是指一个人在生理活动和行为方式上表现的强度、速度、稳定性和灵活性等动态方面的心理特点。

巴甫洛夫的高级神经活动学说为揭示气质的生理实质奠定了理论基础。他认为气质是构成人与人之间天然差别的那些解剖上和生理上的特点的一个方面。气质的

笔记栏

表现就是人的高级神经的最基本的特征。气质类型就是高级神经活动类型在人的行为和活动中的表现。这充分说明气质带有明显的先天生理性的特点。由此可见，人的个性特征的形成往往是在这种特有气质的生理基础上产生和发展起来的。

“气质”一词来源于拉丁语 temperamentum，原意是掺和、混合，按适当比例把材料调和在一起。气质的体液学说认为：人的不同气质是由于人体内体液（血液、黄胆汁、黑胆汁、黏液）所占的比例不同而形成的，并据此把人的气质分为四种类型（表5-1），与巴甫洛夫四种神经系统类型相当（表 5-2）。

表 5-1　气质的体液分类法及其类型特点

气质类型	分类依据	特　点
多血质	体液的混合比例中血液占优势	活泼、好动、敏感、反应迅速、喜与人交往、兴趣和情感易交流等
胆汁质	体液的混合比例中黄胆汁占优势	直率、热情、精力旺盛、情绪易于冲动、心境变化剧烈等
黏液质	体液的混合比例中黏液占优势	安静、稳重、反应缓慢、沉默寡言、情绪不易外露，善于忍耐等
抑郁质	体液的混合比例中黑胆汁占优势	孤僻、行动迟缓，情绪体验深刻、敏感、善于观察不易觉察的事物等

表 5-2　气质类型与高级神经活动类型的关系

高级神经活动类型	气质类型
强型	
1. 不平衡型	胆汁质
2. 平衡型	多血质
（1）活泼型	黏液质
（2）安静型	
弱型（抑制型）	抑郁质

从表 5-1 中可以看出气质反映了一个人在情感发生的速度、强度和外部表现，以及活动灵活性上的特点，因此，它对美感活动，尤其是审美体验，有着不同程度的影响。通常多血质的人审美体验产生得迅速、活跃，伴有生动的面部表情和身体动作，但不易保持持久，缺乏耐力和毅力。胆汁质的人性情活跃，易于被审美对象所感动，审美体验强烈、深刻而稳定；黏液质的人反应迟缓，不易被审美对象所感动，审美体验产生得缓慢，表情也不易外露。但是，一旦产生了审美体验就显得格外强烈、稳定和深刻，并经久难忘，这种人通常在美感活动中倾向于理解和思考。抑郁质的人多愁善感，属于艺术类型，审美体验微弱而持久，对伤感、忧愁和悲悯类型的审美对象容易产生深刻、持久而倾向于内心的审美体验，并且联想、想象能力非常丰富，理解也非常透彻，思维也十分敏捷。

笔记栏

（二）能力

能力是直接影响活动效率、使活动得以顺利完成的个性特征。能力是在遗传素质的基础上，通过环境与教育的作用，在实践活动中逐步形成与发展起来的，因此，人的遗传素质在能力的发展中起着非常重要的作用。能力的高度发展称为“天才”，是能力的完备、独特的结合，能使人顺利地、创造性地完成某些复杂的活动。

每个人的审美能力表现的早晚和程度都与先天的能力素质有着密切的关系。有些人较早表现出的卓越的审美能力和超常的艺术创作能力，这与他们所具有的天赋能力有着密切的联系；同时也说明，审美能力的差异性与审美主体能力的差异性有着密切的联系，独特的能力特点是形成独特审美能力的基础。如有的人对绘画艺术有着独特而卓越的审美能力，毫无疑问，这与他对形象的感知能力、色彩的辨别能力和空间的想象能力的发达分不开的；又如有的人对音乐具有高超的审美能力，这与他具有较高的声音感受能力、音色辨别能力、节奏感和韵律感分不开的。每种能力的特点都会表现在审美能力以及美感活动之中，造成丰富的美感差异性。

根据人类无条件反射和条件反射的形成过程中第一信号系统和第二信号系统所占优势的程度不同，巴甫洛夫将人的高级神经活动类型分为艺术型、思维型和中间型三种，并认为各类型的特点与其审美能力有着直接的关系。一般来说，在审美活动过程中（也包括其他活动），第一信号系统活动占优势的人属于艺术型，第二信号系统活动占优势的人属于思维型，而两个信号系统所发挥的作用处于相当的人则属于中间型。属于艺术型的人，他们对客观事物的感知具有完整性、明晰性、生动性和主动性，联想、想象能力都优于抽象思维能力，具有高度的情绪易感性，情感体验丰富、深刻而持久；属于思维型类型的人，他们以概念和逻辑思维的活动占优势，喜欢对客观事物冷静、细致地观察和思考，不容易产生强烈、丰富的情感体验；属于中间型的人，则对客观事物的态度和感受特点介于前述两类人之间。显然，这些不同能力类型的人在美感活动中所产生的差异性是非常明显的。

随着现代护理事业的完善和发展，护理服务对象的心理（特别是品格、需要与良知）素质层次也在不断提高，对于护理美的形态与内容的要求也随着时代的进步与发展在不断提高。因此，对于护理美感主体的个性心理特征不单纯只是研究的问题，而是必须了解与掌握，才能诱发护理美感活动，发挥护理美感的积极作用。

二、后天因素

前面已经提到先天遗传因素是形成护理审美个性特征的基础，但事实上更不能忽视后天因素在形成护理审美主体个性特征上的主导作用。后天因素涉及人生的方方面面，其结构非常复杂，包括种族、民族、性别、年龄、教育、学习、生活、环境、职业等诸方面因素。

（一）民族差异性

我国是一个多民族的国家，不同地域的民族由于地理环境、生活习俗、文化传统和生产方式的差异，形成了各具特色的并较为稳定的审美观念、审美理想和审美趣味，因此，不同民族之间的人的审美活动不可避免地存在很大的差异性。

笔记栏

(二)年龄差异性

由于年龄关系,人们的生活阅历、教育程度、文化修养、思想感情、兴趣爱好、审美观念和审美理想等存在差异,所有这些都将会大大地造成个体之间美感活动的差异性。对同一审美对象,不同年龄的人从中所获得的审美享受是大不相同的,如成年人和儿童对动画片的审美兴趣就大不相同。不仅如此,即使是同一个人,在年轻时从特定的审美对象中获得的美感同他年老时从同一对象中所获得的美感,也是具有很大差异性的。因此,对不同年龄段的护理服务对象的护理原则和技巧是不尽相同的,这是以不同年龄的护理美感的差异性为其依据的。

(三)社会差异性

人类所处的社会环境不同,其社会地位和经济状况也不尽相同,因此,每个人的审美理想、审美观念和审美趣味制约着审美感受而造成美感差异性。

(四)时代差异性

现实决定着每一代人都生活在特定时代的政治、经济、科学、文化、艺术、社会心理和审美时尚的大环境中,必然会形成审美的时代性特征。毫无疑问,不同时代的人,由于时代特征的不同,必然造成美感活动的差异性。

(五)职业差异性

长期从事某一特定职业,必然会形成独特的职业能力,独特的职业能力会造成美感活动中的差异性,如专职绘画创作者,其职业能力使他对绘画作品的审美感受就特别丰富和深刻,大大超越一般人的审美感受。

综上所述,护理美感的个体差异性给护理美学提出了一个十分重要而又非常复杂的研究课题。因为护理美感是一个涉及护理审美主体心理现象的问题,它本身就是护理美学所要研究的重要问题。可以设想,如果没有客观存在的护理美,那么护理美感就无从产生;如果没有护理美感的感知美所引起的精神愉悦,那么护理美也就无所存在和没有意义了。由此可见,应该把护理美感看作是护理美学理论体系的一个重要组成部分。

小 结

1. 美感的特征:美感的形象直觉性,美感的精神愉悦性,美感的差异性与共同性,美感的功利性。

2. 护理美感的含义:人们对护理过程中存在的美的对象的主观感受和反映,是人们在护理审美过程中的心理感受。

3. 护理美感的特征:护理美感是感性和理性的统一,护理美感具有愉悦性的特征,护理美感是非功利性与功利性的统一。

笔记栏

问题分析与能力提升

张先生与李女士在国家大剧院共同观赏了俄罗斯芭蕾舞团上演的芭蕾舞剧《睡美人》。李女士认为演出十分精彩，观赏演出是一种享受，而张先生未有此感受，认为观赏演出的费用480元不如买件物品更有价值。

思考：在此案例中体现了美感的哪些特征？

思考题

1. 怎样认识护理美感？
2. 怎样理解护理美感活动的功利性与非功利性的统一？
3. 讨论气质与能力如何造成护理审美主体的美感差异性。

（李 琼 薛方永）

第六章　护士职业形象美

学习目标

- ◆说明护士职业形象美的意义。
- ◆阐述护士职业形象美的要求。
- ◆简述护士职业形象美塑造的途径和方法。

护士作为为全社会提供专业护理服务的社会角色，其职业宗旨是促进和达到人类的全面健康，因此护士的职业形象被“生命的守护神”这一光环所笼罩，人们亲切地唤之为“白衣天使”。天使象征着圣洁、仁爱，象征着正义、勇敢，而护士端庄的仪态、文雅的举止、关切的表情、高尚的情操及善良的心灵，从外至内无不体现其职业形象给人们带来的天使之美。树立护理职业形象美是护士不断提高个人修养的过程，是护士良好职业素质的体现，而非做作和模仿所能达到，因此，护理职业形象美应是护士的品德修养和知识素养在言谈举止中的自然流露，是护士内在美、外在美与社会美的和谐统一。这种交相辉映的整体美，才有打动人心灵的坚实力量。本章主要介绍护士职业形象的内涵、意义、要求，以及形象塑造的途径和方法。

第一节　形象的内涵

“形象(image)”一词在《辞海》中被解释为形状、相貌及根据现实生活各种现象加以选择、综合所创造出来的具有一定思想内容和审美意义的具体、生动的图画。“形”是指事物的具体可感的外在形态，体现出客观实在性。“象”是指这种具体形态在人脑中形成的特定的印象、认识和评价，受人的思维方式、价值观的影响，具有主观能动性，因此形象是指对客观事物的主观反映。形象涵盖的内容应从广义和狭义两方面来概括:广义上是指人和物，包括不同外形特征、不同生活背景的人及社会的、自然的环境与景物;狭义上专指人。

笔记栏

一、人的自然形象与社会形象

人的自然形象使其具备了与其他自然界万物不同的特有的形象，即人的外在形体，包括体形、体态和体貌。人的自然形象体现了人体美。首先美好的自然形象应该是健康的、充满活力的；其次还应该是均匀的、对称的。人的体态也很重要，行、走、坐、站之间体现出自然、和谐、舒适之感。人的外在形体的美是自然界各类美好形象的升华，是自然美的最高形态。歌德说："不断升华的自然界的最后创造就是美丽的人。"说明人的自然形象的高层次和独立于其他自然事物之上的美感。艺术大师波提切利的《维纳斯的诞生》即表现了这个爱与美的女神诞生时的自然形象之美：踩于荷叶般贝壳之上的少女维纳斯身材修长而健美，姿态婀娜而端庄，碧绿平静的海洋、蔚蓝辽阔的天空渲染了这美好、祥和的气氛，人与自然的和谐共存使得人的自然形象之美更为纯化、超越和永恒。古希腊著名雕塑家米隆的《掷铁饼者》刻画的是一名强健的男子在掷铁饼过程中最具有表现力的瞬间，这尊雕像被认为是"空间中凝固的永恒"，把人体的和谐、健美和青春的力量表达得淋漓尽致。

如果说自然形象是不以意识为转移的客观存在，社会形象则赋予了人外在形体更为丰富而深刻的含义，让自然形象更具有社会性。人作为社会群体的组成部分，扮演着形形色色的社会角色，是承载着责任和道德的主体，是时代文明和阶级的象征，因此，社会形象就是指每一个人在社会中扮演的社会角色，尤其是指在不同行业所担任的职业角色，它是个体在整体社会中的反映。随着公众对各类职业角色的形象定位及对其审美标准的不断更新，扮演不同社会角色的人，首先其外在形体可以通过化妆、衣饰、整形等人工的修饰，扬长避短，丰富自然美，显示出人的精神力量，如清新淡雅的妆容、剪裁合身的服装都是人们对于护士职业形象的初步认识。然而，只有通过文化修养及职业道德的熏陶，进一步展现人的行为、姿态和语言的美感，使内在的高尚品质和外在的自然形象达成完美和谐的统一，才是充分表达一个人职业形象美的真谛。例如医护人员救死扶伤的行为体现出道德意义上的"善"；护士在患者床前悉心地照顾是来自社会赋予的责任和出于内心对人性的关爱。此时他们的形象在患者眼中得到了升华。所以说，一个人的社会形象除了表现在公众面前的自然体貌形象之外，更深刻的含义是指人的社会道德形象、社会才能形象和社会地位形象，而这些都是由他所扮演的社会角色所展现的，需要面向大众并接受广大公众的检验。总之，社会形象丰富和超越了人的自然形象，而自然形象通过人的社会形象得到了更为深刻的诠释。随着护理学科的日益发展、护理人员综合素质的逐步提高、"以人为本"整体护理理念的不断渗透，大众对护理职业角色的定位提出了更高的要求，其职业形象的内涵也随着公众护理需求的逐步增长而日益扩展，比如护患关系中护士的"同情心"逐步向"同理心"的深度转化，护士的感同身受能让患者觉得更为亲切；护理操作前对患者的名字、职衔的称呼，操作时与患者悉心地交流，操作后对患者床单位的整理，更能让患者觉得受到尊重和关怀。微笑服务、星级服务和不同病区工作服的样式、色彩的变化，广大护士通过自己的努力实践着"人性化"的护理模式，共同筑起了当今社会护理职业的美好形象。

笔记栏

二、护理职业形象美的形成和发展

人类的诞生为医疗护理活动的兴起根植了温床，而护理职业伴随着医疗领域这块肥沃土壤的孕育，逐步萌芽。正如巴甫洛夫所说："有了人类就有了医疗活动。"同理也可以说，自从有了人类，就有了护理活动。因为面对人的生、老、病、死所产生的各种属于护理职能范畴的对应措施，都饱含着护理美学的思想。所以，护理职业形象美便伴随着护理活动的萌芽应运而生，经历了漫长的历程和不同的发展阶段。随着社会的进步及文明程度的不断提高，护士职业形象美的塑造和完善已成为护理学科发展过程中的重要研究课题之一。

（一）护理职业形象美的初步形成

从出土的文物与古籍中发现，原始人类就有医护活动，但是最初是把护理视为医疗的一部分，医、药、护三者结合于行医者一个人身上，所以没有完整、系统的护理记载。祖国医学强调"三分治，七分养"，这"七分养"就是我国古代对护理学做出的高度概括。

在母系社会，掌握医药知识的多半是年长的妇女，她们有保护全家健康的责任，因此原始的护理形式主要是对伤病者生活上的关怀和照料。她们以温柔、慈祥的母爱方式，通过天然办法抚育生灵，凭天赋之本给予伤者体贴入微的照顾。由此可见，护理的起源与妇女关系密切。早期的护理美感即体现出女性无私淳朴的天性及自然而发的母性特质。

随着人类的繁衍生息，护理行为逐步演变为：为生存而自卫，为人类的延续而养育，为保存生命而维护健康。在中国、埃及、希腊等古老国家，最早出现了泥敷、包扎、固定复位等护理活动的记载。西方古罗马时代，由于长期战争，有些社会人士出于救济流离失所的难民而设立收容所，组织妇女成立"慈善姐妹社"专门从事护理工作，此时的护理活动已有与医疗分工的雏形，成为最早的护理组织萌芽。

19 世纪以前，世界各国都没有护理职业，医院也很少。患者一般由家人照顾，此外，就是求助于宗教，请教堂中的神父救治，而修女则承担护理工作。所以护士的英文"nurse"也有修女的含义。那时的护理工作只是给予患者生活上的照顾和精神上的安慰，尚未形成一套完整科学的理论体系，但护理工作在当时却被赋予了修女的天职：须具备恩赐观念和自我牺牲的精神品质。所以这一阶段的护理美感主要是集中体现在伦理道德的要求，反映神职人员圣洁、崇高、伟大的精神品质。

（二）护理职业形象美的发展

1. 南丁格尔时代护理职业形象美

护理行为发展为一门系统独立的学科，并开始向世人展现其精细艺术般的整体美感是从 19 世纪中叶开始的。护理学奠基人南丁格尔，创建了全新的护理理念，她积极倡导"从事护理工作，要有高尚的品格、相当的专业知识、专门的操作技能"。针对传统护理观念的弊端她一针见血地指出："护理工作的对象是具有热血和生命的人类""要使千差万别的人都达到治疗或康复所需要的最佳状态，是一项最精细的艺术"。从此，护理才被确立为一种职业并得到发展。国际上称这个时期为"南丁格尔时代"。这是护理职业跨时代的转折，也是护理专业独立进程的开始。

南丁格尔对现代护理学和护理教育的卓越贡献，在于她所树立的全新护士职业形象：以呵护生命和维护人类的健康为己任，以患者的利益为自己工作的出发点，以丰富的专业知识和操作技能为基础，能够从身心两方面对患者实施护理并得到患者的满意。她的这一改革确立了近代护理工作的社会地位和科学地位，使护士的形象高大而且具体起来。南丁格尔用她那盏油灯，照亮了克里米亚前线的战壕，也向世人展现了护理职业崭新的、美的形象。这种职业形象美是真、善、美的统一，是作为一名合格护理人员必须具备的职业素质。

2. 当代护理职业形象美

当今社会，各行各业都在倡导“以人为本”，这是社会与科学文明进步的结果，它表现了对人的尊重、对生命的关爱。随着疾病与健康观念的转变，现代护理工作除了运用娴熟的专业技能去减轻患者躯体痛苦外，还须做好心理护理，通过为患者提供更完整、全面、系统和更富有人情味的护理服务，使患者心理、生理和社会需要同时得到满足，因此，传统的护理职业形象也面临着时代的挑战。如何与时俱进，展现时代美感，需要我们在护理工作实践中不断摸索和总结，以使护理职业形象美的塑造与护理事业的发展同步前行。一方面，对于从历史传承下来的具有良好内容和方式的护理职业形象应继续保持并发扬光大，如护士的爱心和真诚、护士的细致和无私、护士的善良和耐心、护士奉献的行为和优雅的举止等良好的职业素质，是永远都需要保持的；另一方面，从表现形式上则应赋予护理职业形象更多的时代特征，体现当代护士的精神风采，如护士的知识层次和技能水平、护士的仪态仪表和沟通能力、护士展现和创造美的能力等，都需要随着时代的发展而不断更新和进步，因此，护理职业形象美的内涵只有日益丰富才能不断满足患者的护理需求，使他们从护士的身上感受到生活的美好和对健康的渴望。

三、护理职业形象美的意义

美，是每个人所向往、追求的目标，也是职业形象展现在公众面前的最佳状态。黑格尔说：“美是形象的显现。”美的影响所及，牵动着个人、企业、行业和民族。一个人属于自己的独特形象是否体现社会的价值观、符合大众的审美心理、顺应公众的思维方式，都会直接影响其生存与发展。护理职业形象对护理职业具有重要的意义。美好的护理职业形象，在医疗活动中能潜移默化地美化就医者的心灵，唤起就医者对医护人员的信赖感和战胜疾病的信心。

当前，在全国范围内推行的“以患者为中心”的整体护理，不但体现了现代社会人们对和谐整体美的强烈渴求，同时也向21世纪的护理学科发出了新的挑战。因为现代护理观要求我们这些“美的使者”在从事护理实践过程中，展现真、善、美的护理内涵，表达美好的职业形象，既要规范护士的行为、美化护士的言谈举止，又要提高护士的文化素质、敬业精神和道德修养，从内在和外在不同的侧面共同塑造具体、生动、综合的护理职业形象，更好地显示出护士崇高的职业本质。

笔记栏

第二节　护士职业形象美的要求

护士的外在形象美包括哪些内容?

护士职业形象美包括护理人员的外在美和内在美。外在美是护理职业形象的外在表现形式,主要是指护士的相貌、仪表和体态给人美的享受。内在美主要是指护理职业本身蕴涵的美,即护理人员善良的心灵、崇高的职业道德、美好的情感与情操以及丰富的学识与修养等。内在美是塑造护理职业形象美的基础,外在美是塑造护理职业形象美的表现。美好的护理职业形象是护士内在美和外在美的有机结合和呈现,它高于单纯的内在美或外在美,是护理职业内容和形式美的和谐统一。

一、护士的外在形象美

(一)容貌美

容貌美具有三层含义,即容貌的自然美、容貌的修饰美与容貌的内在美。天生丽质的自然美无疑是令人赏心悦目,但并不是每个人都拥有如此优越的自然条件。容貌的修饰美是依照规范与个人条件,对仪容进行必要的修饰,扬长避短,设计、塑造出美好的个人形象,为自然美的展现锦上添花,在人际交往中使自己自信从容,这是容貌美关注的重点。容貌的内在美,是通过努力学习,不断提高个人的文化与艺术修养和思想道德水准,培养出自身高雅的气质与美好的心灵,从而达到秀外慧中、表里如一,这是容貌美的最高境界。

护士的容貌美在塑造护理形象美的过程中具有举足轻重的作用,健康的面容和亲切的表情对患者来说最具美的感召力和表现力。修饰容貌的基本原则是:自然、美观、整洁、得体。

1. 简易美容化妆术

美容化妆是一种修饰美化艺术,不同的场合采取不同的妆式,不仅是对他人的尊重,也可以使自己藏缺扬优,起到美化形象的作用。光洁的皮肤、娇美的脸形是美感的第一要素。调整肤色、改善皮肤质感、修饰脸形是美容化妆的基础,把握面部各个部位的修整和描画,注重妆容的整体协调是化妆技术的关键。护士的妆容属于日妆,也称淡妆,即适用于一般人的日常生活和工作,表现在自然光和柔和的灯光下,妆色清淡典雅、自然协调,是对面容的轻微修饰与润色。如果太多粉饰甚至浓妆艳抹,则会破坏原本清新洒脱的自然美,非但不能展现出护士应有的精神风貌,还会影响护士整体美的塑造,形成对患者心态及情绪的不良刺激。化妆要自然协调,不留痕迹。生活淡妆强调肤色的自然光泽、描画的线条柔和、用色简洁,给人以大方、清新、悦目之感。浓妆则相反,妆型可略夸张,用色丰富而无局限性,给人以庄重、高贵的印象,常出现在晚宴、婚宴、演出等特殊的社交场合。无论淡妆还是浓妆,都要显得自然真实,切忌厚厚涂抹一层。化妆要因人、因时、因地制宜,突显出个性美,切忌千篇一律。迄今,还没有人能给容貌美一个绝对的标准,这也是人们不断追求美的原因之一。在化妆前,化妆师会对化妆对象进行专门设计,根据其脸部的特征,进行具有个性美的整体勾勒,强调其五官特点;同时还要根据不同场合、不同年龄、不同身份制订不同的设计方案。此外,脸

笔记栏

部化妆还必须注意与发型、服饰和饰物相配合，力求取得完美的整体效果。化妆的基本操作详见第七章第二节“美容化妆”。

2. 发型的选择

梳理得体的发型是化妆的最后一步，起到点睛之效。因为适当的发型会使人容光焕发，风度翩翩，与妆容相得益彰，所以头发的造型对于容貌美起着相当重要的作用。女士发型式样多、变化大，它不仅能体现出一个人的修养和品位，使人更加端庄、文雅，显现出柔美或干练，而且能够起到修饰脸形、协调体型的作用，因此，发型设计要与脸形、体型、季节、年龄、职业、气质等因素相适应，体现和谐的整体美。发型设计的原则如下。

（1）根据自己的脸形来设计　恰到好处的发型，可以为自己的脸形扬长避短，形成脸形与发型的和谐美。①椭圆形是东方女性的标准脸形，选择发型的自由度较大，一般无须以发型修饰脸形。②圆形脸的人，看起来活泼可爱，稍显稚气，发型应设法增加脸形的长度而掩饰其宽度，可梳理垂直向下的发型，从而给人以成熟、稳重的感觉，而直发的纵向线条可以在视觉上减弱圆脸的长度，也可侧分头缝，以不对称的发型来减弱脸形的扁平。盘发和直发较适合圆形脸，但刘海不适合这种脸形。③长形脸面部有古典感，端庄凝重，但略显老成，发型设计应用优雅不失可爱的发饰来缓解由长脸形造成的严肃感：可用刘海遮住前额，两侧多增加发容量；顶发不可高隆；垂发不宜笔直，要增加蓬松感。④方形脸的特征是脸形短阔，两腮突出，脸形轮廓线较平直。发型设计要点是以圆破方，以柔克刚，并注意用发式来增加头部的长度：可用不对称的刘海遮住宽直的前额边缘线，同时增加了细长感，不宜留齐整刘海，也不宜留齐至腮帮的直短发。⑤“由”字形脸的特征是额窄、腮宽。设计发型时应增加额头两侧的头发厚度，前额不显露，耳部以下的头发尽量少些。⑥“甲”字形脸的特征是上宽下窄，宜选择短发，将额头露出，耳朵以下发量适当增多，也可选择不对称发型。

（2）根据自己的身型来设计　身材高大者，在发型方面有较多选择，直短发、披肩长发、烫发等各种发型都可以表现出她们在身体方面的优势，但避免形成臃肿肥大或呆板生硬之感；身材矮小者，选择长发型，往往会显得更加矮小，最好长度不超过肩下10 cm，留短发对于矮小者来说可以造成人们的视觉差，使自己显得高挑些；身材矮胖者，不宜留大波浪、长直发，也不应将头发做得蓬松丰厚，可选择淡雅舒展、轻盈俏丽短发，体现温柔和敦厚的美丽之处；身材瘦高者，不要将头发削得又少又短，或者将头发盘在头顶，这样会愈见其瘦，可留长发或卷发，则可使自己显得丰盈些。

（3）根据职业和环境来设计　职业女性，发型应端庄、干练，不可选择“另类”的发式，也不宜使用彩色发胶，切忌在头发上滥加饰品。服装模特发型应新颖、前卫，可选择多种发式，以烘托服饰的主题。参加晚宴或舞会，发型须精心设计，应选择高雅、华丽的发式来映衬场合的隆重。平时在工作和学习中，则以简单、精神的发型为宜，不可过于复杂、花哨，以免分散自己和他人的注意力。

总之，化妆与发型的和谐统一是容貌美的完美体现，而恰当的选择是个人修养的重要内容，要认真对待，但不能过分，要大方、得体，注意整体效果的搭配，体现出自身的审美水平与文化层次。

3. 护士容貌美的特殊要求

护士上岗时应对自己的容貌加以修饰，以化淡妆为宜。化妆是为了彰显相貌的优

护士容貌美的特殊要求有哪些？

笔记栏

点，在扬长避短的基础上强调个性和固有的美。护士由于职业的关系，化妆后应有一种“清水出芙蓉”的效果。淡妆上岗是自尊自爱、热爱生活的直接体现，能创造和挖掘自身的魅力，体现出积极、健康的人生态度。护理人员淡妆上岗既能够使自身容光焕发、充满活力，又有利于护患之间的良性交往，让患者从心底感到舒畅，唤醒他们追求美的天性，树立战胜疾病、回归社会的信心。护士的职业淡妆以生活淡妆为基础，以客观的美感评价为依据，以在正常的光线下观察妆容自然为衡量尺度，从而达到符合护士职业淡妆要求的修饰美。浓妆艳抹不适宜在医院工作的环境，还与患者痛苦的心情相矛盾，甚至会让患者产生反感，会认为护士对患者缺乏同情心。所以，护士的妆容要以表现健康的肤色为主；眼影和胭脂的颜色不可过于鲜艳和明显；眉形平整开阔，不宜过细，眉尾应自然收止于嘴角与外眼角连线的延长线上；口红的选择以粉色系、自然唇红为最佳。要注意面部用色的统一，使修饰后的整体相貌呈现出自然美。“不是自然胜似自然”这就是外界对于容貌修饰美的高度评价，也是护士职业淡妆所要达到的目标。人们可以从护士精心修饰的容貌美中解读出亲切、优雅、恬静、温和的护理职业特性。护士主要的操作是靠双手来完成，所以护士的指甲应经常修剪、保持清洁，不可涂彩色指甲油，一双清洁、灵巧、温柔的手，能给患者带来巨大的安慰和关怀。护士工作时要佩戴燕尾帽，干练的发型增添风采；简洁的发饰显得优雅大方。护士的发型要求前不遮眉，后不过领，前发自然后梳，两鬓头发放于耳后，不可披散于面颊，需要时可用小发卡固定。头发的长度，短发者以齐耳垂下沿为好，长发过肩者则应选用与头发同色系的网套将头发束于脑后。

（二）仪表美

对一个人来说，外在形象美还要体现出仪表上的美感，而服饰是一个人仪表美的重要组成部分，对仪表有着强烈的渲染力，通过它能产生美化人体、强化美感和掩饰不足的效果，从而成为良好形象的重要组成因素。“佛要金装，人要衣装”的说法即表明了服饰的重要性。所谓的服饰，是对人们所穿的衣服、饰物和携带品的总称，它已超越了遮羞避寒的原始意义，而是彰显着一个人的审美品位、一个国家的文化素养乃至一个民族的精神面貌。当服饰与穿戴者的气质、个性、身份、年龄、职业以及穿戴的环境、时间协调一致时，就能真正达到美的境界。

（1）职业服装　是为控制个人情感、体现护理职业而设计的工作服装。让人心仪的护士服，就是一种职业礼服。目前各大医院的护士服根据不同病区的需要，在以白色为主色调的基础上增加了淡蓝色、淡粉色、淡绿色、淡紫色、淡黄色、淡米色等，款式也从经典样式受到启发，不断翻新变革。卫生部设计的护士服（普通护士服）多为连衣裙式，给人以纯洁、轻盈、清丽、素雅的感觉，以整齐洁净、大方适体和便于各项技术操作为原则。在穿着时要求尺寸合身，以衣长刚好过膝、袖长刚好至腕为宜；腰部用腰带调整，宽松适度；下身一般配白色工作裤或白裙。在夏季着裙装时，裙摆不超过护士服。护士服的领扣要求扣齐，自己的衣服内领不外露，高领护士服的衣领过紧时可扣到第二个。男护士服穿着时注意不着高领及深色内衣，衣扣在袖扣全部扣整齐。缺扣子要尽快缝上，禁用胶布、别针代替。护士服上禁止粘贴胶布等杂物，衣兜内忌塞鼓满，袖扣扣齐使自己的内衣袖口不外露。这样着装，会给人留下护士职业美的良好印象。

（2）燕帽　象征着护士职业的圣洁和高尚，所以燕帽要洁白无皱。它以无声的语

笔记栏

言告诉患者:“我是一名保护患者健康的职业护士。”戴燕帽时,要两边微翘,前后适宜。一般帽子前沿距前发际3~5 cm,戴帽前将头发梳理整齐,以低头时前刘海不垂落遮挡视线,后发辫长不及衣领、侧不掩耳为宜。护士在上岗前就应把头发夹好,不要一边工作一边腾出手去弄头发,一则易造成自己头发及至面部的污染,二则会给人以搔首弄姿的不良印象。燕帽要轻巧地扣在头顶。

(3)选择合适的工作鞋　工作时应穿白色平跟或坡跟、软底防滑、大小合适的护士鞋,这样护士每天在病区不停地行走时,既可以防止发出声响、保持速度,又可以使脚部舒适、减轻疲劳;反之,如果穿着高跟鞋、硬底鞋或带钉、带响的鞋,在自己行走时既容易引起疲劳,也会影响患者休息。工作鞋应经常刷洗,保持干净。无论下身配穿工作裤还是工作裙,袜子均以浅色、肉色为宜,应与白鞋协调一致。穿工作裙时,长袜口一定不能露在裙摆外。

(4)护士戴口罩的职业标准　护士在进行无菌操作与防护传染病时必须戴口罩。佩带口罩应完全遮盖口、鼻,戴至鼻翼上一寸,四周无空隙。吸气时以口罩内形成负压为适宜松紧,达到有效防护的目的。口罩带的位置高低、松紧要适宜,否则,不但影响护士形象,且没有起到戴口罩的防护作用。比如,口罩戴得太低或口罩带过松,污染的空气可从鼻翼两侧和周围空隙处进入口、鼻,起不到防护作用,戴得太高会影响视线或擦伤眼黏膜。有人将口罩戴到鼻孔下面、扯到颌下或吊在耳朵上面,均显示出精神松散、职业形象不正规。口罩应每天清洗更换、保持洁净。在一般情况下与人讲话要注意摘下,长时间戴着口罩与人讲话会让人觉得不礼貌。

(5)护士佩戴胸卡的要求　胸卡是向人表明自己身份的标志,便于接受监督。胸卡要求正面向外别在胸前,表面要保持干净,避免药液沾染。胸卡上不可吊坠或粘贴他物。

(6)禁止佩戴各种装饰物　护士工作时要求不佩戴装饰物的主要目的是为了方便工作,同时也是为了树立护士端庄、大方的仪表美,因此,戒指、手链、粗长的项链以及各种花色的耳饰是不宜佩戴的。若佩戴,一方面不利于工作而且容易受到污染,另一方面会直接分散患者注意力,使其认为护士把精力和时间过多的用于打扮自己,从而怀疑护士的能力,产生不信任的感觉。此外,护士工作时还应注意不要涂抹过浓的香水,以免引起患者的反感,甚至诱发哮喘等过敏反应。

(三)仪态美

仪态是指人在行为中的姿势和风度。姿势是指身体所呈现的样子,风度则属于内在气质的外化。每个人总是以一定的仪态出现在别人面前,一个人的仪态包括他的所有行为表现,如一举一动、一颦一笑、站立的姿势、走路的步态、说话的声调、对人的态度、面部的表情等,而这些外部的表现又是他内在品质、知识能力等的真实流露。人体处于空间的姿态所具有的美,简单地说,即行为举止和礼仪所表现的美,称之为仪态美。它是一种更完善、更深刻的美,不是只靠外表的修饰打扮就可以展现的,也不是单纯的动作和表情的模仿可以传达的。它有赖于内在素质的提高,自身修养的加强;有赖于性格、意志的陶冶和能力、学识的充实,是长期培养和磨炼的结果。

仪态具有千姿百态、美丑雅俗之别。辨别仪态美应从以下两个方面考虑:第一是具有一定的形式美,即人体的姿势或动作中表现出节奏感、稳定感和旋律感,如人行走时的姿势,抬头挺胸、速度快慢的变化,展现步伐交替时的稳定、行云流水般的节奏感

护士的行为举止包括哪些方面?

笔记栏

和自然流畅的旋律美；第二是要表现出心灵的内容，人的姿势和动作是受大脑控制的，是思想感情的外露，心灵的美与丑、思想修养的雅与俗，对姿势和动作的美与丑影响很大。护士的举止行为，应该是文雅、活泼、健康、朝气勃勃、稳重的。护士的行为举止包括以下几个方面。

1. 站立

站立是护理活动与人际交往中最基本的姿态。护士的站姿应该给人以挺拔向上、舒展、俊美、庄重大方、亲切有礼、精力充沛的印象。

(1)正确的站姿　优美的姿态是以正确的站姿为基础的。适当的站姿使人减轻疲劳，并给人以轻松愉悦的感觉。站立时，以挺、直、高、稳为要领。挺—头要端正，双目平视，颈直背挺，表情自然，面带微笑，下颌微收，双肩外展放松，两臂自然下垂，掌心向内，以右手轻握左手四指，双手拇指自然弯曲向内交叉相握于小腹前(站姿的手势表示着职业的谦逊和“随时准备着”的含义)；直—脊柱要尽量与地面垂直，挺胸、立腰、收腹、夹臀；高—站立时身体的重心要尽量提高，昂首提气，显出亭亭玉立挺拔俊秀，从而在迎送患者时，向患者微欠身躯表示谦虚恭敬；稳—足跟并拢、足尖分开，夹角呈60°，重心落在两脚间，也可采用“丁”字形站姿。护士站立时间较长时，可以一腿支撑，另一腿稍放松，保持自然随和。这样的站姿可显得护士体态庄重、文雅，同时也能显出女性的阴柔之美，并体现节力的原则。正确的站姿，如图6-1所示。

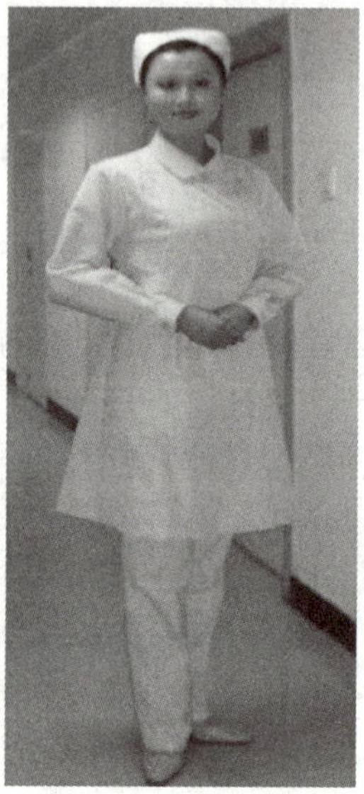

图6-1　正确的站姿

(2)不雅的站姿　站立时驼背耸肩、凹胸凸腹、撅臀屈膝、东倒西歪，两腿交叉或双手搁在口袋里，给人以敷衍、轻蔑、漫不经心、懒散懈怠的感觉。所以，站立时禁忌双手抱肘及懒散、随便地倚在患者床边、墙上或电梯旁，貌似盛气凌人、无视对方；侧转身体可表示厌恶和轻蔑；背朝对方则可理解为不屑一顾。

(3)站姿的训练　可在室内靠墙站立，脚跟、小腿、臀、双肩、后脑勺都紧贴着墙，收腹、平视、面带微笑，如果配上音乐，可以使心情愉快，每次坚持15分钟左右，养成习惯；也可以到室外广场上、道路旁等人员众多的地方，面带微笑练习站立，这样更容易培养人们多方面的素质。为了使站姿规范、完美，还可以配合健美训练，达到增强体质、改善形体姿态和陶冶情操的目的。

2. 坐姿

稳重端正的坐姿表现出护士谦虚、娴静的良好教养。护士工作时的坐姿要端正，“坐如钟”是指人坐时躯干要端正，让人感到稳重、舒适。护士要随时表现出服务意识，在护士站和病房不能随意就座，流露出倦怠、疲劳和懒散之意。

(1)正确的坐姿

护士的正确坐姿有哪些要求?

1)正坐式　上身挺直、坐正，双腿并拢，两脚尖并拢略后收，两手叠放在大腿上(如图6-2所示)。

2)侧坐式　上身挺直、坐正，双腿并拢，两腿同时向左或向右放，脚尖略向后收，

笔记栏

双手叠放于左腿或右腿上。

3）曲直式　上身挺直坐立，左脚垂直地面，右小腿后收，脚尖着地，大腿靠拢，两脚一前一后在一条线上。

护士与患者交谈时，要挺直腰板表示尊重对方或对谈话内容感兴趣。夏天着裙装向下坐时，先要自然地从上而下地将后面衣裙抚平，上身微前倾，头颈微抬，无论座位有无靠背，腰、背都要挺直，两臂放松，轻稳地坐在椅子前 2/3～3/4 处，双膝并拢，小腿稍后收，双手轻握自然放于双膝上或椅子扶手上，落座和调整坐姿悄然无声。在正式场合入座，讲究从左侧一方走向座位和离开座位。入座时应转身背对座位，如距座位较远，可将右脚后移半步，待腿部接触座位边缘后，再轻轻坐下。只有保持优美坐姿，才能体现出谦虚、娴静的良好教养。

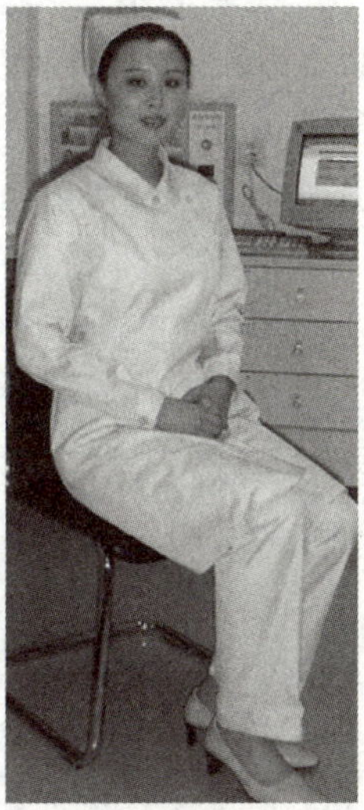

图 6-2　正确的坐姿

（2）不雅的坐姿　坐下或站起行走时，动作过大碰出响声；坐下后腰背松塌懒散或过分后仰；身体倚靠椅背双手抱于胸前；摇晃抖动双腿或一条腿架在另一条腿上；脚尖冲人或将脚架在自己或别人座位上；把脚抬高使对方能看到鞋底；坐在办公桌上、办公椅扶手上或患者床上；两手夹在大腿中间或垫在大腿下或抱于脑后；身体过分前探；用手支撑下巴或玩弄衣摆、手指，做挖耳、抠鼻之类不雅的小动作；落座时不礼让尊长，抢先就座；坐在椅子上移动位置；等等。

（3）坐姿的训练　坐姿训练每种姿势坚持 15 分钟以上，可配音乐。坐姿训练重点要求背部挺直和腿姿优美。

3. 走姿

护士的走姿有哪些要求？

走姿属动态之美，充满朝气轻盈的精神状态会对周围的人产生感染力。护士的走姿应协调、稳健、轻盈、自然。

（1）走姿的标准要求　头部端正，目光柔和，平视前方；上体自然挺直，收腹挺腰；两腿靠拢而行，步履匀称自如、端庄文雅，含蓄恬静，显示出女性轻盈优雅的温柔之美（如图 6-3 所示）。

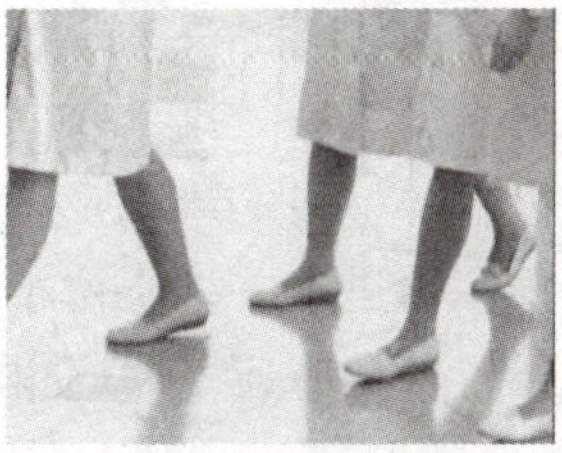

图 6-3　轻盈优雅的走姿

（2）走姿的基本步法　保持正确站姿，做好起步准备。行走时，应伸直膝盖，尤其是前足着地和后足离地时，膝部不能弯曲；步幅以一脚距离为宜，抬脚时，脚尖应正对前方，不能偏斜，否则就会出现外“八”字形或内“八”字形，使走姿不雅；沿直线行走，即双脚应落在一条直线的两侧，双臂前后自然摆动，肩部、肘部、手腕相互协调；双臂摆动时，用双臂带动双肩，肘、腕自然随之，以身为轴，双臂摆动幅度为 30°～35°，步履自然，手足配合协调，保持整个身体的有机统一，避免呆板僵硬、拘谨造作；巡视病房或做操作时应柔步无声、轻盈稳健，显出成熟自信；即便有紧急抢救或病房传出呼唤时，也严禁慌乱奔跑，可轻盈机敏地加快步速，表现出一名职业护士急患者所急，工作紧张有序、忙而不乱的姿态，从而使患者增加安全感。

笔记栏

(3)禁忌的步态　走路时不可弯腰驼背，大摇大摆或左右摇晃，脚尖呈内“八”字或外“八”字形；脚拖地面忽快、忽慢、方向不定也是不雅、不礼貌的走姿。多人行走时不要并排前行，以免影响他人行走；通过走廊等较窄的地方时，如果有患者从对面走来，护士应主动侧身站立一旁让位。

(4)走姿的训练　许多人走路都有不良的习惯，要使步态符合规范，必须加强训练。训练可按以下步骤进行：第一，双臂摆动练习。身体直立，双臂以肩关节为轴，按摆动幅度的要求前后自然摆动，这样可以纠正双肩僵硬、双臂左右摆动的毛病，使双臂摆动优美自然。第二，步位、步幅的训练。在地上画一直线，行走时两脚内侧落在线上，并检查自己的步幅大小，这样可以纠正内“八”、外“八”及脚步过大或过小的毛病，使步态有节奏感。第三，行走训练。头顶一本厚书，先缓步行走，待协调后再加快脚步，这样可以克服走路时摇头晃脑、东张西望的毛病，保持行走时头正、颈直、目视前方的姿态。第四，步态综合训练。训练行走时，各部位动作要协调一致，配上节奏感较强的音乐，掌握好行走时的节奏速度，上身平直，双臂摆动对称，达到步态协调、优雅、自然。

4. 手势

手势是人际交往不可缺少的动作，因为手势动作可以增强表情达意，所以手势的美是一种动态美。手势运用要规范、适度，要给人一种优雅、含蓄、彬彬有礼的感觉。

(1)垂放　是护士最基本的手势，站立时，双臂自然下垂，掌心向内，相握于腹前。

(2)持物　护理工作中，护士持物最多的是端治疗盘、持病历夹、推车等。其正确姿势如下。

端治疗盘——双手握于治疗盘两侧，拇指在盘外缘，其他四指自然分开，托住盘底。盘内缘距躯干约 3～5 cm。双肘靠近腰部，前臂与上臂呈 90°，双手端盘平腰处，重心保持于上臂，取放、行进平稳，不触及护士服。端盘开门时，应用肘部将门推开，禁止用脚踢门(如图 6-4 所示)。

持病历夹——用手掌握住病历夹边缘中部，将病历夹斜放在前臂内侧并屈肘，前臂靠近腰部(如图 6-5 所示)。

推车行进——护士位于车后，上身前倾双手扶把，双臂均匀用力，重心集中于前臂，行进、停放时应平稳(如图 6-6 所示)。

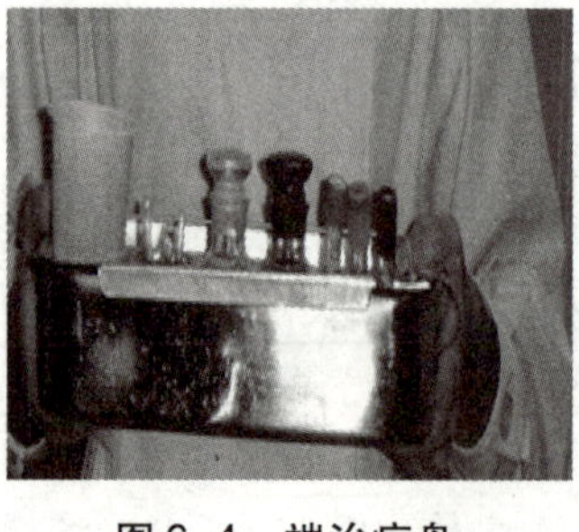

图 6-4　端治疗盘

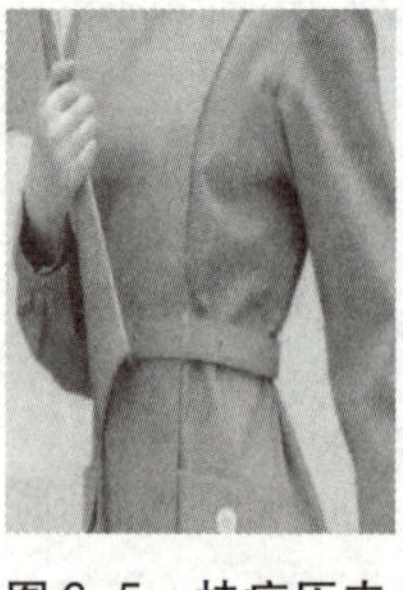

图 6-5　持病历夹

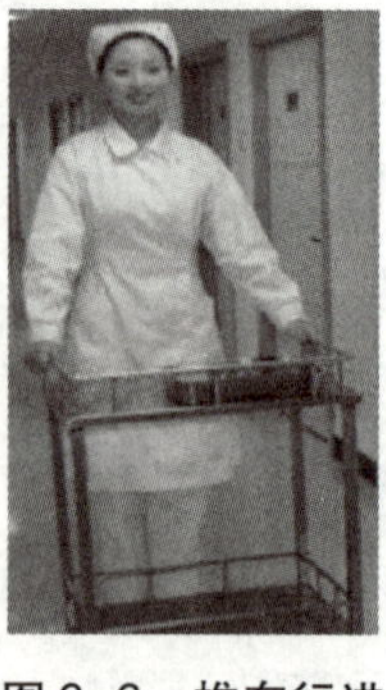

图 6-6　推车行进

指示——这是用于为患者或他人指示方向的手势，即以右手或左手抬至一定高

笔记栏

度，五指并拢，掌心斜向上方，以其肘部为轴，朝一定方向呈弧线伸出手臂。

递物与接物——递物与接物是常用的一种动作，应当双手递物、双手接物，表现出恭敬与尊重的态度。递物时要注意，如果是文件、名片等要将正面对着接物的一方；如果是尖利的物品，要将尖头朝着自己，而不是指向对方。接物时不要漫不经心，在双手接物的同时应点头示意或道声谢谢。

5. 蹲姿

护士下蹲操作时，应注意掌握左脚在前右脚稍后，双脚靠紧、臀部向下的蹲姿要领，显示出文雅与对患者尊重的态度，切不可低头弯背或弯腰翘臀朝向患者（如图6-7所示）。俯身拾物时，应走近物体，一脚后退半步屈膝下蹲，左手扶住衣裙下摆，右手拾物，保持美观省力。

护士的蹲姿有哪些要求？

6. 鞠躬

鞠躬要注意以下要点。

（1）交错而过时，面带微笑，行15°鞠躬礼，头和身体自然前倾，低头比抬头慢，表示问候。

（2）接送客人，行30°鞠躬礼，表示感谢、迎送。

（3）行45°鞠躬礼，表示非常感谢。鞠躬时低头的速度要慢，手放在腹部（如图6-8所示）。

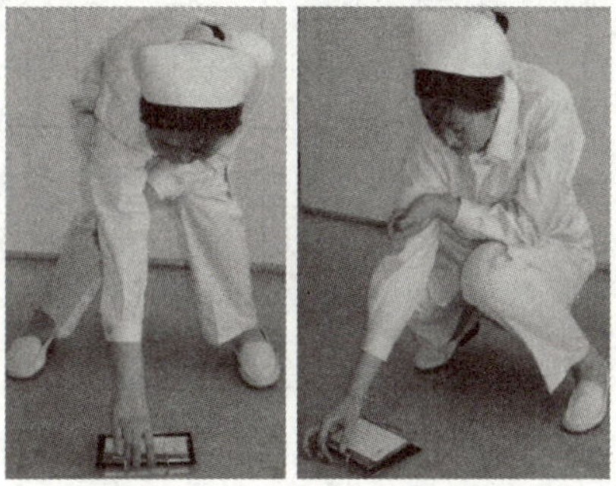

图6-7　错误的蹲姿示例

7. 表情

表情是指人的面部情态，即通过面部眉、眼、嘴、鼻的动作和面部肌肉的变化表达出来的内心思想感情。在体态语中，面部表情最为丰富且最具表现力，能迅速而又充分地表达各种感情。在人际沟通方面，表情起着重要的作用，现代心理学家总结出一个公式：感情的表达=7%言语+38%语音+55%表情。护士美好的内心世界及护士对患者和蔼的态度是通过面部表情传递给对方的，因此护士的表情应该是真诚、亲切、友好的。表情是塑造护理职业形象美的重要组成部分，也是优雅风度的重要组成部分。构成表情的主要因素是目光和微笑。

构成表情的主要因素有哪些？

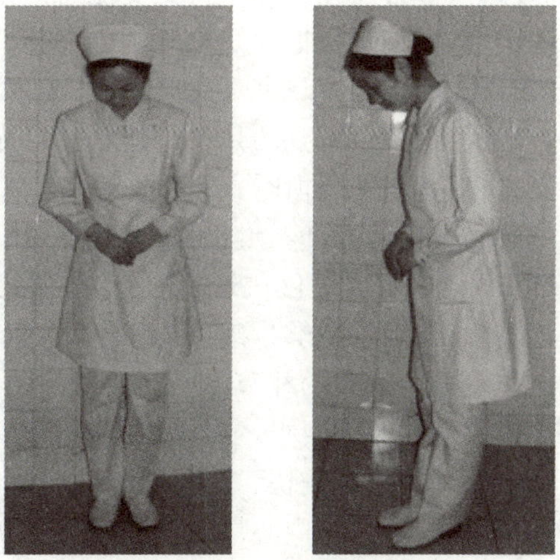

图6-8　正确的鞠躬姿势

（1）目光　目光是面部表情的核心。在人际交往时，目光是一种真实的、含蓄的语言。“眼睛是心灵的窗户”，从一个人的目光中，可以看到他的整个内心世界。在人与人面对面的交往中，信息的交流常以目光的交流为起点。目光运用得当与否，直接

笔记栏

影响到信息传递和交流的效果。一个良好的交际形象，目光应坦然、亲切、友善、有神。另外，在应用目光交流时，还要注意目光凝视的区域，即人的目光所落的位置。根据人们交往中活动内容的不同，人的目光凝视的区域也不同，一般划分为三种情况：①公务凝视区域。公务凝视是在洽谈业务、磋商问题和贸易谈判时所使用的一种凝视。凝视的区域以两眼为底线、额中为顶角形成的三角区。在洽谈业务时，如果你看着对方这个区域，就会显得严肃认真，对方也会觉得你有诚意，因此，这种凝视是商务人员和外交人员经常使用的一种凝视行为。②社交凝视区域。这是人们在社交场所使用的一种凝视。凝视的区域以两眼为上线、唇心为下顶角所形成的倒三角区。当你与人交谈凝视对方这个部位时，能给人一种平等、轻松感，从而创造出一种良好的社交气氛。所以，在酒会、茶会、舞会及各种类型的友谊聚会的社交场合中，最适合使用这种凝视。③亲密凝视区域。这是亲人之间、恋人之间、家庭成员之间使用的一种凝视。凝视的位置是从双眼到胸部之间。这种凝视往往带着亲昵爱恋的感情色彩，所以非亲密关系的人不应使用这种凝视，以免引起误解。

人的目光凝视区域的分类有哪些？主要内容有哪些？

医患交流常常采用的是正视或者俯视：眼睛自然锁定对方的目光，表明自己的坦诚大方及关注尊重，也可交替着将目光落在对方眼以下、颈部以上部位，让眼睛的余光看到对方的表情。在护士与患者交流的时候，视线接触对方的时间应占谈话时间的50%～70%，护士要学会用心地去观察对方的眼神，从对方目光的真实态度中来调整自己与对方交流的方式、态度，以求得到更好的沟通效果。

目光的表现力极为丰富，也极为微妙，难以规定出一个什么模式。在人际交往中，眼睛是最清楚、最准确的信号，被称之为是感情的神经。在人的各种感觉器官接收的信息总量里，眼睛接收的信息占到70%，患者眼睛中的喜、怒、哀、乐和护士目光中的关心与理解，都可以在目光中得到交流。但是，目光常受感情因素制约，在交往中怎样正确运用目光，关键是把握好自己的内心感情，感情把握得当，目光就会发挥更好的作用。“眼睛是心灵之窗”，护士对患者真诚、友善的情感往往是通过眼神表现出来的。当患者心情沉重时，看到的是护士温和的目光；当患者心烦意乱时，看到的是护士坚毅的目光；当患者焦虑恐惧时，看到的是护士镇定的目光。这些目光对患者来说好比冬日里的阳光、夏天的甘露，融汇成一股股暖流，温暖并滋润着他们的心田。

（2）微笑　微笑不仅在外表上能给人以美感，而且还可以最真实地表达自己热情与友善之意，甚至还能够打破僵局，产生巨大的感染力，以影响交往对象。微笑已成为人际交往中不可缺少的礼节，把真诚、友好的微笑贯穿于护理活动的全过程，是对护理人员面部表情的基本要求。微笑应是发自肺腑、发自内心的笑，应该笑得真诚、适度、适宜。当一个人心情愉快、兴奋或遇到高兴的事情时，都会自然地流露出这种笑容，这是一种情绪的调节，是内心情感的外在表达，绝不是故作笑颜、假意奉承。发自内心的微笑既是一个人自信、真诚、友善、愉快的心态表露，同时又能营造明朗而富有人情味的气氛，当护士微笑的时候，与患者的心就离得很近了。所以，一份关怀、一份微笑、一个表情达意的动作，需要医务工作者每天都要去做好它。

微笑的基本特征是齿不露、声不出，既不要故意掩盖笑意、压抑喜悦，也不要咧着嘴哈哈大笑。笑得得体、笑得适度，才能充分表达友善、诚信、和蔼、融洽等美好的情感。微笑是“世界通用的语言”，但也不能走到哪里笑到哪里，见谁都笑。微笑要适宜，即微笑也要注意场合、环境、对象，如：特别严肃的场合不宜笑；当别人做错了事、说

笔记栏

错了话时不宜笑；当别人遭受重大打击、心情悲痛时不宜笑。微笑要注意对象，两人初次见面，微笑可以拉近双方的心理距离；同事间见面点头微笑，显得和谐、融洽。护士的微笑，是送给患者的一剂良药，能驱散患者心中的愁云，微笑使护士的相貌美变得生动而感人，使护理形象美得以提炼和升华（如图6-9所示）。微笑分为自信的微笑、礼貌的微笑、真诚的微笑。

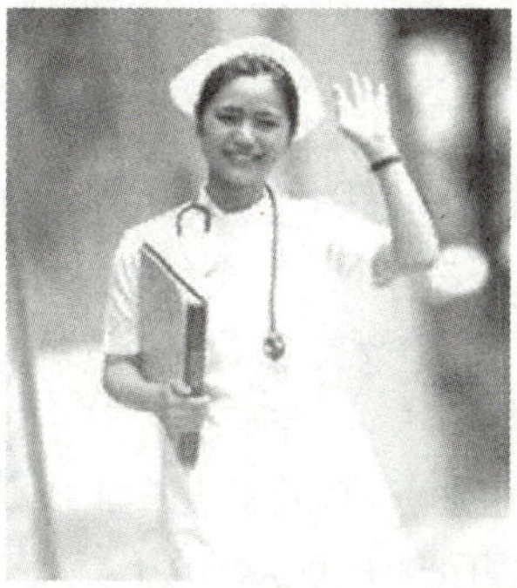

图6-9 护士灿烂、真诚的微笑是患者的一剂良药

练习微笑的基本方法是对着镜子训练，做到不发声，微露齿（一般以露出六颗上齿为宜），肌肉放松，嘴角两端向上略微抬起，使眉、眼、面部肌肉、口型在笑时和谐统一。①诱导练习：调动感情，发挥想象力或回忆美好的过去，或展望美好的未来，使微笑源自内心，有感而发；②众人面前练习：按照要求当众练习，使微笑规范、自然、大方，克服害羞和胆怯的心理；③演讲练习：演讲一段话，脸上保持笑容，请听众评议，然后加以纠正。

二、护士的内在形象美

南丁格尔说："护士是没有翅膀的天使，是真、善、美的化身。"这里的美主要是指护士的内在形象美，内在美是人的精神世界的美，指人的思想、感情、理想、道德情操、才学等。它支配着外在美，是美的本质和核心，是护士职业形象美的灵魂，在整个护理过程中起着决定作用。护理人员只有具备正确的人生观、价值观和崇高的道德情操，才能忠实于护理事业，把毕生的精力贡献给每一位需要帮助的患者；才能提高"移情"的能力，即在较高层次上保持与患者情感的融合与统一，不论患者的出身、职业、地位、性别、外貌如何，都一视同仁地给予同情和帮助，使他们在痛苦中得到安慰，在失望中得到鼓励。因此，护士要不断加强职业道德修养，塑造美的心灵，拥有美的情感、情操及健康的人格，使自己的内在美与外在美有机地结合起来，以塑造出最佳的护理职业形象美。

护士的内在形象美包括哪些内容？

1. 培养良好的职业道德

护理道德以一般的社会道德和医学道德为基础，引导护理人员树立尊重人权、爱惜生命的崇高职业理想和救死扶伤、全心全意为人类身心健康服务的道德信念。培养良好的职业道德，首先要热爱本职工作，对所从事的护理工作必须具有浓厚的兴趣及奉献精神，这样才能对患者产生高度的责任感；才能在工作中做到视患者如亲人，热情周到地为患者服务；才能急患者所急、想患者所想。其次，应具备认真负责的工作态度，自觉遵守医护规章制度，严格执行各项操作规程，一丝不苟地护理患者，严密细致地观察病情。审慎是护士高尚道德的一种表现。审，即详细、周密；慎，即小心、谨慎。审慎就是要求护士工作认真负责，严查细对，保证护理工作的质量和患者的生命安危。哲学家伊壁鸠鲁说过："最大的善乃是审慎，一切美德乃由它产生。"最后，要爱护护理对象，即关心患者、平等待人，把患者的利益放在第一位；维护人们的医疗健康权利，尊重患者的人格及尊严，这是任何一个公民在医疗过程中应该受到的最基本的道德待遇。

笔记栏

2. 保持高尚的情感和积极的情绪

情绪、情感是人对外界事物是否符合个体需要所持有的肯定或否定态度的体现，如愉快、憎恶、热爱、仇恨等。护士的工作对象是患者，他们有的痛苦呻吟，有的肢体残缺，有的创口流血流脓，有的生命垂危。如果是一个普通的人，整日处在上述情况下，可能会产生厌恶、烦恼的情绪。只有护士，她们认识到护理职责是崇高的，是保护人类健康、解除患者病痛的，是凝聚、倾注着各种高尚的社会情感的，如道德感、同情感、美感和责任感。有了这种对护士职业的深刻认识，才能树立职业的情绪状态。这种情绪状态使护士不但不会产生厌恶、烦恼的情绪，而且会像蜡烛那样以熠熠之火为黑暗带来光明，像天使那样以仁爱之心给予患者安慰。具备了这种职业情感的护士，不管现实情况如何，只要在患者面前，就能习惯地流露和表达出那种特有的关心和真诚相助的情感。护士真挚、健康的情绪与情感表现在她们为人善良、温和、富有同情心；遇事心平气和，经常处于平静、协调、稳定、积极的状态中；情感细腻、护理周到，能设身处地为患者着想，一心一意解除患者的痛苦。无论患者情绪怎样，护士只要面对他们，就能做到满腔热情、笑容真诚，毫无条件地精心照料，主动满足他们的合理要求，办事沉着而有分寸。

因此，情绪、情感在人的实践活动和生活中有着巨大的意义，保持良好的情绪状态，陶冶高尚的情感，这是护士自身修养的一个重要方面而需要不断学习加以提高。①要学会控制自我情绪，在护理工作中，不应把自己的烦恼迁怒于周围的人，更不能发泄在无辜的患者身上。②发扬积极的情感体验，处理工作中的人际关系时做到与人为善、宽容谦让；要创造条件，投入积极的情感体验。例如：多交有益的朋友，互相鼓舞与支持；积极参加富有意义的社会活动，在活动中发挥自己的聪明才智；正确对待困难、挫折，保持良好的心境。③树立正确的人生观，热爱生活、热爱工作，为自己有益于他人、造福于人类而感到自豪。

3. 具有丰富的学识修养、娴熟的操作技能

娴熟的技术往往能赢得时间，在临床中时间就是生命。比如对出血性休克患者，从接诊测血压、脉搏及观察意识情况等到采血、备血、建立静脉通道，一系列的工作都要求护士在短时间内立刻准确无误地全部完成，如果不是一个训练有素的护士是很难办到的。因此，护理人员平时要加强基本功的训练，不断总结经验，认真巩固专业知识，把理论和实践紧密结合起来，及时地掌握新技术及新医疗器械的操作技能，培养自己得心应手的工作能力。目前，“以人为中心”的医学模式要求护士为患者提供生理、心理、社会和文化等全面的照顾，这就对每一位护士的知识水平及知识面提出了更高的要求，因此，护士应是博学多才、集自然科学与人文社会科学于一身的维护人类健康和心灵的复合型人才，应树立终生学习的观念，通过各种学习的渠道履行终生学习的实践，积累更多的知识，用不断的探索和创新的成果去推动护理学科的进步与发展。

4. 有敏锐的观察力和聪慧的思维能力

敏锐的观察力和聪慧的思维能力来源于牢固的医学知识和对患者的高度责任心，是丰富的经验、熟练的技能和高尚的情感的有机结合。护士通过视、触、听、嗅等感觉收集患者直观的资料，保持沉着清醒的头脑，随机应变，及时发现病情细微的变化，从而判断疾病的发展和治疗效果，预测可能发生的问题，使患者得到及时准确的治疗而早日康复。总的说来，各方面的知识和才能越丰厚，对护理工作所应具备的观察力、判

笔记栏

断力、思维能力等专业能力的提升作用也就越高，就越能显示出护士聪慧、稳重、审慎、优雅、干练的职业形象。

三、护士的社会形象美

护士的社会形象美包括哪些？

护士在社会中是一个特定的职业群体，拥有整体的社会形象。在一定程度上是护理发展阶段和医院形象的标志和体现。每位护士身为这一社会形象的组成部分，直接影响着社会对护理职业的总体评价，影响到护士在社会中的地位。因此，只有在工作、学习中努力向理想护士角色的行为规范靠拢，以良好的外在形象和优雅的内在气质展现在社会公众面前，接受大众的评判和检验，才能使这一整体形象符合社会对理想护士角色的期待，从而获得全社会的肯定与支持，推动护士队伍整体素质和护理工作水平的不断提高。

（一）护理群体内部关系的和谐

护士群体内部个体与个体之间、个体与群体之间都应保持和谐的关系，这样，才能相互支持、相互帮助，团结一致，共同提高。

1. 个体与个体之间的和谐

护理人员之间的同事关系即护际关系的协调，不仅有利于增进护士间的相互理解和感情，而且便于各项护理工作的顺利开展。“己欲立而立人，己欲达而达人”“己所不欲，勿施于人”。所以，护理群体内部的沟通应是以相互的理解、尊重、友爱、帮助、协作为基本前提，要求护士正确对待他人，以强烈的责任感维护人际关系的和谐。护际关系包括上下级护际关系、同级护际关系和教学护际关系。上下级之间，领导要以身作则、一视同仁；下属要体谅、理解、服从上级管理。同级之间应团结协作、和谐统一，维护他人的自尊和威信。这就要求每个护士都应以严肃、认真、诚恳、热情的态度，完成好自己的分内工作，积极配合和协助他人；同情别人的遭遇，并主动给予帮助，使护理整体处于有机、和谐的运转中。

2. 个体与群体之间的和谐

群体是不同个体的有机结合，对个体起支配、统帅、决定作用。而个体对群体具有反作用，在特殊情况下，当某一个体成为群体的主要环节时，也可对群体起决定作用，因此，个体的发展与群体的发展总是相互作用、相互制约的。个体借助群体的力量发挥出超越个人的能力，从而实现自我价值；群体依靠个体的努力逐步强大，它的发展也为个人的进步创造了条件。

由此看出，一方面，每位护理人员都是护士群体中的一分子，这个群体小到一个护理组，大到整个护理行业，成员的外表与内涵，都影响着这个群体的形象，护理职业的形象美就是通过每位护士的言行举止、工作态度、服务质量共同塑造出来的。另一方面，护士群体作为每位护士的代表，应该为其内部的每位成员提供可持续发展的空间，为全体成员营造一个良好的工作环境与氛围，为每位护士的利益着想，使她们对这个群体产生信赖感、归属感和主人翁的责任感。如此才能凝聚人心，才能使每位成员以理想的护士角色标准要求自己，不断提高自身的专业水平，护理事业才能和谐、蓬勃地发展下去。

笔记栏

(二)群体之间目标一致、配合协调

护士群体在医疗机构中与患者群体、医师群体、行政管理和后勤保障人员联系密切，因而在与他们的交往过程中应注意体现护士良好的职业素质和道德修养。对于不同知识层次、具有不同道德观念和行为准则的人应采取不同的交流方式，以期达到沟通的最佳效果，从而实现自己的预期目标。这其中应主要把握的一点就是要以尊重对方为前提，以良好的态度和语言作为沟通媒介，使对方乐意接纳并帮助我们共同达到为患者服务的最终目的。

第三节　塑造护理职业形象美的途径和方法

护理职业形象美的构建绝不是短时间内所能奏效的，而是一个长期的系统工程。首先，要以教育为切入点，提高护士对美的感受、接受和创造美的能力。再者，就是要使每一位护士都能够充分认识到护士职业形象美不是哪一个人的事情，而是护士群体共同的行为与追求，需要大家共同努力才能实现的目标，因此，从学生时代起就要培养圣洁、仁爱的心灵，造就坚强的意志和独立的精神，感受与体会护士职业的崇高，不断增强品质修养和提高审美能力，以塑造更为完美的护士群体形象。

一、提高护士对美的感受和审美的修养

南丁格尔开创了近代护理教育的先河，同时对护理事业提出了基本要求，即基于人类的博爱以优良的品格和高尚的技术为病患提供护理服务。当人们把南丁格尔的精神形象称为“天使”时，便在人类追求健康美的向往中认定和赞美了“天使”之美。加强护士的审美欣赏和审美创造能力，培养无数优秀护理人才，就是在为社会造就无数的“天使”，美化人类的生活。

1. 通过学校教育加强护士对美的感受和审美修养

正规的课堂教育是加强护士审美修养的根本途径，人文学科与专业课相贯穿，将美育不失时机地交叉渗透，就可从多方面加深对护士审美修养的引导。

2. 运用社会美的教育加强护士对美的感受和审美修养

护理美感是护理人员自由创造的本质力量的集中表现。护士用自己的实践发现、体验、鉴别美感的形式和内容，凝集自己的审美功力，矫正自己的审美行为，就可在人与人的交往中感受护患关系和谐美的真谛。

3. 通过自然环境美的教育加强护士对美的感受和审美修养

进行自然美的教育，一方面练就护士体会、发现自然美的本领，另一方面引导护士学会美化自己的职业环境。护理人员懂得这些，就会尝试着改善医院、病房的自然环境，为有效地开展护理活动创造必要条件。

4. 运用艺术美的教育加强护士对美的感受和审美修养

艺术审美陶冶情操，以美表善、以美动人。护理人员从艺术作品的形式中把握其内容与表现，并能够把对艺术作品的感受自然地融入护理实践中去，使护理真正升华到艺术美的高度，在更高层次上完善护理职业形象美的塑造。

笔记栏

二、加强护士职业形象塑造意识训练

1. 要从自己的形象对社会的影响考虑

个人的社会形象是社会形象的一部分，是医院形象的一部分，要把个人的社会形象融入社会、集体、人类社会发展中去，才有价值和意义。

2. 要用自己的形象去召唤和影响他人的形象

一个英雄形象所创造的业绩，往往使人久久不能忘怀，要大力宣传护理行业中典型的先进人物，激发起人们效仿的冲动，形成“人人争先、个个创优”的氛围。

3. 要使自己的形象塑造有助于自我成才、个人事业的成功

成才就要树立自己的知识形象和职能形象，事业成功除了有知识形象外，还要有精神形象，即品格、道德等高级形象。只有这些形象的整合才能出现信誉、美誉形象。形象是事业成功的保障，任何事业的成功都要社会的协调和支持，这种协调和支持就是人际交往，而这交往的成功因素必须以信誉和美誉形象为基础。

三、树立高尚的职业情操和品德

人的品德修养并非朝夕之功，而是一种长期的修炼。护士的职业道德修养落实在具体的行动中，体现在细微的小事上，不是简单的几句话所能简单描述的。要达到较高的职业品德美的境界，首先要加强慎独修养，自觉地严格按照工作程序和原则完成各种护理活动，树立患者的利益高于一切的道德情操。再者，护士广博的知识和宽容的美德来源于她们对事业的进取和追求，在不断学习、完善知识结构的过程中，护理人员通过实践使理论变成自己实际的工作能力，实现内容美与形式美的和谐统一。最后，护士要善于培养积极的情感体验，女性细腻、温和、善解人意的情感特征无疑会对患者施以正面的影响和作用，而女性共同的比较消极的个性特质是情感脆弱、心胸狭窄、羞怯胆小等，这些因素在很大程度上影响并制约着护士美好形象的树立。因此，要想摆脱它们的干扰和束缚，需要护士培养自己坚强的意志品质和宽容豁达的职业个性，对照护士的角色标准不断检查和修正自己的情感体验和释放方式，使护士形象美得以更大程度的展现。

四、护理专业姿态训练

人的健美体态的形成，有先天的因素，但更多的是后天的努力。人都有潜在的魅力，关键就在于如何将它发掘出来，而通过姿态训练可以对护士的体形、体态起到一定的修饰作用，并矫正体形和一些不良姿势，使其保持高雅和优美的体态，促进身体的健康。不少护士在学生时期缺乏形体方面的知识和教育，身体的协调性和灵活性较差，工作后由于思想保守，对形体训练认识不高，不敢大胆训练，或有一定的为难情绪，但他们渴望美、追求美的愿望都十分强烈，所以要让他们解放思想，转变观念，放下顾虑，增强气质意识，积极投入形体、姿态的训练中去。护士要保持正确的体形和体态，除了平时注意纠正自己的姿态，养成良好的体态姿势之外，很重要的方式就是要进行正确的形体梳理和训练。具体方法大致如下。

笔记栏

1. 颈椎、胸椎、腰椎、尾椎保持在一条直线上

要保持脊椎各组成部分在一条直线上，感觉上是身体整体向上：颈部拉直、双肩外展下沉，收腹收臀，膝关节向后用力，使下肢肌肉紧张而不松懈。保持几分钟，并反复练习3～5次。

2. 双手与肩同宽

要置于高度达腰际的杠上或桌上，身体保持上述姿态、做引体向上运动。双足并拢，足跟抬起，足尖着地，踝关节用力，反复做20次左右（如图6-10所示）。

3. 左手扶杠，保持上述姿态

双足尖并拢着地，身体尽量向上提起，右臂向上、向外伸展，与肩同高，颈部向右外展，面部略带微笑的表情，目视右手中指指尖。保持这种姿态3～5分钟后，换反方向再做一次（如图6-11所示）。

4. 进行身体梳理

其顺序依次为头颈部、肩部、上肢、胸部、腰部、胯部、下肢、踝部。主要的活动方式是上下、左右及前后方向的运动和伸展，要达到的主要目的是保持各部位肌肉组织的正常状态，避免多余脂肪的堆积。须注意的是，训练一定要持之以恒，还要结合自己的体态特征去训练。

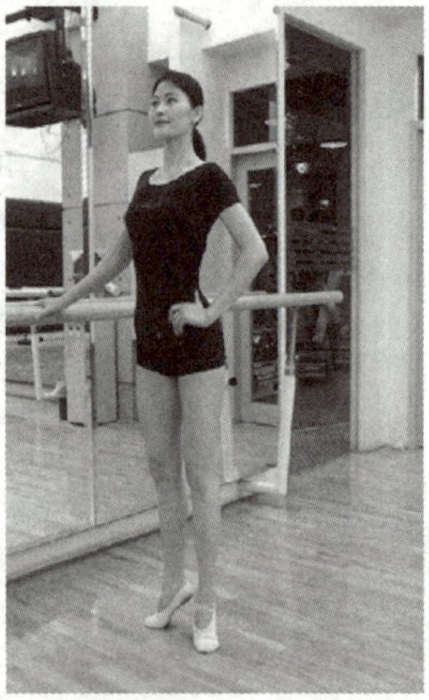

图6-10　形体姿态训练

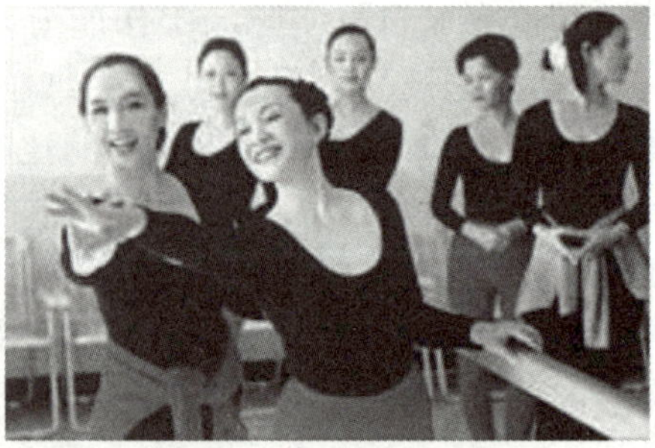

图6-11　形体梳理训练

5. 一些特殊的训练方式

如果脂肪堆积主要在腹部，要重点练第一点中的动作。平时无论是站、坐、行走中都要尽量收紧腹部，不要使腹部长期处于放松状态。如果臀部及大腿根部脂肪堆积明显、下坠比较厉害，应注意在站或行走时膝关节用力，从而保持上提的姿态。练扶杠站立时，双足跟靠拢，足部外展呈"一"字，双腿尽量向内收紧。如果是含胸比较严重，要注意平时站、坐、行走时颈胸挺直，肩膀尽量外展，重点练习阔胸和双肩的动作。如果是属于胸部扁平或下坠，应该注意保持挺胸的姿态，重点练习阔胸运动，还要经常做双臂内收上提胸部的动作，以达到训练胸肌、使胸部挺阔的目的。

形体教学要循序渐进，根据护士不同的程度分层次施教，由易到难、由浅入深。训练时参照礼仪规范的要求，按照护士日常工作特点进行编排，避免死板、僵硬。可运用

情景再现等训练手段，引导护士认真体会，展现端庄、优雅、灵巧的窈窕之美。要注意隐性行为的训练，如微笑、眼神等，提醒护士时刻注意自己的情绪表现，可运用瑜伽呼吸及冥想法反复对镜练习。与此同时，在姿态训练的基础上，依年龄、喜好等不同，可编排街舞、芭蕾形体操、拉丁健美操、搏击、瑜伽等时尚健身组合，使姿态训练与舞蹈旋律融为一体，让护士感受到形体训练所产生的美的效果和美的体态；同时，提高她们的审美层次和感受美、创造美的能力，在护理工作中时刻保持活力，重塑饱满、热情、美丽的天使形象。

姿态训练是一种美的训练，目的是把人体各部位、各关节从不自然和僵化中解放出来。在人体运动科学理论的指导下，加强形体动作训练，努力改善人的一些不良的形体和姿态，从而提高人的动作灵活性和可塑性，提高形体的表现能力。护理工作烦琐、复杂，且有一定的劳动强度和规范要求，要引导护士在操作中注意调整自己的姿态，维持和掌握身体的平衡，发挥身体各部位的正常生理功能。大家要认识到形体美并非几节形体课就能训练成的，还要注意在平时的工作与生活中有意识地不断培养与养成。

总之，护理人员美好的形象取决于外在美、内在美和社会美的和谐统一，三者的有机结合才能产生形象美，才能将美好的感觉气氛带给患者，使患者如沐浴在春风中，焕发出生命的活力，从而带来良好的心境。因此，护士美化自身的形象至关重要，护士在人们心目中的职业形象直接影响着社会对护理职业的评价、影响到护士在社会中的地位，并且在一定程度上代表着医院的形象，也是医院整体护理水平和管理水平的体现和标志。护理职业形象美已成为医治疾病、维护健康的需要。护理人员要展现护士职业形象美，必须通过理论学习、实践探索及自身内在品质的不断强化，才能不断提高自身的外表修饰技巧，养成举止端庄大方的行为习惯。

知识链接

护士职业形象美在临床上的应用

1. 培养护士审美修养

在临床工作中，应将美学教育列为继续教育的内容，使护士了解职业道德、职业风貌、职业行为中的审美意识，培养护士鉴赏美、表现美和创造美的能力，提高护士的审美情趣，塑造护士的美好形象。

2. 营造护理环境美

过去，白色是医院的象征，随着社会的发展与进步，人们的审美观念发生了变化，医院环境越来越多姿多彩，护士工作服根据各科特点选用粉红、淡绿、浅蓝等颜色，病房窗帘使用了淡绿、淡蓝或浅色印花织物，墙面挂上了木雕、油画，窗台摆放了盆景、鲜花，儿科病房置有卡通画、玩具等。室外有假山、喷泉、绿荫、草坪，环境幽雅，清洁整齐。患者置身其中，欣赏美的色彩能促使人体分泌一些有益于健康的激素、酶等物质，多样的色彩环境有利于不同患者的身心健康。

3. 塑造护士形象美

相貌、身材是外在美的条件之一，但更重要的是仪表、姿态、风度、语言、

笔记栏

行为的动态美。有的人相貌平平，但优雅的举止、温馨的笑容、关切的眼神博得人们的美感。护士应衣帽整洁，淡妆上岗，步履轻盈，端庄大方，语调轻柔、亲切，主动使用“您好”“请放心”“谢谢您的配合”等礼貌用语，使患者感到可亲、可信赖。例如，输液时穿刺失败，应真诚地向患者道歉“对不起，给您增加了痛苦”，就会得到患者的宽容和理解。对患者的询问要耐心倾听和解释，切忌冷漠或不耐烦；护士应尊重患者的权利和人格，不得随便议论和泄露患者的病情和个人隐私；对焦虑、抑郁、绝望的患者，要用温和的语言进行心理疏导，消除患者的不安情绪。

4. 护理实践真、善、美

真是护理美的基础，是指工作求真务实，实事求是，体现了职业道德及责任心，是护士专业理论与技能的展现。护士多数时间是独立工作，无人监督，是否严格执行医嘱、正规操作、用药剂量准确、护理文书记录真实完整，要靠职业态度决定，工作决不能马虎、浮躁、弄虚作假。善是护理美的本质，是指善良的品德。传统的审美观偏重伦理内容的和谐，强调美与善的结合。护士对患者要时时怀有爱心和同情心，急患者所急，帮患者所需，以解除患者的痛苦为己任，工作中不怕苦、不怕累、不怕脏和臭，付出的是辛劳，换回的是欣慰。

5. 护理技术操作美

随着医学科学的发展和进步，新技术、新仪器不断应用于临床，这就要求护士不断学习业务技术，不断更新知识。护士在技术操作时要体现出姿态端庄、举止文明、步态轻盈的职业风范，要体现出细心、耐心、负责、周到的职业作风，要体现出训练有素的职业技能，技术操作要准确、精湛、娴熟、轻柔，时时处处给患者以可信感、安全感。

小　结

护士职业形象美的要求包括：①护士的外在形象美；②护士的内在形象美；③护士的社会形象美。护理职业形象美应是护士的品德修养和知识素养在言谈举止中的自然流露，是护士良好职业素质的体现，是护士外在美、内在美和社会美的和谐统一。护士外在美主要体现在护士的容貌美、仪容仪表美、仪态美等方面；护士内在美主要体现在护士良好的职业道德、高尚的情操、丰富的学识、娴熟的操作技术、敏锐的观察力、聪慧的思维能力等方面。护士的社会形象美主要体现在护理群体内部关系的和谐、群体目标的一致等。护理职业形象影响着社会对护理职业的评价，影响到护士在社会中的地位，也是医院整体护理水平和管理水平的体现和标志。因此，护士要不断加强职业道德修养，塑造美的心灵，拥有美的情感、情操及健康的人格，确立对患者的正确态度，使自己的内在美、外在美与社会美有机地结合起来，以良好的职业素质塑造出最佳、最美的职业形象。

笔记栏

问题分析与能力提升

1. 时间：××年×月×日 17：00

地点：某妇产科病房护士站

情景：产妇刘女士，30岁，于上午10：15顺利分娩一男婴。刘女士的家属喜得贵子，为表达喜悦之情，其家属给护士送来了许多糖果和瓜子。这时大部分的治疗和护理工作已经完成，于是几位护士就聚在一起，有的跷着二郎腿，有的依偎着，一边吃着糖果，一边高声谈笑。

问题：①对于患者的馈赠，护士应如何婉言谢绝？②护士的形象有何不规范之处，会给患者留下怎样的印象？③患者对护士的治疗和护理会产生信赖吗？

2. 实习生小王到医院某科室报到，只见她头发凌乱，护士服领扣没扣好，露出里面的高领衫，并且还穿着自己的便鞋。这时护士长对她认真讲解了护士的着装和服饰的要求，让她严格按要求着装。

问题：在护理工作中对护士的服饰有什么特殊要求呢？

3. 小陈护士这几天感冒了，身体不适，但仍坚持工作。小郭护士看到此情景，主动对小陈护士说："你身体不舒服，去休息一会儿吧。你的工作交给我，我帮你来做！"

问题：通过这件事，你认为护理人员内部应保持怎样的和谐关系？

思考题

1. 护理职业形象美的基本内容有哪些？
2. 为什么说内在美、外在美、社会美的有机结合是护理职业形象美的最佳体现？
3. 塑造护理职业形象美有哪些途径？

（马金梅）

第七章　护理美容

学习目标

◆掌握皮肤类型及保养和美容化妆的定义及原则。
◆了解皮肤常用的按摩穴位、按摩方法和美容化妆的技巧。
◆熟练操作皮肤护理和美容化妆的一般步骤。

爱美之心，人皆有之。作为一个当代的人，尤其是作为“白衣天使”的护士，如果不懂得美，不去追求美，不会欣赏美，不去创造美，那便是一个在精神、气质和能力上有严重缺陷的人。美容的重要性有以下几方面：①能得到别人的尊重。②能体现出尊重别人。③能增强自信心和自身的活力，从而提高心理素质，并且使人精神抖擞，能愉快地学习、工作和生活。④有利于患者病情的康复。美能促使人们对人生热爱、对美好生活的向往，从而提高患者战胜疾病的信心，对病情的康复起着积极的作用。⑤美容能使人们延缓衰老，保持青春的活力。

第一节　美肤护理

正常皮肤应是细腻，白中透红、红中透白，富有弹性，清晰，表皮不干也不油，外貌美观。

知识链接

检测皮肤弹性小方法：手的示指和拇指捏住手背的皮肤10秒钟然后放松，如果3秒钟之内皮肤复原说明弹性好，反之说明皮肤弹性不好。

笔记栏

一、皮肤类型及保养

(一)中性皮肤

(1)中性皮肤的特征　为正常皮肤,pH 值为 7 左右。

(2)中性皮肤的保养　早晚用与室温相同或稍凉的软水清洁皮肤,香皂、洗面奶均可使用。清洗后用软毛巾吸干水分,用含保湿和营养成分的精华液和乳液拍打脸部皮肤,每天可自我按摩 2 ~5 分钟。

【记一记】

皮肤的类型及各类型皮肤的特征和保养方法。

(二)油性皮肤

(1)油性皮肤特征　皮肤出油多,尤其 T 区(额头、鼻子)有油的光泽,保养不当易生粉刺和小疙瘩。常见于年轻人。

(2)油性皮肤保养　早晨使用温水或用洗面奶清洁皮肤,洗后用润肤液擦抹皮肤,以收敛液轻拍皮肤,再涂适用于油性皮肤的护肤品。每日饮食要清淡,以素食为主,限制面食、甜食及刺激性食物。油性皮肤不宜过多使用化妆品,一般选用有爽肤感的蜜类粉底霜作化妆打底,最好不化油妆和浓妆。如长有粉刺等,不要随便挤压,应进行专门处理,擦抹专用药物护肤品。

(三)干性皮肤

(1)干性皮肤特征　缺油缺水皮肤,洗脸后皮肤发胀,无光泽,手感粗糙,天冷风天时更为突出。

(2)干性皮肤保养　早晨以软性的凉水或温水清洁皮肤,应选用含脂高的中性香皂或洗面奶。晚上洗澡后,不要立即擦干面部皮肤上的水,可用手轻拍皮肤,让水分慢慢渗透到皮肤里,自我按摩 5 ~10 分钟,再涂抹营养型晚霜。饮食上忌偏食,应适当补充脂类食品,注意多喝水或清茶。外出时,避免阳光过多地照射。不可滥用美容化妆品,可选用含保湿与营养成分的精华素和乳液。

在日常生活中,皮肤的护理不能千篇一律,必须根据人的性别、年龄、季节和皮肤的不同类型特点,采取不同的保养方法。

知识链接

吃什么能增加皮肤弹性

(1)适量饮水　当人体水分减少时,会出现皮肤干燥、皮脂腺分泌减少,从而使皮肤失去弹性甚至出现皱纹。为了保证水分的摄入,每日应饮水 1 800 mL左右。

(2)常吃富含维生素的食物　维生素对于防止皮肤衰老,保持皮肤细腻、滋润起着重要作用。维生素 E 对于皮肤抗衰有重要作用,还有防止脂褐素沉着于皮肤的作用。含维生素 E 多的食物有卷心菜、葵花籽油、菜子油等。维生素 A、B_2也是皮肤光滑细润不可缺少的物质。当人体缺乏维生素 A 时,皮肤会变得干燥、粗糙、有鳞屑;若缺乏维生素 B_2时,会出现口角乳白、口唇皮肤开裂、脱屑及色素沉着。富含维生素 A 的食物有动物肝脏、鱼肝油、

笔记栏

牛奶、奶油、禽蛋及橙红色的蔬菜和水果。富含维生素 B_2 的食物有肝、肾、心、蛋、奶等。

(3)多食含铁质的食物　皮肤光泽红润，需要供给充足的血液。铁是构成血液中血红素的主要成分之一，故应多食富含铁质的食物，如动物肝脏、蛋黄、海带、紫菜等。

(4)增加富含胶原蛋白和弹性蛋白食物的摄入量　胶原蛋白能使细胞变得丰满，从而使肌肤充盈，皱纹减少；弹性蛋白可使人的皮肤弹性增强，从而使皮肤光滑而富有弹性。富含胶原蛋白和弹性蛋白多的食物有猪蹄、动物筋腱和猪皮等。

(5)要注意碱性食物的摄入　日常生活中所吃的鱼、肉、禽、蛋、粮谷等均为生理酸性。大量酸性食物会使体液和血液中乳酸、尿酸含量增高。当有机酸不能及时排出体外时，就会侵蚀敏感的表皮细胞，使皮肤失去细腻和弹性。为了中和体内酸性成分，故应吃些生理碱性食物，如苹果、梨、柑橘和蔬菜等。

二、皮肤按摩常用的穴位

(一)常用的按摩穴位(如图 7-1 所示)

(1)太阳穴　在眉梢与外眼角之间，向外移一指左右的凹陷处。

(2)印堂穴　在两眉之间，相当额骨间隆起部。

(3)攒竹穴　眉内侧的凹陷处。

(4)瞳子髎穴　由外眼角向外移一指左右的凹陷处。

(5)听宫穴　在耳珠前凹陷处。

(6)翳风穴　在耳垂后方凹陷处。

(7)迎香穴　在鼻翼沟的上方凹陷处。

(8)地仓穴　在嘴角处。

(9)人中穴　在鼻中沟中上 1/3 处。

(二)按摩穴位的主要治疗作用

(1)太阳穴　偏、正头痛，眼疾、面瘫等。

(2)印堂穴　头痛、目病、鼻病、眩晕、失眠等。

(3)攒竹穴　头痛、三叉神经痛、面瘫、癔症性失明、结膜炎等眼病。

(4)瞳子髎穴　偏头痛、急性结膜炎、近视、视神经萎缩。

(5)听宫穴　耳鸣、耳聋、牙痛、三叉神经痛、面瘫。

(6)翳风穴　耳鸣、聋哑、牙痛、面肿、口噤不语。

(7)迎香穴　慢性鼻炎、面瘫、面肌痉挛、三叉神经痛、胆管蛔虫症。

(8)地仓穴　面肿、面神经麻痹、流涎症。

(9)人中穴　昏厥、中暑、低血压、面肿痛、癔症。

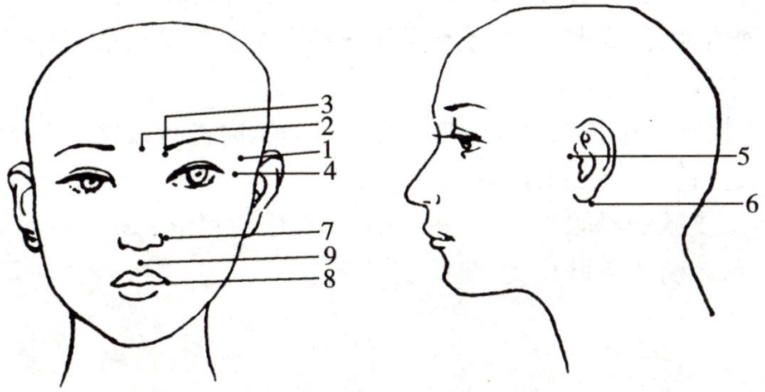

图 7–1　常用的按摩穴位

1. 太阳穴　2. 印堂穴　3. 攒竹穴　4. 瞳子髎穴　5. 听宫穴
6. 翳风穴　7. 迎香穴　8. 地仓穴　9. 人中穴

三、皮肤按摩常用的方法

(一) 按摩的基本手法

掌握皮肤按摩的部位、手法、时间。

1. 按抚法

借助双手指端和手掌，采取缓慢而有节奏的方式，在面部皮肤表面上平滑运行。常用于面颊、前额和头皮等部位。在操作过程中手力要轻缓、平稳、柔和，必要时要带有一定的压力，但不能过重。这种手法常用于整套按摩的开始与结束。

功效：①促进血脉循环，使氧气和营养涌向按摩部位；②发挥皮脂腺、汗腺功能，有利于排除体内废物；③使皮肤清洁滑爽。

2. 揉捏法

借助大拇指和其他指间的配合，用双手指端在松弛后的肌肉纤维下做指捏、轻推、滚动、摩擦等动作。用于颈部、鼻部、额部等处的按摩。操作时双手相互配合，动作缓慢，有节奏感，施用的力度依肌肉性能而定。

功效：①刺激表皮纤维，防止肌肉松弛；②促进新陈代谢，增强细胞再生能力；③清除皮肤表面污物，使皮肤润滑爽洁。

3. 扣抚法

包括扣、拍等形式，借助双手指端在面部皮肤上做快速而连续的点状接触，或用整个手掌拍打皮肤，常用于眼部周围及下颌处较松懈的皮肤。操作时要注意节奏，手指要放松，动作要轻柔，用力均匀而有弹性。指甲要修短，以免刺伤皮肤。

功效：①刺激皮肤组织，促进新陈代谢；②收缩血管，促使皮肤润湿，加快血液循环；③消除肌肤疲劳，保持皮肤光洁润滑。

4. 震动法

包括静止性用力、动作性用力两种震动方法。面部按摩常采用静止性用力震动法。操作者的前臂和手部的肌肉收缩，力量会聚于指端和手掌，使被操作者面部皮肤发生震动。操作时要求震动频率快，但着力要适中。

笔记栏

功效:①能深入皮肤使深层组织保持柔和状态;②刺激神经系统增加皮肤的弹性;③促进皮肤生理活动,使皮肤湿润、有活力;④维持皮肤松紧适度,消除肌肤疲劳。

5. 捏按法

利用双手大拇指与中指或其他手指,快速捏提肌肉进行按摩。常配合樟脑按摩膏在额部、面颊上进行,禁止眼部操作。

功效:①增强皮肤的吸收功能,达到营养与治疗的目的;②有利于皮下废物排出,减轻皮屑和干裂;③防止皮肤松弛,延缓皮肤衰老。

(二)按摩技巧

1. 第一套按摩手法

(1)双手中指、环指并拢,由印堂穴开始,在整个额部向左右两边打圈至两侧太阳穴,最后中指点按太阳穴(见图 7-2)。

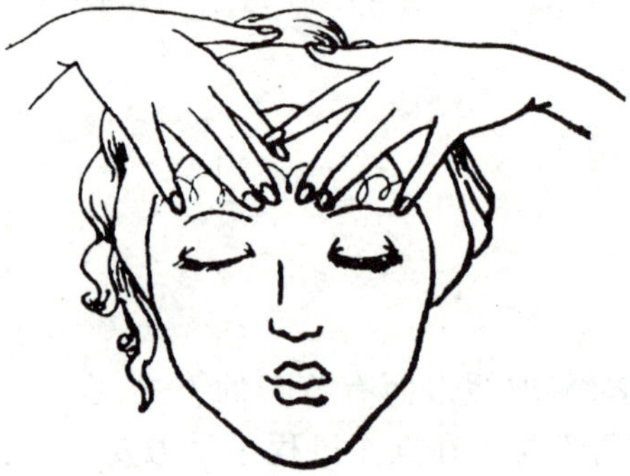

图 7-2 捏按法

(2)右手中指点按右边太阳穴,随后双手中指、环指并拢,双手呈 90°角,由右向左,上下交错地在额部轻抹,到达左太阳穴后,两手交换,以同样手法返回右边(见图 7-3)。

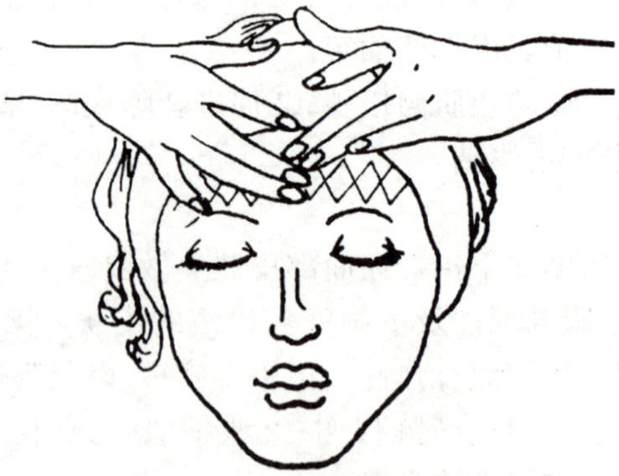

图 7-3 轻抹额部

(3)双手中指同时点按两侧太阳穴,随后双手中指、环指并拢,同时在两侧太阳穴揉 3 ~5 圈后再点按穴位(见图 7-4)。

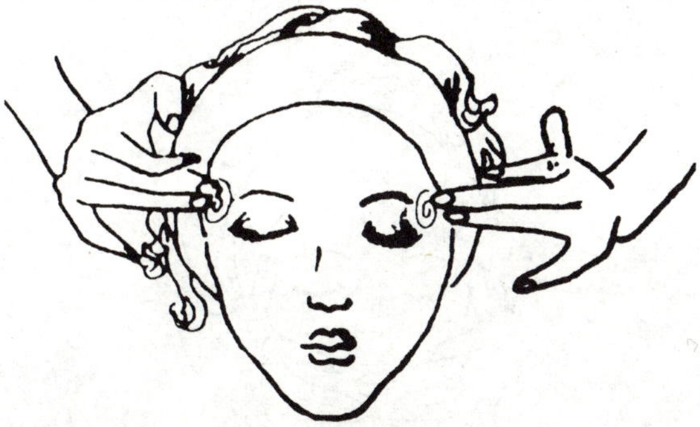

图7-4　点按太阳穴

(4)双手中指同时点按两侧太阳穴,随后双手中指同时沿下眼眶打圈至攒竹穴,中指点按穴位,最后由并拢的中指和环指向左右两边沿眉毛上缘横向拉抹至两侧太阳穴(见图7-5)。

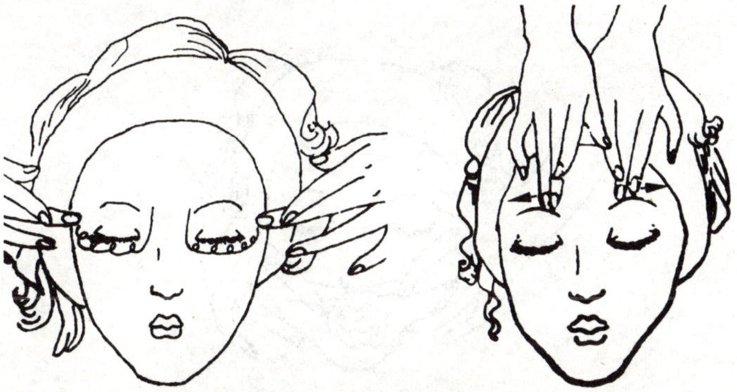

图7-5　点按攒竹穴

(5)双手中指、环指并拢,同时由两侧迎香穴揉圈经过面颊至太阳穴,双手中指点按两侧穴位;由地仓穴经过面颊至听宫穴并点按穴位;由下颏沿下颌至翳风并点按穴位(见图7-6)。

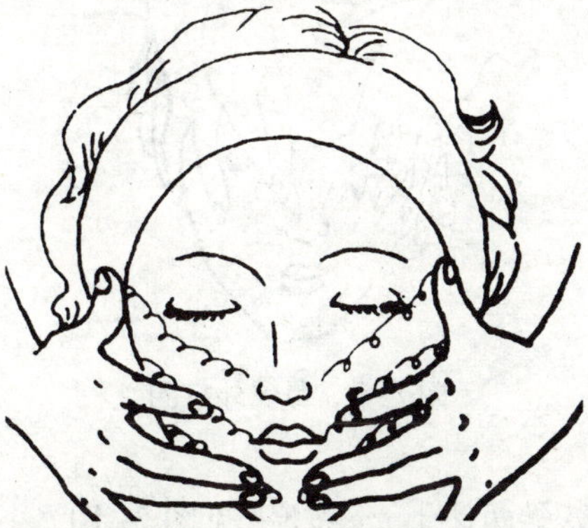

图7-6　点按听宫、翳风等

笔记栏

(6)双手中指、环指并拢,同时在下颏处揉圈(见图7-7)。

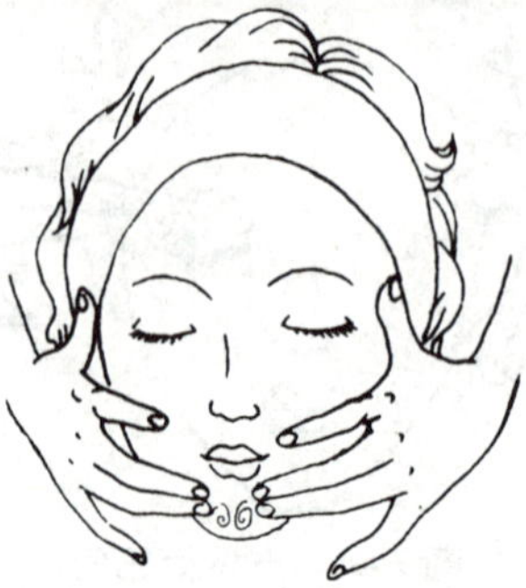

图7-7 按揉下颏

(7)双手中指、环指并拢,同时由下颏绕嘴部两侧轻抹至人中,环指再反向返回下颏部,人中处仅留中指(见图7-8)。

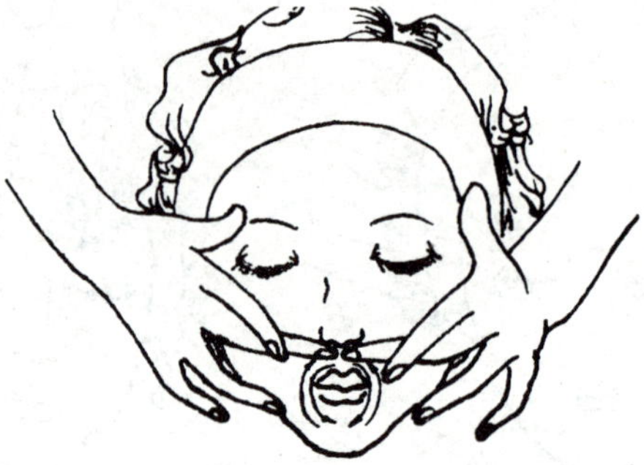

图7-8 轻抹至人中

(8)双手中指(或中指与环指并拢),在鼻翼处经过鼻窝向外打圈(见图7-9)。

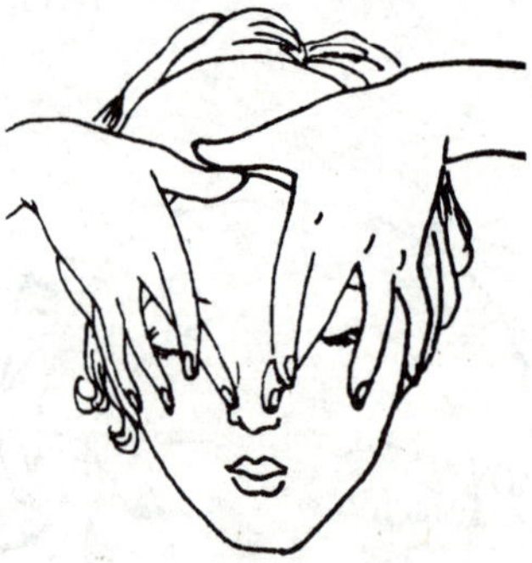

图7-9 鼻翼外打圈

(9)双手中指同时沿鼻梁两侧上、下按摩(见图7-10)。

笔记栏

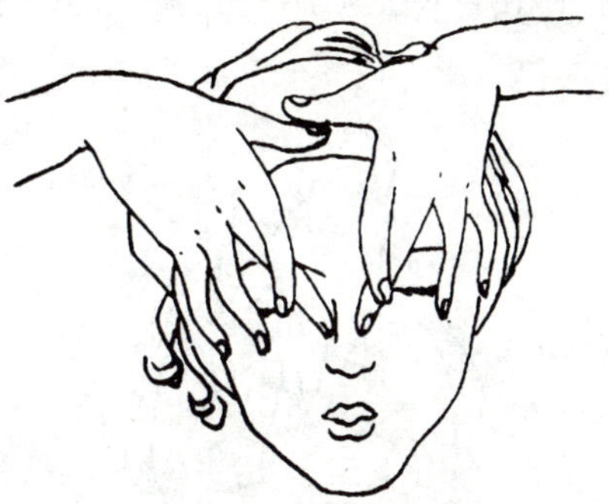

图 7-10　按摩鼻梁

2. 第二套按摩手法

(1)双手中指与环指并拢,同时由印堂穴开始在整个额部,向左右两边打圈至两侧太阳穴,最后中指点按两侧太阳穴(见图 7-11)。

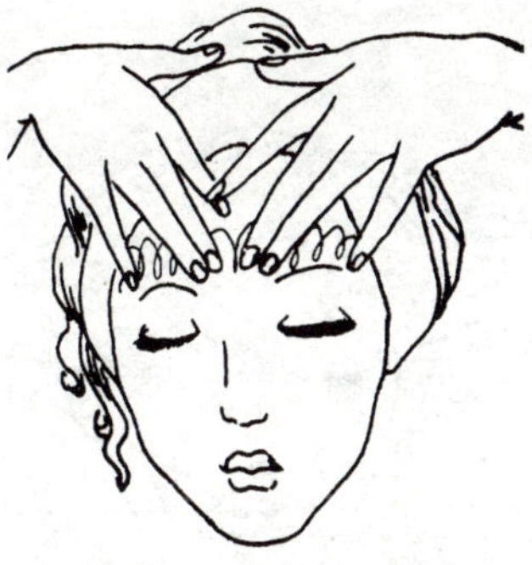

图 7-11　由印堂起抬

(2)在额部左手中指与示指叉开,由右边太阳穴向左移动,右手中指与环指并拢,一起插入左手中指与示指叉中,由下向上揉圈,并随左手一起移动至左太阳穴(见图 7-12)。

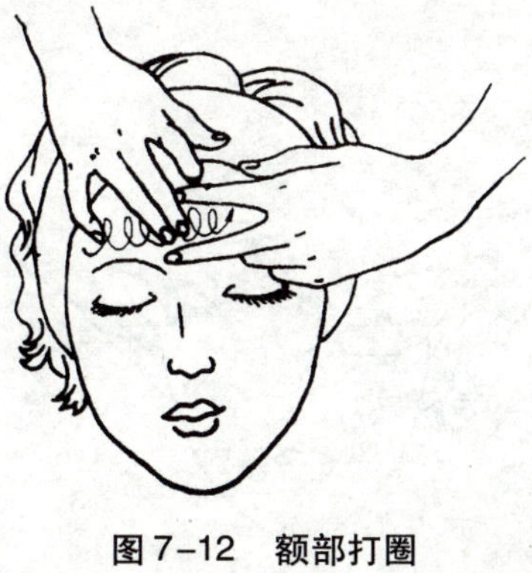

图 7-12　额部打圈

(3)在额中部,左手中指与示指叉开,由印堂穴开始竖直向上拉抹至前额发迹,右手中

笔记栏

指与环指并拢，一起插入左手中指与示指叉中，边打圈边随左手运动至前额发际（见图 7-13）。

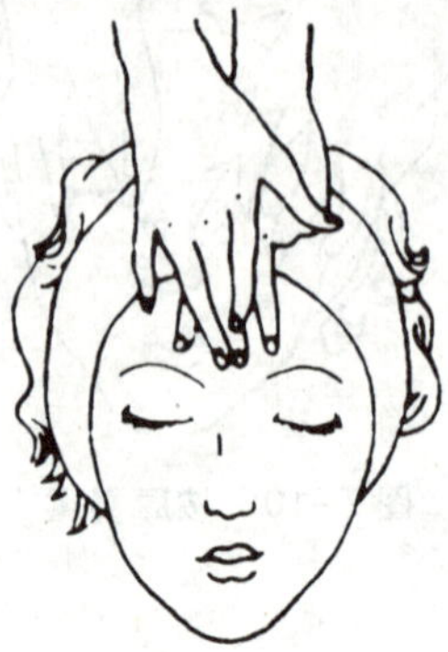

图 7-13 按摩前额

（4）双手手指相对。双手中指和环指并拢，同时由眉峰开始竖直向上拉抹至前额发迹（见图 7-14）。

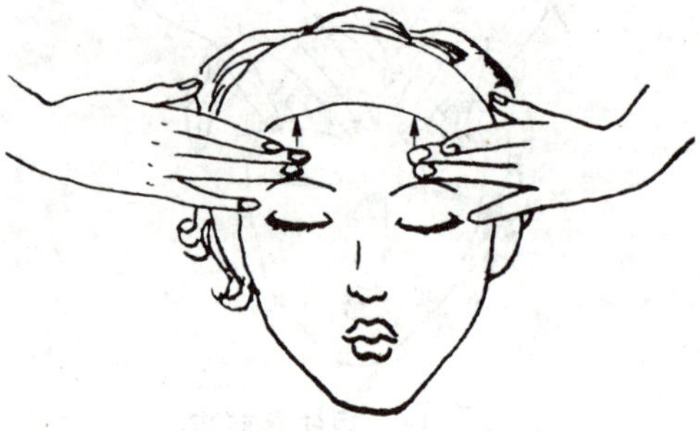

图 7-14 拉抹眉峰

（5）双手中指同时点按两侧太阳穴，随后中指向下沿眼眶打圈至攒竹穴并点按穴位，手翻转使掌心向着美容师，双手中指沿眉下缘同时向左右横向拉抹至眉峰下方停止。拇指从眉峰上方的前额发迹向下抹与中指汇合，然后中指和环指并拢，向两侧拉抹至太阳穴（见图 7-15）。

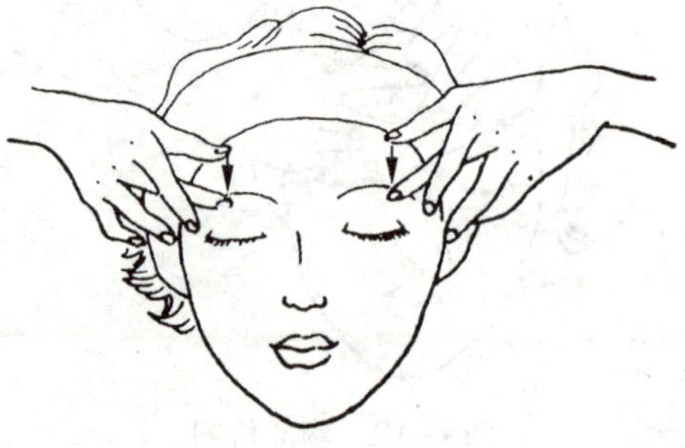

图 7-15 点按太阳穴

(6)双手中指同时点按两侧太阳穴,经额部横向拉抹至眉头,随后双手中指同时向下轻推至两侧内眼角,沿下眼眶打圈至两侧太阳穴并点按穴位(见图 7-16)。

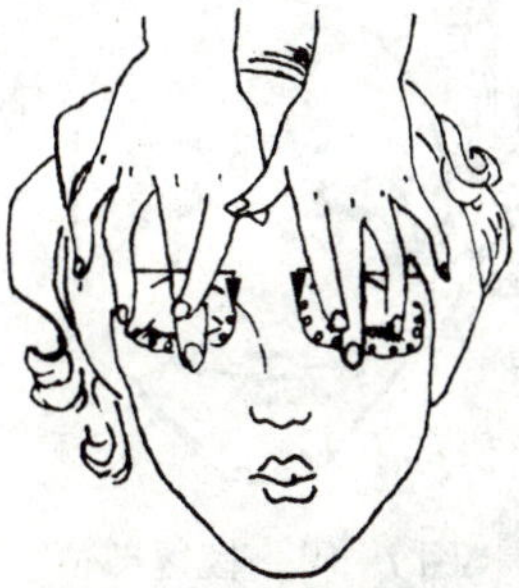

图 7-16　拉抹眉头

(7)使用双手的大鱼际由下颏中间开始沿下颌向上打圈至两侧太阳穴并点按穴位(见图 7-17)。

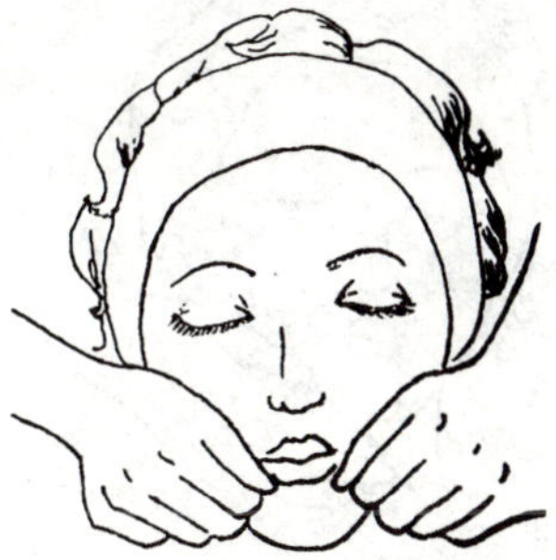

图 7-17　沿下颌向上打圈

(8)双手呈微握拳状态,分别在下颏、嘴角、面颊、颞部由里向外揉三圈,然后将肌肉夹在拇指与示指间,对肌肉做捏提动作(见图 7-18)。

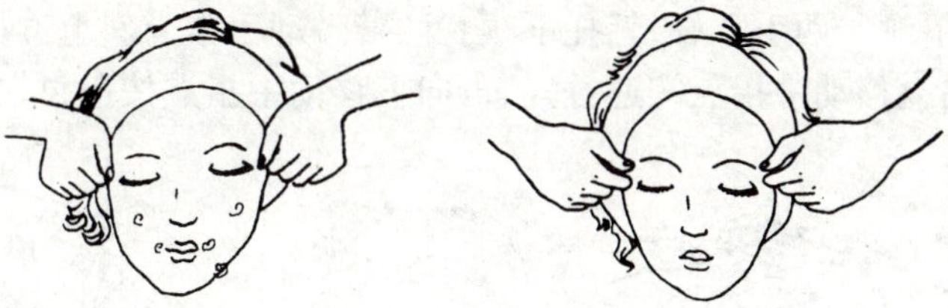

(a)　(b)

图 7-18　揉按与捏提

(9)双手呈半握拳状态,拇指与示指在下颏、嘴角、面颊、颞部用手法(8)对肌肉做捏提动作(见图 7-19)。

笔记栏

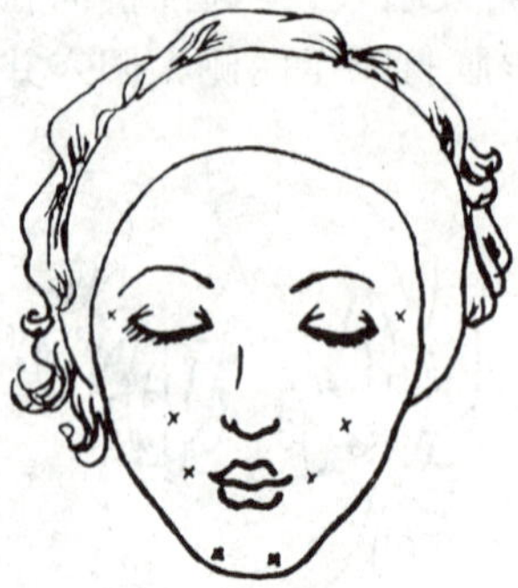

图 7-19 捏提部位

（10）在颈部，左手手掌由右向左横向轻抹，右手翻转着随左手同方向轻抹，左手紧接着在由右向左横向轻抹。两手交换反向做上述动作（见图 7-20）。

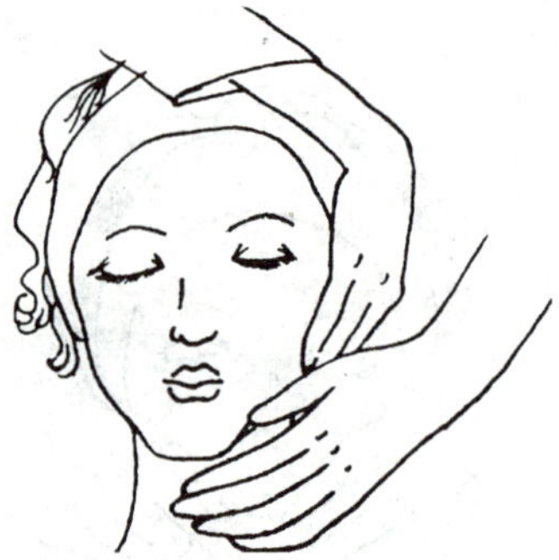

图 7-20 轻抹

3. 第三套按摩手法

（1）双手交叉于额中部，两臂用力同时向两边拉开，使两手手掌平铺在额部，继续向两边拉抹，直至双手中指点按在太阳穴上。两手手掌心相对，紧贴在皮肤上向下轻推，经过面颊到下颏。两手重叠，轻托下颏。两臂带动手掌向斜上方拉开，使双手中指点按地仓穴。向上移动中指点按迎香穴，再向上移动中指点按攒竹穴（见图 7-21）。

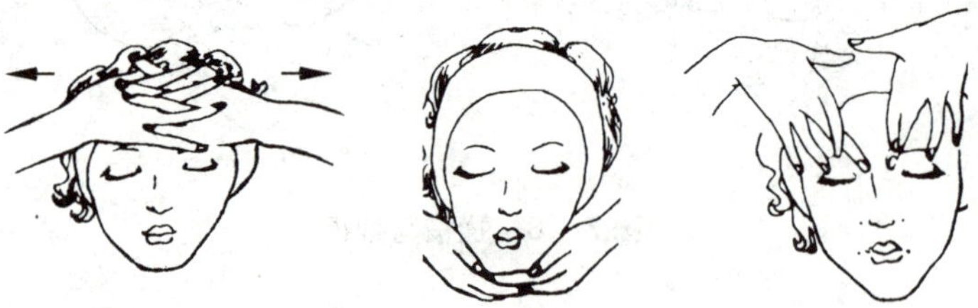

（a） （b） （c）

图 7-21 拉抹与点按

（2）在额部，双手中指和环指并拢，同时左、右横向交叉轻抹，方向由右边到左边，再返回右边（见图 7-22）。

笔记栏

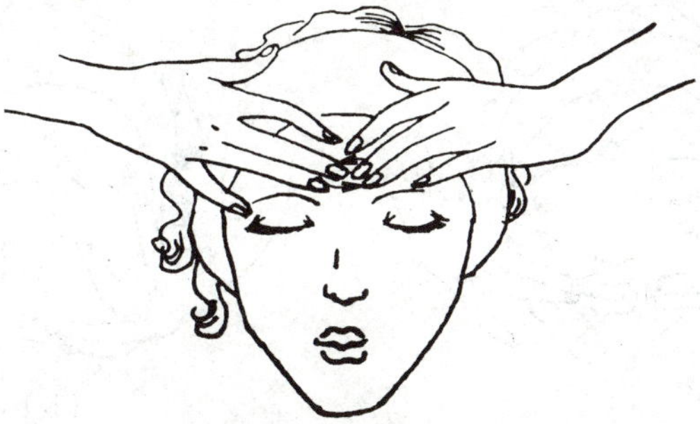

图7-22　轻抹额部

(3)使用双手小鱼际分别在额中部、两侧额部由下向上至额部发际,进行3~5次的拉抹动作。随后双手手掌分别在左右面颊做由里向外的横向抹开动作(见图7-23)。

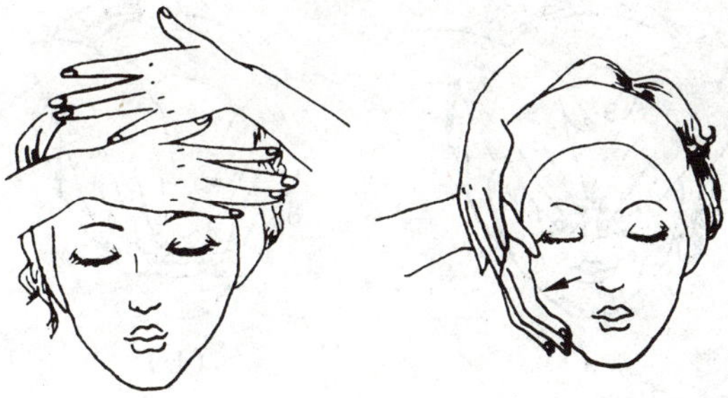

(a)　(b)

图7-23　横向与上下拉抹

(4)双手中指和环指并拢,同时点按两侧太阳穴,随后向下轻推并沿眼眶打3~4圈,最后终止于攒竹穴,双手中指按穴位。双手转动使掌心朝向美容师,示指由攒竹穴正上方的前额发际处向下轻抹与中指汇合,然后双手中指和环指同时沿两侧眉棱处拉抹至太阳穴并点按(见图7-24)。

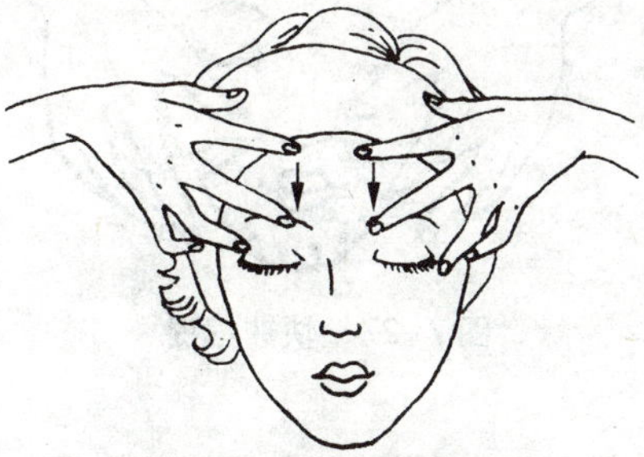

图7-24　同时点按多穴

(5)双手中指和环指并拢,分别在两侧嘴角、颞部同时做以下动作:先揉三圈,再用除拇指以外的四指对皮肤弹叩(见图7-25)。

笔记栏

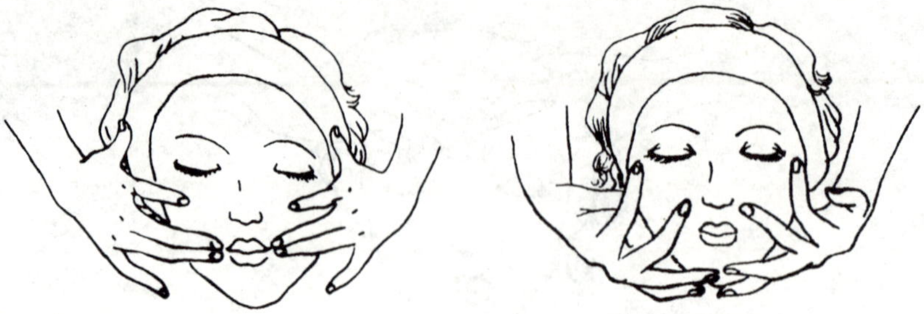

(a) (b)

图 7-25 揉圈与弹扣

(6)双手手掌平铺在皮肤上,由前额中部发迹开始,经额部向下轻推抹,使中指点按两侧迎香穴,随后双手手掌紧贴面颊皮肤向两侧横向拉抹开。重复上述轻推动作,最后双手中指点按地仓穴,再继续上述横向拉抹动作(见图 7-26)。

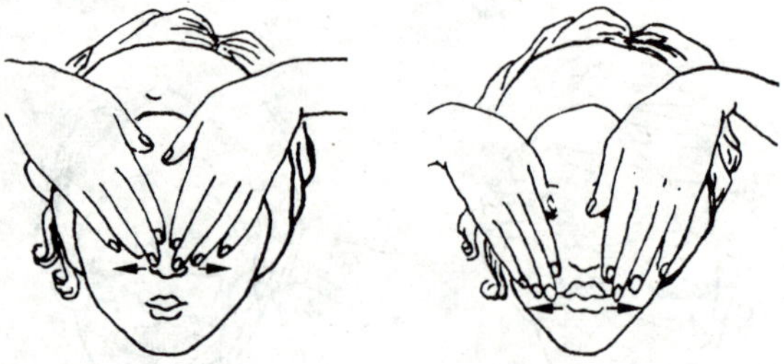

(a) (b)

图 7-26 推抹与拉抹

(7)双手拇指与中指分别由鼻翼经面颊到耳上,由嘴角经面颊到耳中,由下颏经下颌到耳根,对皮肤和肌肉做快速捏提(见图 7-27)。

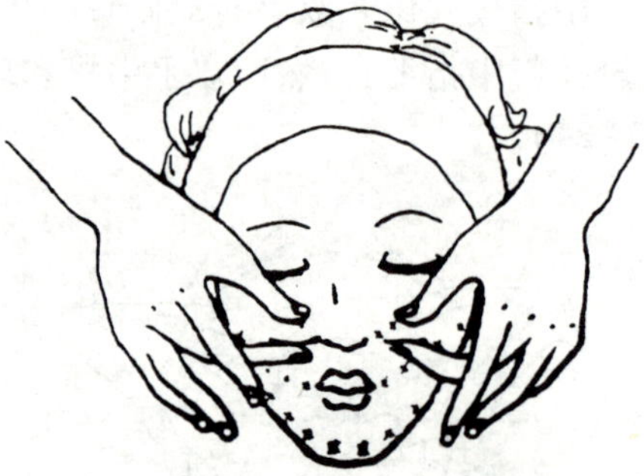

图 7-27 快速捏提

(8)双手中指和环指并拢,两手手指相对,分别在额部、面颊、下颌处做按压,向两边微小拉开、随即弹起的动作(见图 7-28)。

笔记栏

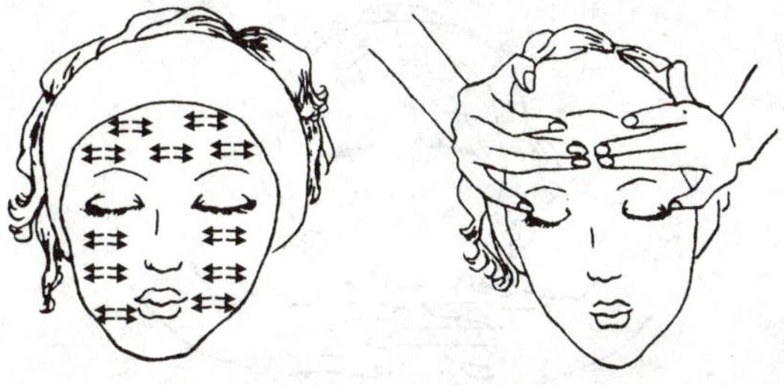

（a）　　（b）

图 7-28　按压、拉开与弹起

（9）右手扶住头顶，左手托起下颏，轻力抱住头部，做静止性振动动作，而后双手交换位置重复操作（见图 7-29）。

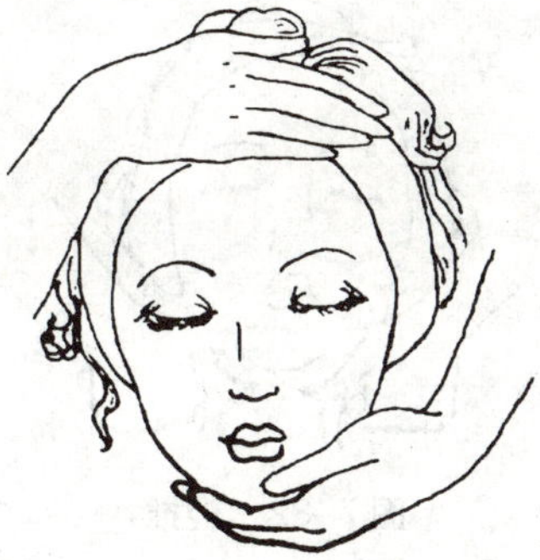

图 7-29　静止性振动

4. 第四套按摩手法

（1）双手中指同时点按两侧翳风穴位，随后除拇指以外的左手四指合并，由右经颈部拉抹至左侧翳风穴位，双手中指在此同时点按两侧翳风穴。交换双手，重复上述动作（见图 7-30）。

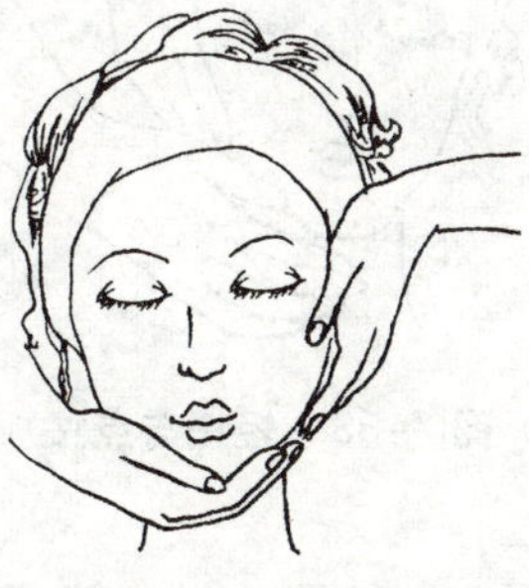

图 7-30　拉抹与点按翳风穴

（2）右手中指点按右侧翳风穴位，左手中指与示指叉中按住所要按摩的皮肤，使皮肤肌肉绷紧，左手由右拉至左侧翳风穴位处，右手中指插入左手叉中，随之移动并轻柔地左右搓抹至左侧翳风穴位处，随后右手掌经颈部拉抹回右侧原处（见图 7-31）。

笔记栏

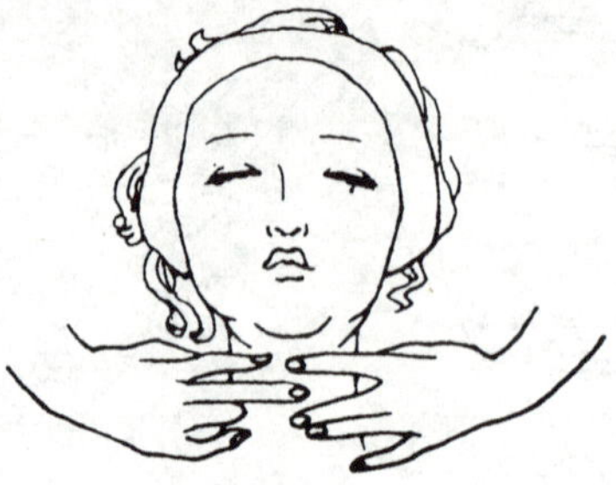

图 7-31 搓抹

(3)除拇指以外的双手四指呈半握状，置于颈部的左右两侧并借助虎口将颈部固定，双手同时由颈上部沿颈阔肌向下轻推至锁骨处(见图 7-32)。

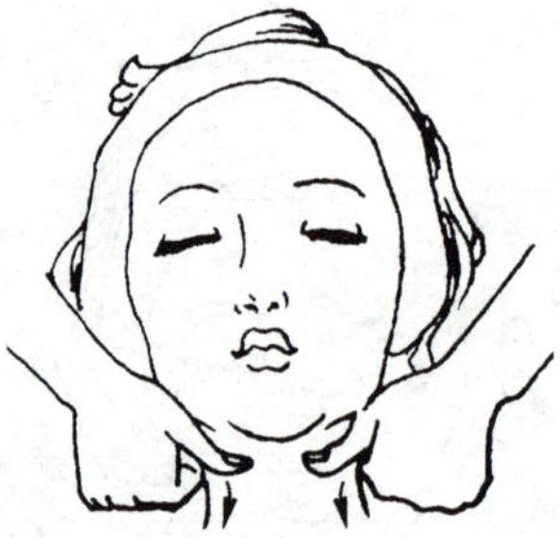

图 7-32 轻推

(4)右手拇指向下，掌心向里，经颈部由右拉抹至左，左手拇指向上，掌心向里，随右手之后拉抹至左，重复三四次后，双手交换由左拉抹至右，再重复进行(见图7-33)。

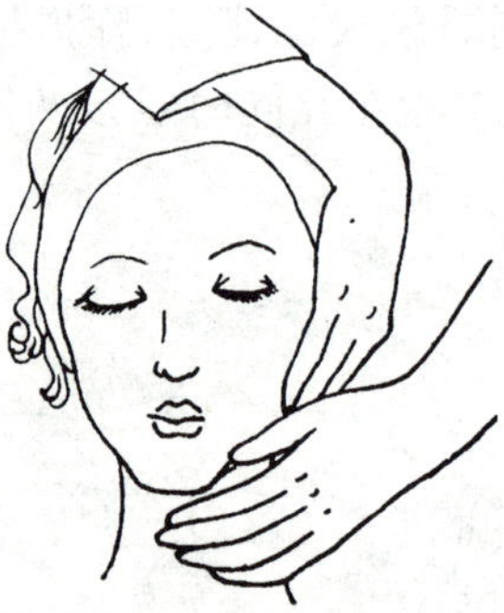

图 7-33 轻托与点按

(5)双手手掌相对，手指交叉，垂直置于额中部，随后双臂向左右两侧拉开，使双手中指到达两侧太阳穴处并点按；转动双手，使掌心相对紧贴面部皮肤，双手向下经过面颊轻推至下颏处，双手重叠，并向上方轻托数下；双手同时向两侧斜上方拉开，使中指到达地仓穴位处并点按；继续向上至迎香穴位处并点按，再继续向上至攒竹穴处并点按(参见第三套按摩手法中图 7-21)。

(6)双手中指和环指并拢,由额中部开始,同时向左右两侧,由下向上揉圈至两侧太阳穴处并点按(参见第一套按摩手法中图7-2)。

(7)双手中指和环指并拢,由右侧太阳穴开始,双手上下交叉在额部轻揉、按摩至左边太阳穴处,随后以同样手法返回右边(参见第一套按摩手法中图7-3)。

(8)双手中指和环指并拢,同时在两侧太阳穴处由下向上揉圈数次(参见第一套按摩手法中图7-4)。

(9)双手中指由两侧太阳穴处开始,沿眼眶揉小圈至攒竹穴位处,随后双手中指和环指并拢,同时沿两侧眉骨横向拉抹开至左右两侧太阳穴处(参见第一套按摩手法中图7-5)。

(10)使用双手的大鱼际,同时由嘴角两侧开始,沿面颊揉圈至太阳穴处并点按穴位(见图7-34)。

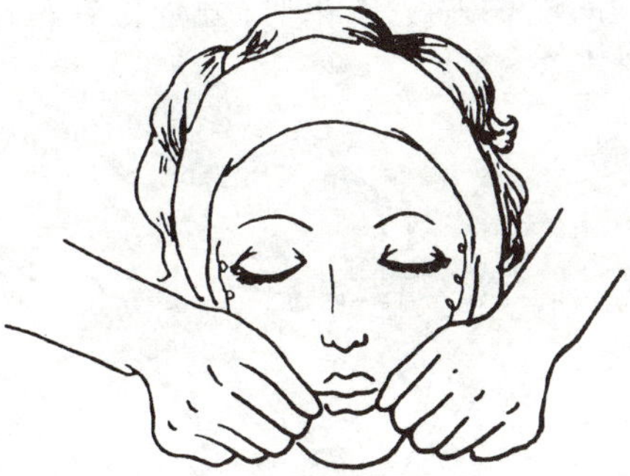

图7-34　揉圈与点按

(11)除拇指以外的双手四指轻托下颏,右手拇指由右向左呈弧形按摩下颏处肌肉,随后左手拇指由左向右以同样手法按摩(见图7-35)。

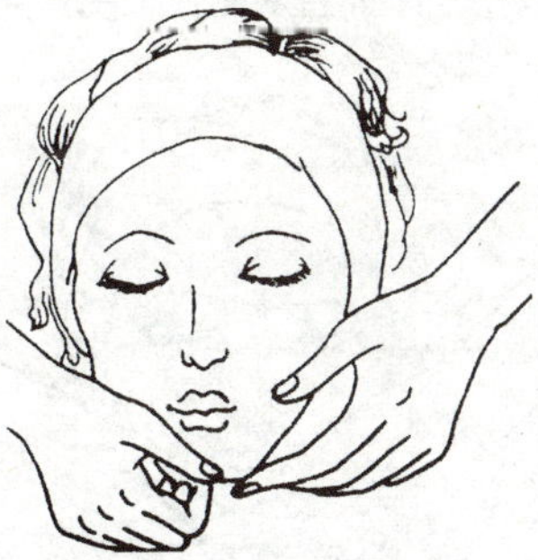

图7-35　轻托与轻按

(12)双手中指、环指并拢,由下颏开始绕嘴角轻抹至人中,随后再返回下颏部,人中处仅留中指操作(参见第一套按摩手法中图7-8)。

(13)双手中指同时在两侧鼻翼处由上向下打圈数次,随后中指沿鼻梁两侧上下轻轻反复拉抹(参见第一套按摩手法中图7-9、图7-10)。

(14)双手中指、环指并拢,同时在嘴角两侧由下向上揉数圈;除拇指以外的四指在两侧下颏处,由示指到小指依次对下颏皮肤弹叩(参见第三套按摩手法中图7-25)。

笔记栏

(15)除大拇指以外的双手四指同时在一侧下颌处,交替地从示指到小指依次对皮肤反复弹叩,随后再移向另一侧(见图7-36)。

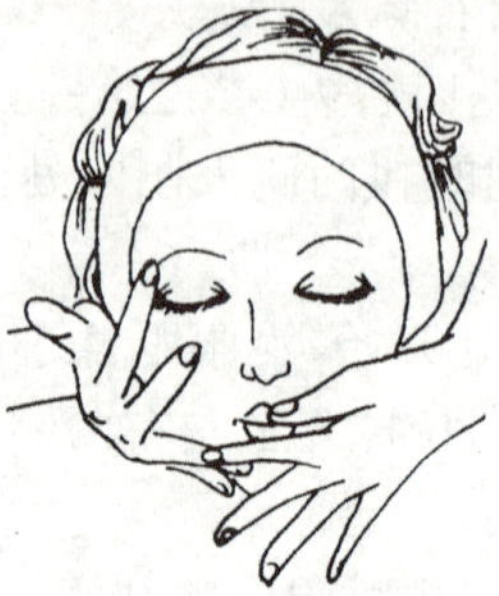

图7-36 反复弹叩

(16)双手中指、环指并拢,两手手指相对,分别做在额中部按压、向两边微微拉开、随即弹起的动作(见图7-37)。

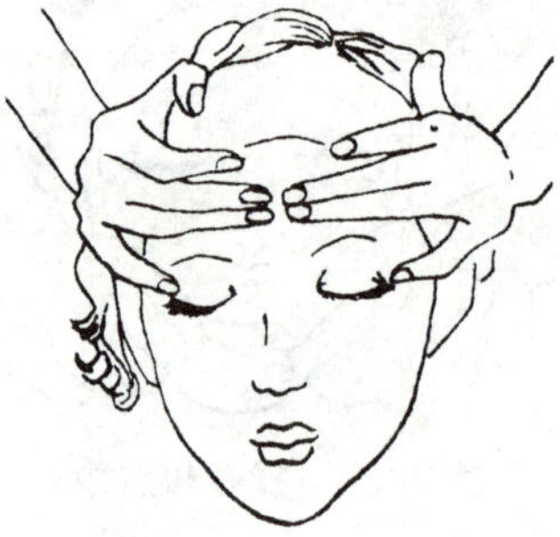

图7-37 拉开弹起

(17)双手拇指、中指分别从下颏到耳中、嘴角到外眼角、鼻翼到太阳穴处做瞬间捏提按摩。动作要快,但力要适中,有弹性(见图7-38)。

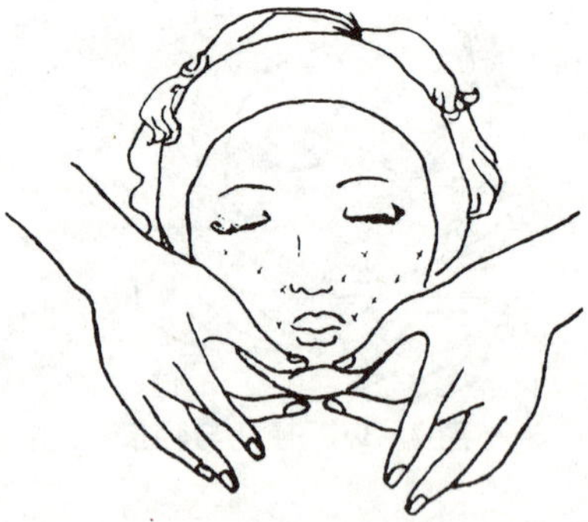

图7-38 捏提按摩

(18)右手轻按头部,左手托着下颏,双手手臂肌肉收缩产生振动。双手扶住两侧面颊,收缩手臂肌肉一起振动(见图7-39)。

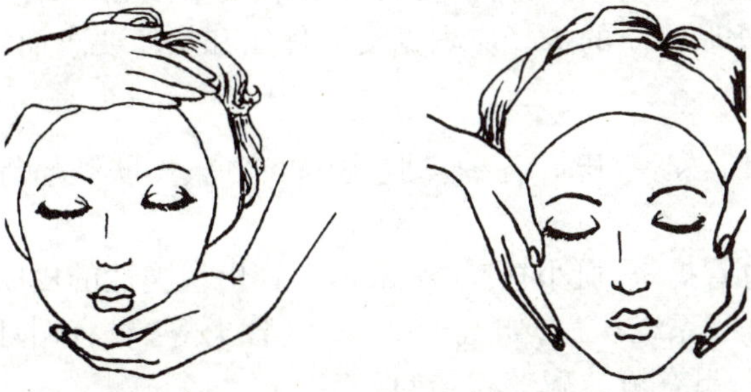

（a）　　（b）

图 7-39　轻按振动

(19)双手手掌分别在额中部、右半部、左半部及面颊右侧、左侧贴紧皮肤，交替地由下向上缓慢拉抹，每处各拉抹 4～6 次(见图 7-40)。

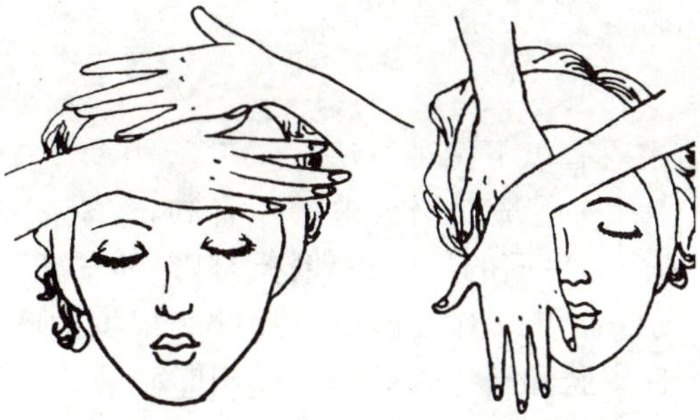

（a）　　（b）

图 7-40　缓慢拉抹

(20)双手放于额中部，拇指交叉在一起，手掌紧贴额部皮肤，向下轻缓地推抹，使中指到达鼻翼处。随后双手手掌同时向两侧横向拉抹开；重复上述轻推动作，使双手中指到达嘴角处，双手再横向拉抹开(图参见第三套按摩手法中图 7-26)。

(三)按摩的要求

(1)按摩时施力的轻重，要根据按摩的部位、按摩手法的目的和按摩对象的体质诸方面的情况而定。必要时，不仅要按摩皮肤，还要振动肌肉。点按穴位时要给人应有的感觉，但手劲不可生硬粗暴。

(2)各种手法动作要平稳而有节奏，不可忽轻忽重、忽快忽慢。

(3)按摩方向要顺着肌肉纹理的走向，一般由下向上、由内向外。

(4)每种手法的运用要持续一段时间，时间应依皮肤性质和按摩目的而定。整套按摩的时间约为 15～20 分钟。

(5)在整套按摩过程中，手法应由轻到重，再恢复到轻；由慢到快，再恢复到慢；由浅到深、由表及里，循序渐进。手法的变换和衔接要自然而连贯。

(6)在按摩过程中，无论从颈部开始还是从额部开始，都应按面部顺序依次进行。

(7)按摩时必须借助各种按摩媒质，如按摩膏、樟脑按摩油、橄榄油等，目的是为

笔记栏

了避免摩擦而造成皮肤损伤,有时为了使皮肤吸收必要的营养或获得其他保养,也可使用各种营养霜。按摩媒质的选择应根据皮肤性质和按摩要求而定。

(四)按摩禁忌证

(1)过敏性、受伤、发炎、患有各种皮肤病(如暗疮、皮肤肿瘤等)以及手术后未痊愈的皮肤。

(2)皮肤末梢血管扩张、血小板减少、末梢血管出现脆性的皮肤。

(3)患有严重呼吸系统疾病,如气管炎、支气管炎等;患有循环系统疾病,如3级高血压、心血管病等;患有精神病者和孕妇。

(4)过饱和过饥的人。

四、美肤护理的一般程序

熟练掌握美肤护理的步骤。

(一)自身的准备

在操作前操作者修剪指甲、洗手,将所有物品放到随手可得的位置上,摆放整齐,并检查仪器能否正常运转。

(二)清洁皮肤

对面部皮肤的清洁主要有以下两种方法。

(1)徒手清洁　操作者使用洗面奶为被操作者卸妆,全部清洁面部和颈部,手法得当,清洁全面、彻底,从而为后面的皮肤护理打下良好的基础。

(2)仪器清洁　借助仪器可以有效地清洗皮肤。根据皮肤属性和皮肤的具体情况选择清洗仪器。对干性皮肤和暗疮皮肤禁止使用磨刷帚。

(三)拍滋润液

在做完皮肤清洁以后,可使用沾有滋润液的棉片轻拍面部各部位皮肤,使皮肤得以滋润、放松,并调节皮肤表面的酸碱度。

(四)判断皮肤性质,制订护肤计划

根据皮肤外表、放大镜和活特氏灯下所显示出的皮肤具体特征,判断其皮肤属性,并仔细观察是否长有暗疮、粉刺和其他常见斑,然后设计、制订出切实可行的皮肤护理计划。

(五)奥桑蒸汽仪蒸面护理

奥桑蒸汽仪是美容皮肤护理中必用的仪器,适用于任何类型的皮肤。它可使毛孔开放,有利于毛孔内异物的清洁,软化角质层死细胞,对皮肤表面杀菌消毒、升高皮肤温度、促进血液循环等有一定作用。

(六)脱屑

洗面奶只能起到清洁皮肤表面、软化角质层死细胞的作用,而不能使角质层死细胞从表面除去,在使用奥桑蒸汽仪软化角质层死细胞以后,可借助磨砂膏、磨皮膏、脱屑水等彻底、有效地除去角质层死细胞,以保证细胞新陈代谢的正常进行,避免死皮屑的堆积。

(七)美容电疗仪器的使用

在皮肤护理过程中,仅仅依靠操作者的手操作是不够的,需要经常使用各种美容

笔记栏

电疗仪器以弥补徒手操作的不足。常用的美容电疗仪器有高频率电疗仪、真空吸管、阴阳电离仪等。使用时必须按仪器的使用要求去操作。皮肤应保持干燥清洁，不能带有任何水分、化妆品和污垢，更不可将两种电疗仪器连续使用，千万要注意安全，因此，在护理过程中，经常要把某些电疗仪器安排到不同程序中去使用。

（八）面部按摩护理

面部按摩在皮肤护理过程中处于重要地位。操作者要严格按照面部按摩所要求的各种规范动作，在适当的时间内，认真、准确地使用按摩手法来进行皮肤护理。按摩介质的选择，要按照皮肤情况和护理要求而定，如中性皮肤使用普通营养性按摩膏，油性皮肤使用樟脑按摩油，干性及衰老皮肤使用胚胎膏或橄榄油。

（九）面膜疗法

根据皮肤类型和护理要求，正确选择面膜，可以达到营养、美白、调理皮肤的目的。各类面膜的调制、敷面和卸妆操作，都要利索、及时、无误，方可取得良好的护理效果。

（十）滋润皮肤

将皮肤滋润液、收敛剂或日霜、晚霜涂在面部以起到滋润皮肤的作用。

（十一）结束工作

护理步骤结束后，进行修眉、化妆，使得到精心护理后的皮肤更具光彩。

第二节　美容化妆

一、美容化妆的定义及原则

（一）美容化妆的定义

美容化妆是人们在日常生活和社交活动中，通过化妆品的应用和艺术手法修饰自己，对面部的美加以烘托，对面部的不足给予适当的弥补和掩饰，以达到振奋精神、美化生活的目的而进行的美容活动。

【记一记】
美容化妆的定义及原则。

（二）美容化妆的原则

在美容化妆活动中要坚持扬长避短、宁缺毋滥、整体协调、突出个性的原则。

二、美容化妆的一般程序

（一）化妆品的选择和应用

（1）化妆水　化妆前使用化妆水，可补充皮肤表面的水分，使皮肤滋润，收敛毛孔，柔软表皮，并可抑制妆容脱落和走型。化妆水可分为：①柔软性化妆水；②收敛性化妆水；③润肤性化妆水；④营养性化妆水。

（2）乳液　也称为营养蜜，是化妆前使用的护肤品，可以给皮肤补充水分和少量的油分，使皮肤滋润而无黏腻感，自然清新。

（3）润肤露　也称为营养霜，是化妆前使用的护肤品，可供给皮肤营养水分和油

笔记栏

脂，保湿性强，使皮肤舒展而有光泽。

(4)粉底　是用于调整肤色、改善皮肤质感、遮盖瑕疵的粉饰性化妆品。常用的粉底类型有：①粉底霜；②粉条；③粉底液；④粉饼。

(5)蜜粉　又称定妆粉，用于固定粉底，防止妆走型脱落，又可柔和粉底霜和粉条在皮肤上的油光感，使妆面自然协调，可分为透明蜜粉和有色蜜粉。

(6)腮红　是用于面颊化妆的粉饰性化妆品，根据不同的脸形涂于不同的部位。腮红的颜色很多，使用时要兼顾眼影色与唇红色，使其整体协调。

(7)眼影　是用于眼部化妆的粉饰性化妆品，可分为阴影色和亮色。

(8)眼线笔、眼线液　是强调和调整眼部轮廓的修饰性化妆品。

(9)睫毛膏　可加强睫毛的浓密感，并使睫毛显长，增强眼睛的神采。睫毛膏可分为水溶性、防水性和加长性。

(10)唇膏　用于粉饰口唇的化妆品，应根据妆型、肤色和个性等选择使用。

(11)唇彩　是一种使嘴唇显得滋润、明亮的唇部化妆品，涂敷后可增强唇的饱满感，用于唇膏涂敷后的局部点缀。

(12)唇线笔　是用于强调和调整唇部轮廓的修饰性化妆品。唇线笔有多种色彩，使用时应选择与唇膏为一个色系的略深于唇膏的颜色，与唇线和唇色协调一致。

(13)眉笔　是用于描画修饰眉形的化妆品，有棕色、黑色、灰色等，可根据年龄、肤色、妆型选择使用。

(二)化妆用具的选择和应用

(1)化妆海绵　是用于涂敷粉底的化妆用具，使用前将化妆海绵用清水浸湿，再用干毛巾吸干，使其成潮湿状。

(2)粉扑　是用于扑拍蜜粉定妆的用具，一般应备两个。粉扑蘸粉后相对揉搓，使蜜粉在粉扑上分布均匀，便于定妆。

(3)羊毛刷　是用于刷腮红和轮廓红及掸浮粉的化妆用具，腮红刷和浮粉刷应分开使用。

(4)眉刷　眉毛描画后，可用眉刷将眉色晕染开，使眉毛自然协调。

(5)眉钳、剃刀　是用于修整眉形或发迹边缘毛发的用具。眉钳可将眉毛连根拔除，剃刀贴着皮肤可将毛发剃掉。

(6)眉剪　用于修整过长或杂乱下垂的眉毛，使眉毛显得整齐。

(7)睫毛夹　夹卷睫毛使用的化妆用具，夹卷后可使睫毛向上翘并产生曲线。操作时夹住睫毛根部，缓缓向上移动，使睫毛产生弧度向上翘。

(8)睫毛梳　涂上睫毛膏后用睫毛梳将睫毛理顺，以免睫毛粘在一起使妆显得不够干净。

(9)唇线毛笔　用于勾画唇轮廓线，与唇线笔的作用相同。常用于油妆或替代唇线笔。

(10)眼线毛笔　用于画油妆时勾画眼部轮廓线。

(11)棉棒　用于细小部位擦拭和眼影的晕色。

(12)假睫毛　增强眼睛的神采，常配合浓妆使用，使睫毛的浓密度和长度加强，眼睛显得妩媚、亮丽。

(13)美目贴　用于单眼皮化妆成双眼皮，或矫正过于下垂的眼皮。

笔记栏

(三)化妆的色彩

用于化妆的色彩分为影色、亮色和强调色。常用的影色有橄榄绿、棕色、灰色、褐色、蓝色、紫灰色等;常用的亮色有白色、米色、象牙白、明黄色、鹅黄色、浅粉色、浅蓝色、银白色、银灰色等;强调色也称为眼显色,主要用于眼部化妆。

(四)化妆技巧

1. 涂粉底

(1)方法　①用潮湿的海绵蘸粉底,用拍擦的方法均匀涂敷于皮肤上,由下向上、由中间向外涂,不要来回涂抹;②需要涂厚些时,用按的方法涂敷第二遍,加强粉底与皮肤的亲和性。

(2)特殊皮肤的粉底涂敷　①皮肤敏感者,应用指腹涂敷粉底,避免海绵对皮肤的刺激;②毛孔粗大、皮肤粗糙者,先用浅色粉底涂敷一遍,再用与肤色接近的粉底涂敷一遍;③皮肤发红者,先用浅绿色或浅蓝色粉底涂敷红的部位,再用与肤色接近的粉底涂敷;④色斑皮肤,先用瑕疵膏涂在色斑部位,再涂敷与肤色接近的粉底;⑤枯黄的皮肤应用粉红色粉底,使皮肤显得红润;⑥较黑的皮肤要选择浅咖啡色或深土色粉底,切勿选择浅色粉底,防止粉底与肤色反差太大而显得不自然。

2. 修饰脸形方法

(1)面部较宽大或局部较宽大　在椭圆形范围内用浅色粉底,"T"字带加亮色。在椭圆形范围外用深色粉底和影色进行收敛。

(2)面部较窄小或局部较窄小　用浅色粉底涂敷于整个面部,窄小的局部用亮色拓宽,并适当加些粉红色,使其显得宽大和饱满。

3. 描画眉形

(1)方法　①把眉笔削成尖形或鸭嘴形。②淡妆用羊毛刷蘸眼影粉刷描,使眉毛显得自然,也可用棕色或灰色眉笔顺眉毛长势描画。③眉毛描画过浓的部位,用眉刷刷去多余的颜色,将颜色晕染开。

(2)特殊眉的描画　①残缺不全的眉,先用棕色或灰色眼影涂于眉形整体,再用眉笔在残缺的部位一根根描画。②眉毛粗硬垂落,先用眉剪将眉毛修剪整齐再进行描画。

4. 画眼影方法

(1)立体晕染。

(2)水平晕染。

5. 画眼线方法

一种是眼线笔描画,另一种是眼线液描画。

(1)眼线笔描画　①选择软芯防水眼线笔,把笔芯削薄、削细;②沿睫毛根部描画,上眼线粗,下眼线略细;③当笔的描画不上色时,可蘸少许油膏润润笔芯再描画;④眼线笔描画显得柔和自然,适于生活妆。

(2)眼线液描画　①选择防水眼线液由眼尾向内眼角描画;②描画时手要稳,眼线液要均匀;③上眼线眼尾的描画要高于眼睛轮廓;④眼线液的描画显得艳丽夺目,适于浓妆。

6. 涂染睫毛油的方法

涂染睫毛的方法有四点:①如果睫毛向下垂或自身睫毛较长,先用睫毛夹夹卷睫

笔记栏

毛，使其上翘；②上眼睑的睫毛用睫毛刷从根部向睫毛梢纵向涂染，边涂边刷睫毛油；③下眼睑的睫毛要横向涂染；④需要涂得厚些时，应先薄涂一层，在睫毛上粘少许蜜粉，再薄涂一层睫毛油。应避免一次涂得太厚。

7. 粘假睫毛

自身的睫毛生得太短或太稀少时，可借助假睫毛修饰。

方法如下：①首先将成型的假睫毛根据需要进行修剪，一般剪得有参差感，使其显得自然；②在睫毛根部涂上睫毛胶，但应避免涂得太多，以防外溢；③用镊子夹住假睫毛，紧贴自身睫毛根部按压、贴紧。

8. 画鼻影

方法如下：①首先根据妆色选择适当的阴影色；②将阴影色涂在鼻梁两侧，根据鼻形需要进行上下和宽窄的晕染；③在鼻梁上和鼻尖上涂亮色晕开；④阴影色和亮色衔接自然，使凹凸感明显且柔和。

9. 画唇

方法如下：①用护唇膏护理唇面，蜃边缘涂遮盖霜。②画唇线。用削成鸭嘴形的唇线笔和羊毛唇笔勾画唇轮廓线。③涂唇膏。用羊毛唇笔蘸适当颜色唇膏从唇角向唇中部涂抹，由外向内涂饱满。④化淡妆时用纸巾将唇面的亮光吸去。⑤化浓妆时涂满唇膏再在最饱满的部位涂上光油，使唇显得饱满，唇形富有立体感。

（五）美容化妆的步骤

（1）清洁皮肤。

（2）修眉　修眉的方法有两种：①摘眉法；②剃眉法。

（3）涂拍化妆水。

（4）营养霜或乳液或隔离霜护理。

（5）涂敷粉底。

（6）施粉。

（7）画鼻影。

（8）眼部化妆　眼部化妆的方式有三种：①画眼影；②画眼线；③涂染睫毛膏。

（9）画眉。

（10）涂腮红。

（11）画唇。

（12）涂轮廓红。

（13）修妆。

第三节　美容化妆的修饰技巧

一、面部局部修饰技巧

（一）额的修饰

（1）扁平的额　额头上涂浅亮的粉底，额两侧涂深色粉底，发际边缘涂刷轮廓红。

(2)后倾的额　眉骨部位用影色收敛,额部用亮色突出,额上边缘发际涂刷轮廓红,并借助于稀薄的发帘点缀。

(3)中部凸起的额　额两侧用浅亮的粉底,额中部用深色粉底,两侧发宜蓬松使两侧加宽。

(4)宽额　额的上边用影色收敛使其显窄,发际边缘的轮廓向下延,并借助于发帘或发带遮盖。

(5)窄额　可用绞脸的方法,除去一些发际边缘的毛发,使额显宽,这种方法称开发际。

(二)眉的修饰

(1)向心眉　除去眉头过近的眉毛,眉峰向后,眉梢向外拉长些。

(2)离心眉　在眉头前用削尖或削薄的眉笔,顺眉毛的长势一根根描画,化出虚虚的眉头,将两眉拉近,眉峰略向前移,眉梢不宜拉长。

(3)吊眉　修眉时除去眉头下面的眉毛和眉梢上面的眉毛,描画时侧重于眉头上面和眉梢下面的弥补。

(4)垂眉　修眉时除去眉头上面的眉毛和眉梢下面的眉毛,描画时侧重于眉头下面与眉梢上面的弥补。

(5)杂乱粗宽的眉　根据脸形和眉与眼睛的间距,描画出基本眉形,将多余的眉毛拔除,在基本眉形的眉毛上涂少许酒精,用眉梳理顺,再把眉毛加重色调。

(6)细而浅淡的眉　根据脸形调整弧度,强调眉峰,按眉毛自然生长方向一根根描画,将眉形加宽,眉头色调浅,眉峰色浓,眉梢浅淡。

(三)眼睛的修饰

1. 向心形眼睛修饰方法

(1)眼影　内眼角用浅色眼影晕染,外眼角用强调色向外晕染,将眼影向外拉长。

(2)眼线　上眼线内眼角描画要细浅,眼尾要加宽拉长。下眼线眼尾要强调,从外眼角向内描画到 2/3 或 1/2 处,内眼角不描画。

(3)染睫毛　从眼睛中部向眼尾睫毛的涂染要厚,内眼角的睫毛不涂染或薄涂。

2. 离心形眼睛修饰方法

(1)眼影　内眼角用深色眼影收敛,强调色用于接近内眼角的部位,外眼角的眼影不宜向外拉长。

(2)眼线　上眼线的内眼角略粗,外眼角不向外延,下眼线从内眼角描画到外眼角,外眼角不宜强调。

(3)染睫毛　内眼角的睫毛涂染要厚,外眼角睫毛涂染略薄。

3. 吊眼修饰方法

(1)眼影　内眼角用强调色和浅亮色,外眼角用偏暗的影色,下眼角的尾部也用相应的强调色。

(2)眼线　描画上眼线时,内眼角略粗些,外眼角略细,下眼线侧重于眼尾的描画,描画得略粗些,描画到从外眼角向内的 1/2 部位。

4. 垂眼角修饰方法

(1)眼影　内眼角用深色眼影收敛,面积要小而低,外眼角用强调色向上晕染。

(2)眼线　上眼线要强调眼尾,内眼角描画得细浅些,外眼角眼线要宽,并高于眼尾轮廓;下眼线的描画,内眼角向下画,略平而且宽些,外眼角随眼轮廓向上收。

5. 肿眼泡修饰方法

(1)眼影　采用水平晕染。用深色眼影从睫毛根部向上晕染,逐渐淡化。眉骨部位涂亮色。肿眼泡的人尽量不使用红色作眼影。

(2)眼线　上眼线的内外眼角略宽,眼尾高于眼睛轮廓;眼睛中部的眼线要细而直,尽量减少弧度;下眼线的眼尾略粗,内眼角略细。

6. 眼袋浮肿修饰方法

(1)眼影　眼影色宜柔和浅淡,不宜过分强调。一般应选用咖啡色和米白色。

(2)眼线　上眼线的内眼角略细,眼尾略宽;下眼线的内眼角描画略宽并向下画,眼睛中部宜平直,忌描画成弧形。

7. 细眼形修饰方法

(1)眼影　宜用偏暖色眼影强调,采用水平晕染方法,上眼睑的眼影由离眼睑边缘2 mm部位向上晕染,下眼睑眼影从睫毛外侧向下晕染略宽些。

(2)眼线　上眼睑部位用白色眼线笔描画,再用黑色眼线笔在睫毛外侧描画宽些,上眼线的眼尾略上扬,下眼线略呈弧形。

8. 宽眼睑修饰方法

(1)眼影　用深色眼影贴近睫毛根部向外晕染,眉骨下方用亮色。

(2)眼线　上眼线沿睫毛根部描画,线条要细,下眼线描画在睫毛根内侧的眼睑上。

9. 圆眼形修饰方法

(1)眼影　强调色用于上眼皮的内外眼角,眼尾影色向外晕染,眼中部用影色收敛,忌用亮色,眉骨部位用亮色;下眼睑的眼尾用强调色向外晕染,把眼形拉长。

(2)眼线　上眼线的内眼角略宽,眼睛中部宜平直而细,外眼角拉长,加宽并上扬;下眼线的外眼角略宽,描画到从外眼角向内的1/2部位。

(四)鼻的修饰

1. 理想形修饰方法

鼻梁两侧涂浅棕色或橄榄绿色,上下晕染,鼻梁上略加亮色,色调衔接要自然,使鼻的美感突出。

2. 鹰钩鼻修饰方法

鼻根部涂影色使其收敛,鼻梁上端过窄的部位涂亮色使其显宽,鼻尖用深色粉底,鼻翼用亮色,使其向外延展。

3. 翘鼻修饰方法

鼻根部用亮色晕染,鼻根两侧用影色,鼻翼用影色收敛。

4. 尖形鼻修饰方法

鼻梁上的亮色涂宽些,向两侧晕染,鼻尖旁边涂亮色,鼻翼涂亮色,使其显得丰满、圆润,尖形鼻尽量不用影色晕染。

5. 蒜形鼻修饰方法

鼻根、鼻梁用亮色晕染、使其显高显宽,鼻尖用亮色,鼻翼用影色,突出鼻尖,缩小鼻翼与鼻梁不协调的差距。

6. 塌鼻梁修饰方法

将较深的影色涂于内眼角眼窝部位，将影色上下晕染，鼻梁上涂亮色，利用影色与亮色的相互衬托，使鼻梁显高。要掌握好色调的明暗过渡，亮色、影色衔接要自然。

7. 鼻子过短修饰方法

将阴影色从眉间的鼻根处向下晕染，影色的面积略宽些，再向鼻梁上晕染，使鼻梁两侧加宽，鼻梁上的亮色晕染，要从眉间的鼻根处到鼻尖，细而长的晕梁，使鼻形拉长。

8. 鼻子过长修饰方法

阴影色从内眼角旁的鼻梁两侧向下晕染，至鼻根向下的 2/3 部位，鼻梁上的亮色晕染得宽一些，但上下要短些，使鼻子显得短。

（五）唇的修饰

1. 理想形修饰方法

依唇形勾画出细而实的唇线，在唇线内的唇面上涂满唇膏，以张开嘴唇，唇角不露本色皮肤为标准。

2. 嘴唇过厚修饰方法

用遮盖霜涂于嘴唇边缘，甚至包括唇面，并用蜜粉固定。用深色唇线笔沿唇角勾画，保持嘴形本身的长度，将其厚度轮廓向内侧勾画，唇膏宜选用偏冷的深色，使厚唇得到收敛。

3. 嘴唇过薄修饰方法

用唇线笔将轮廓线向外扩展，上唇的唇峰描画圆润，下唇增厚，唇膏涂满到唇角，唇面上涂上光油，唇膏宜选用偏暖的色彩。

4. 唇角下垂修饰方法

用遮盖霜涂于唇轮廓周围，尤其是唇角部位，再用唇线笔勾画轮廓线。画上唇线时，唇峰略压低，唇角略提高，嘴角向内收。画下唇线时，唇角向内收于上唇线交会。唇中部的唇膏色比唇角略浅些，突出唇的中部。

5. 嘴唇突出修饰方法

画轮廓线时，唇角略向外延，嘴唇中部的上下轮廓线都尽量画直，收敛过于突出的感觉，唇膏宜选用偏冷色。

6. 平直形唇修饰方法

勾画上唇线时描画出唇峰，下唇画成船底型或圆润形，唇线的颜色要略深于唇膏色。

（六）下颏的修饰

1. 理想形修饰方法

与面部用同色粉底，颏沟略加影色。

2. 方下颏修饰方法

在下颌骨的颌结节处涂阴影色，下颏上涂亮色和少许腮红，使下颏圆润饱满而突出，下颌骨收敛。

3. 下颏过尖、过长修饰方法

将阴影色或深色粉底涂于下颏部位，两腮部涂亮色到耳根，并在腮部的亮色边缘加少许轮廓红，使下颏的长度得到收敛，两腮显得圆润饱满。

笔记栏

4. 下颏短修饰方法

将亮色涂于下颏部位，使其显得面积向下大一些，两腮部略用影色收敛，同时面部的其他部位也适当收敛。

5. 颏沟过深修饰方法

颏结节部位涂阴影色或深色粉底收敛，颏沟部位涂略浅的粉底时颏沟显得浅一些。

6. 平下颏修饰方法

将亮色涂于下颏的颏结节部位，使下颏突出。下颏与唇之间涂略深的影色晕染，使下颏与唇之间显出凹凸结构。

二、面部整体修饰技巧

（一）椭圆形脸的修饰方法

五官间距符合三庭五眼规律，凹凸层次柔和分明，化妆侧重于皮肤的美色，妆色宜浅淡，强调自然美。

知识链接

人们经常谈论的三庭五眼是对面部的长和宽比例的一种简单的测量。如果不合乎这个比例，就会感到脸形不够理想。第一庭：从发际线到眉毛；第二庭：眉毛到鼻尖；第三庭：从鼻尖到下颚。五眼：两只眼睛为两个单位，两眼之间为一个眼宽，从两眼外角（从正面看）各为一个眼长，共五个眼宽，叫五眼。如果从发际到眉毛长于下面第二、第三庭，就显得前额宽大，形成大脑门。如果从眉毛到鼻尖比上下第一、三庭长，那就是长鼻型。要是从鼻尖到下颚长于第一、二庭那就是长下巴。如果两只眼睛的中间没有一只眼睛的宽度，就会显得鼻梁很窄；如果两眼中间宽于一只眼睛，又会感到五官不紧凑，这都属于比例不协调，不合乎三庭五眼的布局，都需要用化妆的手法来矫正修饰，达到理想的脸形。

（二）圆形脸的修饰方法

1. 脸形

将亮色涂于额骨的额结节、颧骨的颧结节和下颏部位，使这些部位突出。将影色涂于额的两侧和下颌角部位，使其收敛。

2. 腮红

腮红涂于颧弓下陷部位，呈月形，从颧骨旁斜上方拉长。

3. 鼻形

骨梁的亮色晕染要细而长，长至额骨，下至鼻尖。阴影色略宽，使鼻梁显细显长。

4. 眉形

眉头略压低些，眉梢略上扬，成微吊形。

笔记栏

5. 眼形

上眼线的眼尾略粗些，高于眼轮廓并向外拉长，眼睛中部描画平直。下眼线强调外眼角，并向外延一些，使眼形显长。

6. 唇形

勾画轮廓线时，唇峰略带棱角，下唇底部轮廓略平直，唇形不宜强调厚度。

7. 轮廓红

涂于耳边侧发迹和下颌角边缘部位。

（三）方形脸的修饰方法

1. 脸形

将影色涂于两额角和下颌角，使其宽度收敛；将亮色涂于额中部、颧骨和下颏，使面部的中间突出。

2. 鼻形

将影色涂于鼻根两侧向下晕染至鼻翼，阴影色略宽。鼻梁上的亮色，有鼻根向下晕染至鼻尖，使鼻形拉长。

3. 腮红

将腮红从颧骨斜刷至眉梢，斜纵向晕染，面积要小、色要浅淡。

4. 眉形

眉毛宜呈弧形，眉峰略向前移，眉梢不宜拉长。

5. 眼形

眼线的描画可略粗些，上眼线的眼尾略向上扬，下眼线可画满。

6. 唇形

唇峰的勾画可圆润些，唇底部轮廓弧度要大，唇形饱满而柔和。

7. 轮廓红

涂于两额角边的侧发迹、两下颌角边缘和颈的两侧。

（四）长形脸的修饰方法

1. 脸形

额的上方涂阴影色，下颏涂深色粉底收敛，额的两侧、颧骨外侧和下颌角涂亮色，使面部的两侧拓宽。

2. 鼻形

鼻梁两侧的阴影色从眼角旁向下晕染，不过鼻翼，阴影色面积要窄而短。将亮色涂于鼻梁中部，面积要宽，但上下晕染要短，使鼻梁显宽，并收敛其长度。

3. 腮红

将腮红涂于颧骨外侧，横斜向晕染到鬓发边缘。

4. 眉形

眉毛的描画要平而略带弧形，眉峰略向后移，眉梢拉长。

5. 眼形

内眼角眼线细，外眼角眼线略宽，并略向外延。

6. 唇形

唇峰的勾画略向外，唇形宜圆润、饱满，唇底部勾画略宽些。

笔记栏

7. 轮廓红

将轮廓红涂于额的上边缘和颈的中部。

(五)正三角形脸的修饰方法

1. 脸形

阴影色涂于下颌骨突出部位，使其宽度收敛，亮色涂于两上额角和下颏部位，使额角展宽，下颏突出。

2. 鼻形

用于鼻梁两侧的阴影色面积要窄，鼻翼涂影色，亮色在鼻梁上晕染得宽一些。

3. 腮红

将腮红涂于颧骨外侧，斜向鬓角晕染。

4. 眉形

眉毛的描画要平而略带弧形，眉峰略向后移，眉梢拉长些。

5. 眼形

眼轮廓线略平，眼尾眼线拉长，下眼线描画要细。

6. 唇形

勾画唇形时，唇峰和下唇底的轮廓宜圆润。

7. 轮廓红

将轮廓红涂于下颌角边缘。

(六)倒三角形脸的修饰方法

1. 脸形

阴影色涂于两额角和下颏部位，使过宽的额角收敛、下颌显得短，将亮色涂于下颌骨两侧，使其向外扩展。

2. 鼻形

将涂于鼻梁两侧的阴影色向下晕开，涂于鼻梁上的亮色晕染到鼻尖，使鼻形显得向下。

3. 腮红

将腮红涂于颧骨下侧，斜向眉边晕染。

4. 眉形

眉毛的描画成弧形，眉峰向前移，眉梢不宜拉长。

5. 眼形

眼轮线描画的弧度大些，眼尾不宜拉长，下眼线要描画得粗些。

6. 唇形

勾画唇轮廓线时，唇峰要圆润，下唇底部轮廓略平，呈船底形。

7. 轮廓红

将轮廓红涂于两鬓发际边缘和下颏的底部。

(七)菱形脸的修饰方法

1. 脸形

两额角和下颌骨部位涂亮色，使其展宽，颧弓下陷部位涂亮色，使其显得高。颧骨的颧结节涂深色粉底收敛，下颏涂影色收敛。

笔记栏

2. 鼻形

涂于鼻梁两侧的鼻侧影晕染宽些，使鼻梁显细，鼻梁上的亮色也相应晕染得细窄些。

3. 腮红

选择柔和的亮色腮红，涂于颧骨下侧，斜向晕染。

4. 眉形

眉形宜平，眉峰略向后移，眉梢向外拉长。

5. 眼形

上眼尾的眼线略拉长，内眼角眼线细，外眼角眼线粗。上眼线描画粗些，下眼线描画要细浅。

6. 唇形

勾画唇轮廓线时，唇峰要圆润，下唇底部轮廓略平，呈船底形。

7. 轮廓红

将轮廓红涂于额骨上边缘、发迹线部位和颈部。

小　结

本章讲述以下内容。皮肤类型：①中性皮肤；②油性皮肤；③干性皮肤。皮肤按摩常用的穴位：①太阳穴；②印堂穴；③攒竹穴；④瞳子髎穴；⑤听宫穴；⑥翳风穴；⑦迎香穴；⑧地仓穴；⑨人中穴。皮肤按摩常用方法：①按抚法；②揉捏法；③扣抚法；④振动法；⑤捏按法。美容化妆的原则有：扬长避短，宁缺毋滥，整体协调，突出个性。重点是美肤护理及化妆的一般程序和美容化妆的修饰技巧。

问题分析与能力提升

某医院要求护士淡妆上岗，实习护士袁某为达到医院要求，给自己实施化妆，结果人们看到她时反而没有美感，首先感觉她有一张大嘴，其次，脸部皮肤粗糙、不干净。

问题：①引起脸部皮肤粗糙以及不干净的原因是什么？②为何化妆后反而给人不美的感觉？

思考题

1. 某医院护士宋某，自述洗脸后皮肤发胀，且皮肤粗糙。此护士为何种类型皮肤？应该怎样保养？

2. 说出自己的皮肤类型。

3. 某医院护士高某长脸形，理想唇形，两眉间距较短，鼻梁较高。她应该怎样给自己化妆？

4. 说出皮肤护理及化妆的一般程序。

（薛军霞　戎　欣）

第八章　护理礼仪美

学习目标

◆了解礼仪的概念、原则以及学习礼仪的注意事项，了解护理礼仪在护理工作中的重要作用。

◆掌握护士的基本礼仪。

◆运用护士工作中的专业礼仪、护士日常社交礼仪。

【知识点】

礼仪的特点；礼仪的原则；礼仪的作用；护理礼仪的特点；护理礼仪的作用。

古人曰："不学礼，无以立""敬人者，人恒敬之"。它道出了礼仪在现实生活中的巨大作用。礼仪作为人类社会发展中形成的一种源远流长的丰厚的文化，不仅是社会生活的要求，也是一个人乃至一个民族文明程度的体现。

礼仪是人类为维系社会正常生活而要求人们共同遵守的最起码的道德规范，是人们在长期共同生活和相互交往中逐渐形成，并且以习俗、习惯和传统等方式固定下来的。对个人而言，礼仪是个人的思想道德水平、文化修养、交际能力的外在表现；对社会来说，礼仪是一个国家社会文明程度、道德风尚和生活习惯的反映。

礼仪的内容涵盖社会生活的各个方面，关于礼仪的著述非常丰富，如政务礼仪、商务礼仪、服务礼仪、社交礼仪、国际礼仪等，其中涉及护理礼仪方面的论述，尤应引起护理工作者的关注。

护理工作者是时刻同各种人群打交道的群体。他们的一言一行，牵动着患者敏感的神经；他们的一举一动，体现出护理人员对患者的尊重和关注程度。社会经济的快速发展，使人们日益关注自己的身心健康，也使人们对护理人员的期望值越来越高。这些就要求护理工作者不仅要有精湛的技术、高尚的医德，还要具备礼仪知识，才能让患者放心、让社会满意。

笔记栏

第一节　礼仪概述

一、礼仪的概念

“礼”这个字的意思是什么呢？它是一种道德规范:尊重。“礼者敬人也。”在人际交往中,既要尊重别人,更要尊重自己。“仪”就是恰到好处地向别人表示尊重的形式。在人际交往中我们不仅要有礼,而且要有仪。

礼仪概述

礼仪是指人们在社会交往中由于受历史传统、风俗习惯、宗教信仰、时代潮流等因素的影响而形成,既为人们所认同,又为人们所遵守,以建立和谐关系为目的的各种符合礼的精神及要求的行为准则或规范的总和。由于礼仪是社会、道德、习俗、宗教等方面人们行为的规范,所以它是人们文明程度和道德修养的一种外在表现形式。礼仪对个人而言,是一个人思想水平、文化修养、交际能力的外在表现。

礼仪也是人类文明的结晶,是现代文明的重要组成部分。它体现的宗旨是尊重,这种尊重总是同人们的生活方式有机地、自然地、和谐地融合在一起,成为人们日常生活、工作中的行为规范。这种行为规范包含着个人的文明素养,也体现出人们的品行修养。

简言之,礼仪就是人们在社会交往中逐渐形成的大家要遵守的规范与准则。从个人修养的角度来看,礼仪是一个人内在修养和素质的外在表现。从交际的角度来看,礼仪是人们交际中的一种艺术,是一种交际的方法。从传播的角度来看,是人际交往中进行相互沟通的技巧。

二、礼仪的特点

礼仪的特点包括哪些内容?

1. 礼仪具有普遍认同性

所谓认同性就是全社会的约定俗成,是全社会共同认可、普遍遵守的准则。一般来说,礼仪代表一个国家、一个民族、一个地区的文化习俗特征,但我们也看到不少礼仪是全世界通用的,具有全人类的共同性,例如问候、打招呼、礼貌用语、各种庆典仪式、签字仪式等,大体是世界通用的。

礼仪的普遍认同性,主要源于共同的经济生活和文化生活。经济的发展必然导致礼仪的变化。比如现代经济的快节奏、高效率,使现代礼仪向简洁、务实方向发展。共同的文化孕育了共同的礼仪。礼仪的普遍认同性表明社会中的规范和准则,必须得到全社会的认同,才能在全社会中通用。

2. 礼仪具有规范性

所谓规范性,主要是指它对具体的交际行为具有制约性。这种规范性本身所反映的实质是一种被广泛认同的社会价值取向和对他人的态度。无论是具体言行还是具体的姿态,均可反映出行为主体包括思想、道德等内在的品质和外在的行为标准。

3. 礼仪具有广泛性

所谓广泛性,主要是指礼仪在整个人类社会的发展过程中普遍存在,并被人们广

笔记栏

泛认同。礼仪无处不在,礼仪无时不在。

4. 礼仪具有沿袭性

所谓沿习性,是指礼仪形成本身是个动态的发展过程,是在风俗和传统变化中形成的行为规范。在这种发展变化中,表现为一种继承和发展。礼仪一旦形成,就有一种相对独立性。我们今天的礼仪形式就是从历史中继承下来的,有不少优秀的还要继续传承下去,而那些封建糟粕则会逐渐被抛弃。所以,交际礼仪的沿袭和继承是个不断扬弃的社会进步的过程。

世界上任何事物都是发展变化的,礼仪虽然有较强的相对独立性和稳定性,但它也毫不例外地随着时代的发展而发展变化。社会交往的扩大,各国民族的礼仪文化都会互相渗透,尤其是西方礼仪文化引入中国,使中华礼仪在保持传统民族特色的基础上,发生了更文明、更简洁、更实用的变化。

三、礼仪的原则

1. 宽容的原则

礼仪的原则是什么?

即人们在交际活动中运用礼仪时,既要严于律己,更要宽以待人。

理解宽容就是说要豁达大度,有气量,不计较和不追究。具体表现为一种胸襟、一种容纳意识和自控能力。

2. 敬人的原则

即人们在社会交往中,要敬人之心常存,处处不可失敬于人,不可伤害他人的个人尊严,更不能侮辱对方的人格。

敬人就是尊敬他人,包括尊敬自己,维护个人乃至组织的形象。不可损人利己,这也是人的品格问题。

3. 自律的原则

这是礼仪的基础和出发点。学习、应用礼仪,最重要的就是要自我要求、自我约束、自我对照、自我反省、自我检查。

自律就是自我约束,按照礼仪规范严格要求自己,知道自己该做什么,不该做什么。

4. 遵守的原则

在交际应酬中,每一位参与者都必须自觉、自愿地遵守礼仪,用礼仪去规范自己在交往活动中的言行举止。

遵守的原则是对行为主体提出的基本要求,更是人格素质的基本体现。遵守礼仪规范,才能赢得他人的尊重,确保交际活动达到预期的目标。

5. 适度的原则

应用礼仪时要注意把握分寸,认真得体。

适度就是把握分寸。礼仪是一种程序规定,而程序自身就是一种“度”。礼仪无论是表示尊敬还是热情都有一个“度”的问题,没有“度”,施礼就可能进入误区。

6. 真诚的原则

运用礼仪时,务必诚信无欺,言行一致,表里如一。

真诚就是在交际过程中做到诚实守信,不虚伪、不做作。交际活动作为人与人之间信息传递、情感交流、思想沟通的过程,如果缺乏真诚则不可能达到目的,更无法保

笔记栏

证交际效果。

7. 从俗的原则

由于国情、民族、文化背景的不同，必须坚持入乡随俗，与绝大多数人的习惯做法保持一致，切勿目中无人，自以为是。

从俗就是指交往各方都应尊重相互之间的风俗、习惯，了解并尊重各自的禁忌。如果不注意禁忌，就会在交际中引起障碍和麻烦。

8. 平等的原则

平等是礼仪的核心，即尊重交往对象，以礼相待，对任何交往对象都必须一视同仁，给予同等程度的礼遇。

礼仪是在平等的基础上形成的，是一种平等的、彼此之间的相互对待关系的体现，其核心问题是尊重以及满足相互之间获得尊重的需求。在交际活动中既要遵守平等的原则，同时也要善于理解具体条件下对方的一些行为，不应过多地挑剔对方。

四、礼仪的分类

礼仪，是一种交往艺术，是一种沟通技巧，也是一种行为规范。

当然，现代礼仪是划分得很具体的，不同的领域、不同的对象都有不同的讲究。一般而论，现代礼仪可以分为以下五种。

(1)政务礼仪　它是国家机关工作人员、国家公务员在执行国家公务、为政府服务时所讲究的礼仪。

(2)商务礼仪　它是公司、企业从业人员在商务交往中所讲究的礼仪。

(3)服务礼仪　它是服务行业从业人员——酒店、餐厅、旅行社、银行、保险公司、医院等行业从业人员在工作中所讲的礼仪。

(4)社交礼仪　就是人们在工作之余的公众场合、迎来送往和私人交往中所讲的礼仪。

(5)国际礼仪　它是我们中国人和外国人打交道时所讲究和必须遵守的礼仪。

五、礼仪的作用

礼仪的作用简而言之，通常具有以下三种。

礼仪的作用有哪些？

(1)内强素质　作为现代人，要跟别人打交道也好，要做好本职工作也好，恰到好处地展示自己的素质是非常重要的，那么教养体现于细节，细节展示素质，言谈话语举止，其实是素养问题。荀子曾说："礼者，养也。"就是此意。

(2)外树形象　在国际交往中也好，在国内交往中也好，员工个人形象就是代表组织形象，就是代表产品和服务形象。鉴于此，个人在交往中一定要注意形象。

(3)增进交往　现代人都有这样的欲望：多交朋友，广结善缘。一个人不管你愿意不愿意在社会生活中你必然要跟别人打交道。古希腊人亚里士多德说："一个人不和别人打交道，不是一个神就是一个兽。"革命导师马克思说："人是各种社会关系的总和。"一个人做任何事情，做农民也好，做工人也好，做企业家也好，做官员也好，做学者也好，做学生、教师也好，肯定要和别人交往。既然要跟别人交往，就要有交往的艺术，所以学习礼仪有助于交往。说话时得会说，什么话能说，什么话不能说，都有一

笔记栏

定的规则。

总而言之，在社交活动中，上面提到的学习交际礼仪的三个作用就是：内强素质，外树形象，增进交往。通过自己的学习和观察，通过自己的修养，增加自己在礼仪方面的知识，提升自己在待人接物方面的品位，才能增进自己的人际交往机会和提高人际交往的效率，更好地融入和谐社会的创建中，更好地促进护理工作的开展。

六、如何实施礼仪

实施礼仪主要有两个要点。

（1）有所不为　不能说的话不说、不能做的事不做、不能犯的错误坚决避免。

（2）有所为　该做事要追求怎样去把它做得更好一点，例如，穿西装的“三色”原则、“三一”定律（详见该章第三节知识链接“西服穿着规范”），都是有所为的内容。

七、学习礼仪应注意的事项

学习礼仪须要注重以下三个基本的理念。

（1）尊重为本的理念　“礼者，敬人也。”礼仪最重要的体现就是尊重：尊重上级是一种天职，尊重同事是一种本分，尊重下级是一种美德，尊重客人是一种常识，尊重对手是一种风度，尊重所有的人是一种教养。强调礼仪、学习礼仪最重要的就是要尊重。当然，尊重不仅是针对外人的，它同时也包括自尊。自尊表现在三个方面：首先是自尊自爱。没有自尊人家不会把你当回事，没有自尊的人是没有地位的，自尊就表现在言谈举止、待人接物上；自己要把自己当回事，站有站相，坐有坐相，穿着得体，举止大方。其次要尊重自己的职业。工作上分工不同，“闻道有先后，术业有专攻”。任何单位真正被人尊重的人是有实力的人，是学有所长的人，是专业方面有本事的人。所以要爱岗敬业，这样的人都会赢得尊重。再次，要尊重自己的国家。我们有责任、有义务维护它的尊严和形象。

（2）善于表达的理念　和外人打交道，一定要恰到好处地把自己的尊重和友善表达出来，如果和别人说话不注意自身的行为举止，就很可能会自找麻烦，影响与对方的有效沟通，对别人的尊重和自尊也会被别人误解。所以，要善于表达自己的律己与敬人之意。

（3）形式规范的理念　没有规矩不成方圆。规范就是标准。在人际交往运用礼仪之时，就是不能乱来。讲不讲规范，是个人素质问题；懂不懂得规范，则是个人教养和修养问题。

第二节　护理礼仪概述

护理礼仪是一种职业礼仪，是护理工作者在进行医疗护理工作和健康服务过程中所遵循的行为标准，是护士素质、修养、行为、气质的综合反映，它既是护理工作者修养素质的外在表现，也是护理人员职业道德的具体表现。良好的护士礼仪可以无声地营造着完美的医疗环境，提高护理服务质量，因此，加强护士礼仪修养的培养，已经成为

笔记栏

全面提高护士素质的一个重要方面。

一、护理礼仪的特点

护理礼仪是一种专业文化模式，是研究护理工作中交往艺术规范的学问。护理礼仪除具有一般礼仪的基本特征外，还具有护理专业的文化特性，是护理专业行为规范指导和协调护理行为过程中的艺术。护理礼仪在适用对象、适用范围上存在显著的专业特征。

护理礼仪的特点包括哪些内容？

(一)护理礼仪的规范性

护理礼仪本身就是护理人员必须遵守的行为规范，它是在法律、规章、制度、守则等原则基础上，要求护理人员可以做什么，不可以做什么，对接人待物、律己敬人、行为举止等提供的一套规定模式或标准。

(二)护理礼仪的强制性

护理礼仪的诸多内容既然以法律、规章、制度、守则等原则为基础，那么对护理人员在工作中的护理礼仪，就有了强制性的约束力，对不遵守者就必须给予惩处，以保持护士礼仪的严肃和尊严。

(三)护理礼仪的综合性

护理礼仪作为一种专业文化，是护士综合素质的体现。一是护理服务的科学性与艺术性的统一；二是人文与科技相结合的模式；三是生命的伦理学与美学等人文原则须纳入操作者的思想中。总之，护理活动中必然会体现出护士的科学态度、人文精神和丰富的文化底蕴。

(四)护理礼仪的适应性

护理礼仪的适应性是指人们对于不同的服务对象或不同文化的礼仪具有的适应能力。随着国际友好往来增多，不同文化制度的礼仪之间能够相互兼容和相互适应。护理工作面对的患者，其信仰、风俗、文化等各方面都有所不同，护士要在工作中尊重患者的信仰、文化、习俗，并在交流、接触、调整中相互融合适应。

(五)护理礼仪的可行性

护理礼仪注重的是切实有效、可行实用。因此，护士礼仪需要广泛运用于护理实践，并成为工作中的行为规范，得到护理对象的认可。

(六)护理礼仪的传统性

传统性是护理礼仪的重要特征。任何地区、任何民族或任何国家都有自己的传统文化，传统中的精华必须继承。中国的文化礼仪体现了中华民族重人伦、崇道德、尚礼仪的传统，我国护士礼仪既要继承中华民族的优良传统，又要汲取西方文化的精华，达到发展和完善自己的科学体系的目的。

二、护理礼仪的作用

护理礼仪的作用有哪些？

(一)护理礼仪是强化护理行为效果的重要手段

制度规范行为，礼仪通过行为体现，而护理质量取决于两方面的因素：一是护理技

笔记栏

术，二是良好的护士礼仪。虽然质量好坏是由护理技术水平直接决定的，但如何使护理技术在应用中达到最佳效果，还取决于护理人员的职业礼仪。因此，护士礼仪的塑造，是强化护理行为效果、促进护理质量提高的重要条件。在护理工作中，礼仪被融于护理操作的每个环节，如入院接诊、三查七对、查房问候、值班交接等，而良好的护士礼仪能使护理人员在护理实践中充满自尊心、自信心、责任心，并在独立工作时也能够用慎独精神来约束自己，从而减少事故的发生，提高护理服务工作质量。

（二）护理礼仪是满足患者心理需求的有效行为方式

护理人员在工作中的美不仅是外表美，同时还有心灵美、语言美、行为美。患者入院时投以微笑，并亲切地做自我介绍、环境介绍，消除患者因陌生而产生的不安情绪；及时询问病情、耐心地回答问题、细致地讲解作息制度及注意事项，帮助患者尽早完成角色转换。一句温暖的话语，一种文雅、健康的姿态，一个自然、亲切的表情，都可以促使患者把心里话讲出来，便于护理人员发现患者存在和潜在的心理问题，使患者在与护士的沟通中得到安慰、理解、帮助和鼓励，有效地排除患者的紧张、焦虑心情，使患者为早日康复而积极地配合各项治疗与护理。

（三）护理礼仪是协调医、护、患三者之间关系的润滑剂

礼仪是社会活动中的润滑剂，它对营造平等、团结、友爱、互助的新型人际关系起着不可忽视的作用。长期以来，护患关系一直停留在单纯的打针、发药，机械地执行医嘱，完成一些技术操作和简单的生活护理上，护患之间缺乏应有的沟通和交流；而在市场经济的今天，护患关系不再是单纯的上下级关系，而是建立在平等、信任合作之上。良好的护士礼仪所表达的是尊重，无论是对患者、对家属还是对医生，热情大方、仪容整洁、语言亲切、举止优雅，都能使人产生亲切感、温暖感、信任感。

（四）护理礼仪是美化医院和社会环境的良方

针对当前社会仍旧存在轻护思想，在护理人员中仍存在脸难看、门难进的现象，护理人员更应该强化礼仪规范。因为礼仪蕴涵着丰富的文化内涵，是一种高尚、美好的行为方式，良好的护士礼仪能潜移默化地净化人的心灵，并可以通过劝阻、教育等形式纠正患者的不良生活习惯。同时礼仪讲究和谐，重视内在美和外在美的统一，当一个人重视了自身的美化，人际关系将会更加和睦，护理纠纷将会逐步减少，生活也将变得更加温馨。

第三节　护士的基本礼仪

一、护士的仪态礼仪

仪态礼仪主要包括仪容、仪表及行为举止，它体现出一个人的气质与修养，是值得注重的方面。仪态是形象魅力的外部特征，是一个人形象魅力的基础。正如西汉戴圣所言：“凡人之所以为人者，礼义也。礼义之始在于正容体、齐颜色、顺辞令。”仪态礼仪有三条规则非常重要：第一要整洁，第二要自然，第三要互动。护士的仪态要求自然端庄，具体表现在容貌、表情和举止上。

笔记栏

(一)仪容礼仪

仪容美是内在美、自然美、修饰美这三个方面的统一。它能体现一个人良好的精神面貌和对生活的乐观、积极的态度。

1. 仪容卫生的基本要求

现代文明的发展,使得人们对仪容的重视愈加普遍。可以说,个人良好的仪容卫生,能够给人以端庄、稳重、大方的印象,既能体现自尊自爱,又能表示对他人的尊重与礼貌。做好个人仪容卫生的基本要求主要有如下几个方面。

(1)头发要勤于梳洗,发型要朴素大方。男士可选择中分式、侧分式、短平式、后背式;女士可选择齐耳的短发式或留稍长微曲的长发。男士头发不应盖过耳部,不触及后衣领,也不要烫发;女士头发不应遮住脸部,前面刘海不要过低。在正式社交场合中,无论男士还是女士不可将头发染成黑色以外的颜色。

护士仪容礼仪

(2)面部要注意清洁与适当的修饰。男士要剃净胡须、刮齐鬓角、剪短鼻毛,不留小胡子。女士可适当化妆,但以浅妆、淡妆为宜,不可浓妆艳抹,并避免使用气味浓烈的化妆品。

(3)做到勤洗澡、勤换衣袜、勤剪指甲、勤漱口,上班前最好不要吃大葱、大蒜之类有异味的食物,必要时可含一点茶叶或嚼口香糖,以去除异味。

仪容卫生的基本要求有哪些?

2. 面部修饰

面部修饰是体现仪容礼仪最直接而又最重要的一个方面。护士的容貌应以清新、洒脱的自然美为主,始终保持面容清洁、健康。若蓬头垢面会使人丧失信心,浓妆艳抹很不适宜护士的职业身份和医院的环境,更会让患者产生反感和受到刺激。由于护士职业的特殊性,工作紧张且生活不规律,长此以往会使原本容光焕发的面容渐渐变得暗淡、憔悴或生斑,而适当的淡妆能增加神采,使人们从护士脸上看到健康和信心。所以,提倡护士工作时化淡妆,健康的肤色、淡淡的装束为更多的患者所接受,对审美的主体与客体都会发生审美效应。目前,许多医院鼓励护士工作时着淡妆,呈现给患者一种健康的面容。因此,护理工作者要注意面部皮肤的保养与护理,了解一些基本的护肤及美容的常识,选择适合自己的护肤产品,尽量避免因化妆品使用不当造成对面部皮肤的损伤。

化妆的基本礼仪有以下几点。

(1)化妆要自然　日妆,要以清新、自然为特点,不可有过度上妆的痕迹,但同时又能有掩饰不良肤色的作用,给人以亲切、靓丽、健康的感觉。①原则:施轻薄的粉底和妆容。②眉毛:以浅咖啡或咖啡色为主,切忌粗重的黑色或蓝色。③眼线:要纤细,切忌粗、黑。④眼影:以浅色为主,如浅粉,切忌带荧光的或过重的金属色。⑤腮红:以浅粉色、桃红、浅桃红色为主,切忌深色。⑥嘴唇:以接近肉色为主,如粉红色、橙色、豆沙色或透明唇膏。切忌大红和突出的唇线。上妆时注意粉底不可厚重。如有因睡眠不足或内分泌失调造成的黑眼圈或色斑,要用遮瑕笔适当遮盖。由于夜间灯光照射的原因,肤色看上去较苍白,上妆时粉底应选暖色系,如偏粉色,切忌选偏黄色。

化妆的基本礼仪有哪些?

(2)化妆要协调　①使用的化妆品最好成系列;②化妆的各部位要协调;③化妆要与服饰协调。

(3)化妆要避人　化妆时务必要自觉回避其他人,不要在工作或公共场合进行整理与修饰。

笔记栏

护士的职业淡妆要与生活淡妆相区别，主要以表现健康的肤色为主，不强调具体的细节，要以工作场景和服务对象之间没有明显的反差为原则。另外，还应引起护士注意的一点是，工作时不要喷涂过浓的香水，以免引起患者的反感和不适，甚至有的还会导致患者出现过敏反应。因此，护士淡妆应以患者需要为出发点，配合医院整体环境，应给人清、淡、薄、润的视觉效果，无论是眉形的描绘、腮红和口红颜色的选择与使用都要注意自然搭配，和谐统一，以展示护士职业的自然、亲切、柔和与健康的整体素质及审美感受（如图 8-1 所示）。

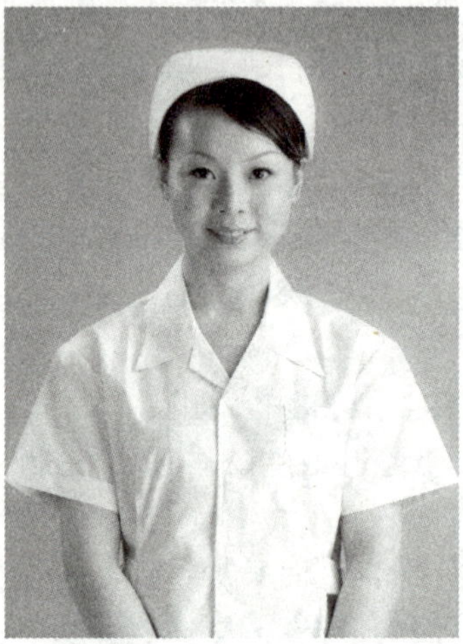

图 8-1　淡雅的护士妆

（二）表情礼仪

在人际交往中，表情真实可信地反映着人们的思想、感情以及心理活动与变化。表情是人的感情的外显。严格地讲，一个人的表情是眼神、笑容、面部肌肉的动作。表情能“于细微处见精神”，往往能反映一个人的修养程度，并向他人以无声的语言说明自己，并决定他人对自己的看法，影响他人对自己喜欢和接纳的程度。护士的表情是护士仪表、行为举止在面部的集中体现。护士的表情亲切、真诚、自然、友好，可给患者以安全感，让患者感受到人情的美好，从而愿意合作，有助于患者康复。

1. 眼睛——心灵的语言

眼神的要求有哪些方面？

人常说：眼睛是心灵的窗户。目光受感情的制约，把握好内心的感情，目光才能发挥很好的作用。护士在操作时，应精力集中、眼神凝聚；当倾听患者谈话时，眼神要关注，饱含爱护和同情。眼神的要求一般有如下几个方面：第一，注视时间。护士在与患者交流时，视线接触对方脸部的时间应占谈话时间的 1/3 或 2/3 为宜，如低于 1/3 可被认为对患者及其话题不感兴趣，而且在目光交流中，不要过长时间地盯着对方，间隙地看一看对方的眼睛，把时间控制在 1 ~2 秒内。护士要学会用心观察对方的眼神，从对方目光的真实态度中调整自己的沟通方式。第二，注视的角度。护患交流常采用正视和俯视。我们常用俯视对卧床的危重患者表达爱护、体贴的语意；以正视表达尊重、理解、平等的语义。用自然亲切、不卑不亢的适度对视，表示注意和接纳对方。如果配合以真诚的鼓励、亲切的微笑和语言的安慰，效果会更好。第三，注视的部位。交谈时把目光停留在对方的眼与嘴之间的区域最自然得体。

2. 笑容——微妙的交流

护士在工作中决不可忽视面部表情的作用，表情是会相互影响的。当护士带着真诚的微笑面对患者，微笑所起的安慰作用胜过良药。微笑是份不花钱的礼物，一首诗中这样赞美道："对于疲乏的人们，微笑是休息；对于泄气的人们，微笑是破晓；对于悲伤的人们，微笑是阳光；对于烦恼的人们，微笑是最好的解药。微笑无需成本，但却创造出许多价值；微笑是人类特有的表情，它是文明与进化的一个象征。"

（三）举止礼仪

举止是指人们的动作、姿态和由动作、姿态表现出来的内在素养。举止得体与否直接反映出人的内在素养。随着人类的文明进步，人们对自身行为的认识也日益加深，温文尔雅、从容大方、彬彬有礼已成为现代人的一种文明标志。对一个人的评价，往往来源于对其一言一行、一举一动的观察和概括。所以在工作中，文明规范的行为举止是十分重要的。

护士姿态礼仪

1. 站姿挺拔

护士应力求形体发育健美，站姿挺拔、自然，显示出稳重又充满朝气与自信。站姿是一种静态美，是所有姿态中最基本的姿势，是培养其他优美的姿态的起点和基础。站立时，从正面看，身体重心线由两腿中间向上穿过脊柱及头部，上下拉长，左右内收，散发出挺拔、干练的气息。站姿的优美关键在于挺胸、收腹、颈直，另外头要正，目光平视，下颌略收，肩自然外展下沉，手贴放身体两侧，或两手四指相搭放于体前，两脚略呈"丁"字，或两脚稍分开前后错步站立。正确的姿态不仅能给人以美感，且有助于人体内脏器官发挥正常生理功能。护士工作时切忌扶肩搭背、身体晃动、手叉腰际、两手插兜，或随便倚靠在病床、墙壁、门栏等上面。

2. 坐姿端庄

护士在处理日常工作中，一些事需在坐姿下完成。护士的坐姿应体现出谦逊、诚恳、娴静、端庄的状态。无论是静止还是转头都要保持自然挺拔的感觉。切忌采用给人以粗俗失雅、轻佻、颓废及懒散感觉的坐姿，如仰头靠在椅背上、双腿敞开过大或抖晃、上身趴在桌子上等。

3. 走姿平稳

护士工作的绝大部分时间是在行走中进行的，因此要注意训练正确的走姿。正确而优美的行走动作，能给人一种干练愉悦的感受，并能节省体力，有助于更好地完成护理工作。行走的过程中要抬头、挺胸、收腹、提臀，自然摆臂、步履轻盈、抬足有力、柔步无声，不要懒散拖沓、左顾右盼。当响应患者呼唤或赶赴抢救地点时，护士需要快步急走，但上身仍要保持平稳，步伐加快、有力，肌肉放松，舒展自如，给人以镇定、敏捷、充满信心之感。

3. 蹲姿优雅

在工作中护士有时会遇到需要蹲下操作或拾取落地物品，如果蹲姿不雅，将有损护士的形象。优美的蹲姿应该是身体重心落在一条或两条屈膝并合拢的腿上，上身挺直，肩自然下垂，一脚或双脚后跟踮起，两膝并拢或一高一低，臀坐在抬起的脚后跟上。如是拾取物品，可走到物品的后侧方蹲下，用靠近物品的手拾起物品。在采取蹲姿操作时，要注意节力，在保持姿态优雅的基础上尽可能扩大支撑面，并保持重力线在支撑

笔记栏

面内。

4. 手姿得体

手姿是身体语言中最富表现力的举止，正如法国画家德拉克洛瓦所说："手应当像脸一样富有表情。"

护士在双手空置时，应双手自然下垂，掌心向内，相握于腹前，或双手垂放于身体两侧。持物时应五指并拢，用力均匀。端治疗盘时，端盘要平稳，盘不触及工作服，用背或肩部推门。持病历夹时，掌握病历夹边缘中部，放于前臂内侧，靠近腰部。推车时，护士立于车后，双手扶把，前臂均匀用力，平稳行进。引导患者或指示方向时，手臂抬至一定高度，五指并拢，掌心向上，以肘为轴，指向一定方向。用手势帮助说话时，动作适度、自然大方，切忌指指点点、双手乱摸乱放、边谈话边用手挖耳朵、抓头皮、捋头发或挖鼻孔等，这样会使患者感到不安且失去对护士的信任感。

优雅的举止并非朝夕即成，而要靠平时工作与生活中不断训练，因此每个护士都应有意识地对自己的基本姿态加以修正，日久天长自可以形成良好的习惯，塑造出优美的仪表与风范。

二、护士的服饰礼仪

护士服饰礼仪

服饰是一种文化，它可以反映一个民族的文化素养、精神面貌和物质文明的发展程度。服饰又是一种语言，它能反映出一个人的社会地位、文化修养、审美情趣，也能表现出一个人对自己，对他人以至于对生活的态度。

(一)职业装的着装规范

穿着职业服装不仅是对服务对象的尊重，同时也使着装者有一种职业的自豪感、责任感，是敬业、乐业在服饰上的具体表现。规范穿着职业服装的要求是整齐、清洁、挺括、大方。

(1)整齐　服装必须合身，袖长至手腕，裤长至脚面，裙长过膝盖，尤其是内衣不能外露；衬衫的领围以插入一指大小为宜，裤裙的腰围以插入五指为宜。不挽袖，不卷裤，不漏扣，不掉扣；领带、领结、飘带与衬衫领口的吻合要紧凑且不系歪；如有工号牌或标志牌，要佩戴在左胸正上方，有的岗位还要戴好帽子与手套。

(2)清洁　衣裤无污垢、无油渍、无异味，领口与袖口处尤其要保持干净。

(3)挺括　衣裤不起皱，穿前要烫平，穿后要挂好，做到上衣平整、裤线笔挺。

(4)大方　款式简练、高雅，线条自然流畅，便于岗位接待服务

(二)护士便装着装礼仪

进出病区，便装因与工作环境相关，要求以秀雅大方、清淡含蓄为主色调，体现护士美丽端庄且稳重大方。到病区来上班，女护士不穿过份暴露不雅观的时装，如露脐装、吊带装、超短裙、迷你裤，不穿带响声的硬底鞋、拖鞋出入病区；男护士不穿背心、短裤到病区。

(三)护士服的着装礼仪

护士应严格遵照护士服的着装礼仪，具体内容详见第六章第二节。

笔记栏

知识链接

服饰礼仪的基本原则

在社交场合，得体的服饰是一种礼貌，在一定程度上直接影响着人际关系的和谐。影响着服饰效果的因素有三个方面：一是要有文化修养和高雅的审美能力，即所谓“腹有诗书气自华”。二是要有运动健美的素质，健美的形体是着装美的天然条件。三是要掌握着装的常识、着装原则和服饰礼仪的知识，这是达到内外和谐统一美的不可或缺的条件。一般来说，服饰礼仪的原则有如下几方面。

1. TPO 原则　TPO 是英文 time、place、object 三个单词首字母的缩写。T 代表时间、季节、时令、时代；P 代表地点、场合、职位；O 代表目的、对象。TPO 原则是目前国际上公认的衣着标准，着装遵循了这个原则，就是合乎礼仪的。它要求人们的服饰应力求和谐，以和谐为美。着装要与时间、季节相吻合，符合时令。要与所处场合环境，与不同国家、区域、民族的不同习俗相吻合，符合着装人的身份。要根据不同的交往目的、交往对象选择服饰，给人留下良好的印象。

2. 整体性原则　正确的着装，能起到修饰形体、容貌等作用，形成和谐的整体美。服饰整体美的构成包括人的形体，内在气质和服饰的款式、色彩、质地、工艺及着装环境等。服饰美就是从这多种因素的和谐统一中显现出来。

3. 个性化原则　着装的个性化原则，主要指依个人的性格、年龄、身材、爱好、职业等要素着装，力求反映一个人的个性特征。选择服装因人而异，着重点在于展示所长、遮掩所短，显现独特的个性魅力和最佳风貌。现代人的服饰表现出越来越强的突出个性的趋势。

4. 整洁原则　在任何情况下，服饰都应该是整洁的。衣服不能沾有污渍，不能有绽线的地方，更不能有破洞，扣子等配件应齐全。衣领和袖口处尤其要注意整洁。

三、护士的语言礼仪

语言是展现人的个体形象的重要手段。它是一个人对客观事物反应力的重要标志。护士的服务对象是人，护理工作中很多时间是与人打交道，因而，护士的语言是对患者进行心理治疗和心理护理的重要手段，护士的语言就显得尤为重要。

作为护士，要熟悉一般交谈的礼节。首先，谈话时态度要诚恳、自然、大方，语言要和气亲切，表达要清晰得体，精力集中地耐心听取对方谈话，不要轻易打断对方话头或随便插话，也不要指手画脚。其次，要区分交谈对象，分别予以相宜的礼节。对上级、师长要表示尊重，对下级、晚辈、学生等要平等、亲切。男女之间交谈要文雅，不开过分的玩笑，注意距离。再次，交谈中出现意见不一致时，要保持冷静，或回避话题，或以婉转、商量的口气说出自己的意见。如果能以幽默、机智的话语表明自己的看法又不失于礼节，那是最理想、最有风度的。除了专业学习之外，增加学识智慧的厚度，从而使

护士沟通礼仪

笔记栏

自己的言谈逐步高雅机智，表现出良好的修养风度。另外，一个人能掌握应用多种语言进行交流，也是塑造个人形象很重要的方面。

在人际交往中交谈时，注意以下两点：①注视对方。和对方谈话的时候，要正视对方的眼睛和眉毛之间的部位，和对方进行目光接触，即使边上有其他人。如果不敢正视对方，会被人认为你害羞、害怕，甚至觉得你有隐情。②学会倾听。好的交谈是建立在倾听基础上的。倾听是一种很重要的礼节。倾听就是要对对方说的话表示出兴趣。你要集中精力，认真地去听，记住说话人讲话的内容重点。倾听对方谈话时，要自然流露出敬意，这才是一个有教养、懂礼仪的人的表现。要做到：记住说话者的名字；身体微微倾向说话者，表示对说话者的重视；用目光注视说话者，保持微笑；适当地做出一些反应，如点头、会意地微笑、提出相关的问题。

护士语言的要求有哪些？

护士日常工作中接触最多的是患者，在与患者的沟通过程中其语言要遵循一定的要求。

（一）礼貌性

患者虽来自四面八方、不同阶层，但在人格上都是平等的，没有高低贵贱之分。护士必须尊重患者，礼貌待人，要用同情、真切的语言，避免冷漠和粗俗的语言。护士对患者的称呼体现了护士对患者的尊重，因此，应切忌单纯称呼患者的床号或"嘿"等现象。在护士与患者初次交谈时，可根据患者的年龄、性别、职业、知识层次等因素选择对患者的称呼。如"张老师""王先生""刘师傅""赵大爷""李大妈"等，也可征询患者的意见，选择他（她）在社会生活中已熟悉的习惯称呼。这样不但可以让患者乐于接受，也可以拉近护患之间的距离，消除陌生感，有利于治疗及护理行为的顺利进行。新患者入院时，护士应热情迎接，语言充满亲切、欢迎之意，让患者有宾至如归之感。常用语言有："您好！欢迎来我们病房。"当患者康复出院时，护士应热情相送，语言充满祝福、希望之情，同时伴以握手，常用语有："回家后多注意，别忘了定期来复诊。"等。

（二）规范性

护士的语言应层次清楚、精练明确，逻辑性强。向患者解释、交代问题和进行健康教育时，使用通俗易懂的语言，避免使用让患者感到茫然的医学术语，以免引起患者的不安和误解。同时护士应尽量讲普通话，避免使用方言、土语或口头语，以免因地区语言的差异而使患者误解，产生被排挤、冷落之感。护士的语言应坚持原则性与灵活性统一、严肃性与亲切性统一、坦诚与慎言相结合的基本原则，这样才能把握好护理语言的度，使患者对护士感到由衷的钦佩。

（三）情感性

当患者受到疾病折磨和威胁时，渴求得到同情和体贴，这就要求护士具有强烈的同情心，表现在语言上就是语气和缓、亲切、耐心，语调委婉含蓄，切忌简单、生硬的语言；注意说话的节奏，留意患者聆听时的表情，根据患者的具体情况选择合适的语速，避免因讲话速度过快而使患者产生焦虑的情绪；音量大小应适当，留意周围环境和患者听力状况来调节说话的音量。护士一旦穿上工作服，就必须排除杂念，全身心地投入工作，不可把自己不愉快的情绪带到工作中，向患者发泄或迁怒于患者，护理工作者要努力做到终生向服务对象倾注正面的情感。

笔记栏

(四)保护性

患者对医护人员是高度信任的，愿意向医护人员倾诉自己的隐私，所以护士必须注意言语的保密性。在护理工作中，对于患者的隐私，如性病、生理缺陷、家庭生活等，护士在语言上要讲究用词，切不可当新闻进行传播。对某些患者如年长者、晚期肿瘤患者等在诊断和预后问题上，护士要以维护患者利益、实行保护性医疗制为前提，讲话要含蓄、婉转、适当保密，以避免加重患者的心理负担。

护患语言交流的禁忌包括个人隐私的话题、捉弄对方的话题、诽谤的话题、令人不快的话题、令人伤感的话题、令人反感的话题、无聊的话题和增加疑虑的话题。个人隐私的话题如对方的年龄、收入、婚恋、家庭、经历等，如因工作需要必须了解涉及隐私的情况，也不应扩散。

忌用的语气包括命令式的语气、质问式的语气、不耐烦的语气、埋怨责怪的语气和生硬的语气。

忌用的言语包括不文明的言语、挖苦讥讽的言语、侮辱人格的言语和让人羞涩的言语。不文雅的言语有无称谓的话、粗话、脏话、伤人的恶语和让人羞涩的言语等。

四、男护士礼仪

在燕帽翩飞的病房中，护士先生如同“万花丛中”一点“绿”。与头戴燕帽、身着一袭裙式白护士服、带着甜甜微笑的温婉女同事相比，男护士的严谨整洁、沉稳内敛、大方真挚的阳刚之气，则能使患者眼前阳光明亮，产生足够的信任感。

(一)男护士着装礼仪

男护士着白大褂或分体式工作服，戴低圆桶帽。戴帽不露前额头发。着工作服以整齐洁净、大方适体、便于技术操作为原则。要求尺寸合身，以衣长刚好过膝 10 cm，袖长至腕 1 cm 为宜。下身配白色长工作裤。裤长以裤脚前缘平鞋面，后缘裤腿盖在鞋跟上缘2 cm为宜(如图 8-2 所示)。着工作服不穿高领和深色内衣，袖口不要露出自己内衣。工作服的衣扣全部扣整齐，不得用胶布、别针等代替。口袋忌乱塞鼓满。夏季穿工作服不允许袒胸，且要着汗背心。进出病区不得只穿背心、短裤。

上班穿低腰、软底、大小合适的工作鞋。配白色或浅色袜。进出病区不允许穿硬底、带响声的鞋。不允许光脚穿鞋。工作鞋要经常刷洗，保持干净。

(二)男护士的仪态礼仪

1. 仪容礼仪

(1)发型　大方稳重、自然整洁的发型、发式是热爱生活、自尊自爱的直接体现。创造挖掘自身的魅力，是一种积极健康的人生态度。明朗健康的发型、发式能使自身容光焕发、充满朝气和活力，使患者感到心情舒畅、产生亲近感、信任感。选择大方稳重的发型不留长发，前部头发不遮盖眉头，侧部头发不遮盖耳郭上缘，不留长鬓角，后发际下缘不及衣领上缘。最短发式，不得剃光头。不允许烫发、染彩色发。头发要保持干净。

(2)面部的修饰　要及时剃须修面，保持清洁得体。口腔异味也是很失风范的。早晚要清洗牙齿，餐后要漱口。不在工作时嚼口香糖。不清洁、不整齐的男士会给人以一种粗心大意、邋遢马虎、不修边幅、不认真的印象，使患者对你的工作，同事对你的

笔记栏

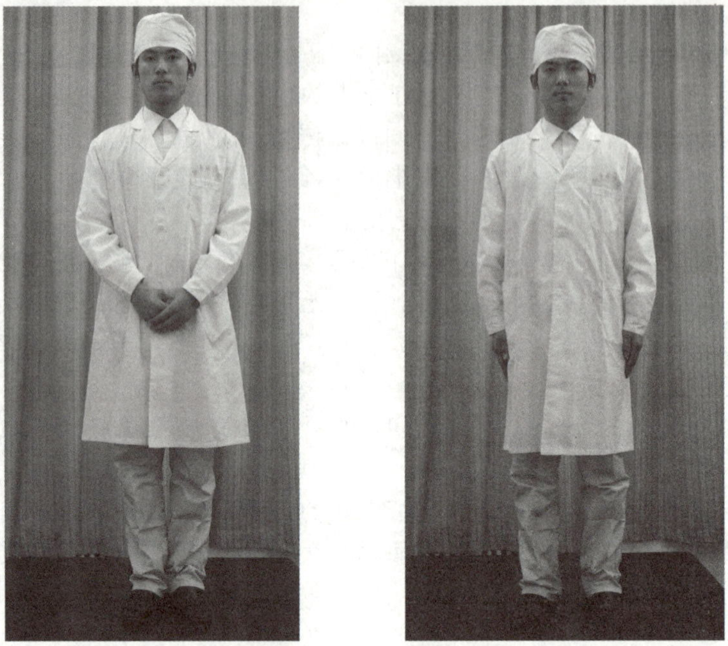

图 8-2 男护士着装

协作不放心、缺乏信任。

男护士仪表形象“六大忌”：一忌文身。二忌留长发、染彩色发、装扮怪异发型。三忌蓄胡须。四忌进出病区穿带响声过大的硬底鞋和拖鞋。五忌进出病区时穿短裤、背心或光背敞怀。六忌上岗戴饰品，如耳环、戒指、手链、脚链、项链（坠）等。

2. 举止礼仪

（1）稳健挺拔的站姿 “站如松”是站姿的基本要求。站立时头正，双目平视，下颌微面带微笑，挺胸收腹，立腰提臀，双肩放松，脊柱后背挺直，两臂自然下垂。在双手自然下垂站姿时，手指呈自然弯曲，虎口向前。也可双手背后交叉或小腹前交叉站姿，右手搭在左手上。双腿直立，两脚口靠，脚尖开度为 45°～60°，脚掌分开呈“V”字形。或者两腿分开，两脚平行，不超过肩宽。身体重心主要落于脚掌、脚弓上，两脚并拢、直立，给人以稳健、挺拔之感。

（2）稳重大方的坐姿 “坐如钟”是坐姿的基本要求。入座时以稳重、和缓的步履，从容自如地走到座位前轻而稳地落座。上体挺直，下颌微收，双目平视，两腿分开不超过肩宽。两脚平行自然摆放，双手自然摆放在双膝或座位扶手上，可以交叠双腿。工作环境中的坐姿不可有倦怠懈慢，要随时保持服务状态，坐相要稳重大方，表现出积极热情、自信练达、尊重他人的良好修养。

禁忌的坐姿有：双手交叉在胸前，不断摆弄手中的茶杯或将手中的东西晃动，不时拉衣服、整理头发、抠鼻子、掏耳朵等。

（3）轻松敏捷的行姿 “行如风”是行姿的基本要求。起步时，上身略向前倾，身体重心落在前脚掌上。行走时，双肩平稳、目光平视、下颌微收、面带微笑。手臂伸直放松、手指自然弯曲，摆动时以肩关节为轴，上臂带动前臂，前后自然摆动，摆幅以 30°～35°为准。步幅适当，一般应是前脚后跟与后脚尖相距自己一只脚的长度。跨出

笔记栏

的步子应是前脚掌着地，膝和脚踝不僵直，行走的足迹在一条直线上。步调稳健、轻松敏捷的行姿，会给人以动态之美，表现出朝气蓬勃、积极向上的精神状态。

禁忌的行姿有：走路时左右晃动，左顾右盼，左摇右摆，大甩手，弯腰驼背，歪肩晃膀，步履蹒跚，双腿过于弯曲，走路不呈直线，双脚呈内“八”字或外“八”字。

（三）男护士与异性相处应注意事项

（1）为女患者做导尿、会阴冲洗、体检等操作时，应有女性陪同。

（2）与女同事、女领导、女患者交流沟通时不要锁门。

（3）进入女病房要先敲门，再进入。

（4）与异性接触，谈吐举止要文明稳重，忌动手动脚或讲粗话、乱调笑。

知识链接

西服穿着规范

1. 讲究规格　男士西装有两件套和三件套之分，穿着时必须整洁、笔挺。正式场合应穿统一面料、统一颜色的套装，内穿单色衬衫，系好领带，带领夹，穿深色皮鞋。三件套西装，在正式场合不可脱下外衣。按照国际惯例，西装里面不加毛背心或毛衣，在我国最多只能加一件“V”字领的毛衣，以保持西装的线条美。

2. 穿好衬衫　衬衫的领子要挺阔，不可有污垢、油渍。衬衫下摆要塞在裤腰里，系好领扣和袖口；衬衫领口和袖口要长于西服上装领口和袖口1～2 cm，以显示穿出的层次；衬衫里面的内衣领口和袖口不能外露。

3. 系好领带　系领带时领结要饱满，与衬衫领口吻合要紧；领带的长度以系好后大箭头垂到皮带扣处为最标准；西装穿着系纽扣时，领带夹夹在衬衫的第二粒和第三粒纽扣间为宜；西装敞开穿着时，领带夹夹在衬衫的第三粒和第四粒纽扣间为好。

4. 注意鞋袜　鞋子最好为黑色，面料为牛皮或羊皮，穿着时应注意鞋子的保洁和完好。袜子应选择深色的，切忌黑皮鞋配白袜子。

5. 男士在社交场合选择服饰、配色的三色原则　西服套装、衬衫、领带、腰带、鞋袜一般不应超过三种颜色。这是因为，从视觉上讲，服装的色彩在三种以内较好搭配，一旦超过了三种颜色，就会显得杂乱无章。更讲究的做法是：使服装的色彩在三色甚至同一色彩的范围内，先西装，次衬衫，后领带，逐渐由浅入深，这是最传统的搭配；反之，领带色彩最浅，衬衫次之，西装色彩最深，即由深入浅搭配服装也是可行的。

领带被称之为“西装的灵魂”，同样一套西服，选一条合适的领带，效果就会大不一样。

领带以真丝面料为最优。意大利领带享有盛名。一般来说，灰西装、白衬衫应选灰、黄、绿领带；深蓝西装、白色或明亮的蓝色衬衣，可选择蓝、灰、黄三种领带；黑色西装、白衬衫应选灰、黄、绿领带。系领带时，衬衫第一个扣要扣好。领带的长度不应超过腰带，领带上不能有污渍，平时可以准备几种不

笔记栏

同款式的领带，在一些不同场合会派上用场。

领带图案的语意：碎花代表体贴；圆点代表关怀；方格代表热情；斜纹代表果断；纯色或几何图案显得正式；不规则图案或三色以上的领带显得活泼。

第四节 护理工作中的专业礼仪

护理日常工作礼仪包括护理查房礼仪、护理交接班礼仪和电话礼仪等。

护士工作礼仪的临床运用

一、护理查房礼仪

1. 护理查房的分类和形式

按照查房的性质可分为临床业务性查房、教学指导性查房和常规评价性查房三大类。查房的形式可以是多种多样的，按其查房的形式和内容可分为个案护理查房、教学查房、危重抢救查房、质量查房、健康教育查房、护理科研查房、整体护理查房、管理查房等；按其查房级别可分为护士长查房、总护士长查房和护理部主任查房。一般护士长查房每周 1 次，总护士长查房每月 1 次，护理部主任查房每季度 1 次。

2. 查房时的礼仪位置

病房床边护理查房时的礼仪位置是什么？

查房可根据病情及查房内容选择在病房或办公室。在患者身边查房时，护理人员的位置安排按患者卧位的左侧依次为责任护士、高职称护士、主管护士、护士、实习护士等；右侧依次为主查人、护士长、总护士长或护理部主任；床尾为配合护士、查房车及用物。在办公室查房讨论时，主查人应位于长方形会议桌一端的正中。如，总护士长或护理部主任查房，总护士长或护理部主任应就座于主查人左侧（中国传统礼仪以中为尊、以左为尊；国际礼仪以右为尊），高年资护士应就座于前排。

（1）病房床边护理查房时的礼仪位置（如图 8–3）

责任护士　高职称护士　低职护士　实习护士

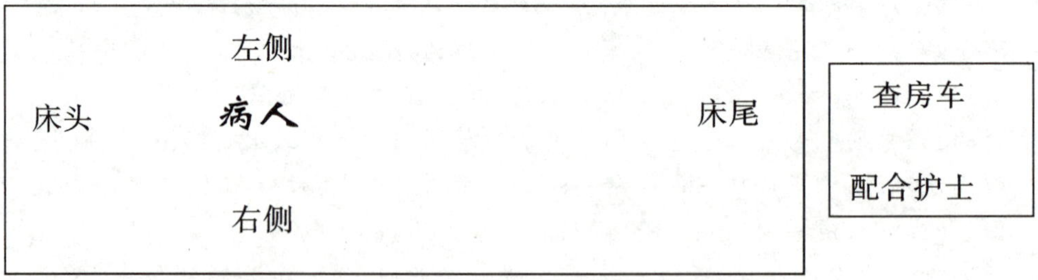

主查人：①护士长

②总护士长、护士长

③护理部主任、总护士长、护士长

图 8–3　病房床边护理查房礼仪位置

笔记栏

（2）在办公室护理查房讨论时的礼仪位置（如图8–4）

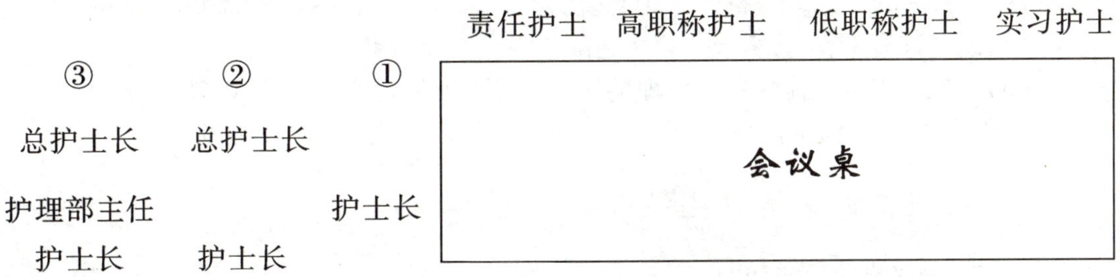

图8–4　办公室查房讨论礼仪位置

注：

①护士长查房：护士长。

②总护士长查房：总护士长、护士长。

③护理部主任查房：护理部主任、总护士长、护士长。

办公室护理查房的礼仪位置是什么？

3. 守时是查房必需的礼貌

守时也是最基本的礼仪。护理查房守时包含两方面内容：一是查房科室，在总护士长或护理部主任查房时，主查科室应提前通知各参加科室查房的时间、地点和内容。查房日提前5～10分钟安排护士迎候，待各科室参加人员到达时，安排就座并分发病历资料。查房时间掌握在30～40分钟。二是各参加人员应按时到场，最好提前5～10分钟，以便熟悉查房内容并保证查房准时开始。

护理查房守时包含的内容是哪些？

4. 护理查房是护士的工作，配合查房并非患者的义务

护理查房是护理工作中一项任务，但配合护理查房并非患者的义务，所以在护理查房前，必须首先征得患者的同意，讲清查房的意义和目的，待患者表示愿意配合以后，方可进行。同时查房前还应将来者介绍给患者，以表示对患者的尊重，并感谢患者对护理工作的支持和配合。如患者因各种原因拒绝配合时，护士应表示理解。

5. 护理查房要认真倾听、即时记录和适时提问

查房过程中，病历汇报者应语句清晰、语速适当、重点突出。参与者应全神贯注，举止端庄，不坐或倚靠病床，不随便翻动患者物品，不做无关的动作和不让任何事情干扰谈话者（如接听手机、电话等），将目光集中在谈话者的面部，用目光和点头动作对谈话者做出回应，告诉对方“我在听”。不随意打断他人谈话（尤其是在倾听患者谈话时），以免打断谈话者的思路。对查房讨论内容要即时记录，做好查房记录，不仅对每个人都是再学习的过程，还可充分体现查房指导的效果。在查房讨论中有不明确的问题时，应在对方讲话结束后予以提问，随意提问不仅会打断讲话者的思路，同时也是极不礼貌的行为。

6. 关爱患者体现在细微之处

护士应处处关心和体贴患者，护理查房时更应如此。

（1）避免查体时间过长，防止患者疲劳。

（2）尽可能少地暴露患者，防止着凉。

（3）在多人大病房中查房时，应保护患者的隐私，必要时用屏风遮挡，以免使患者

笔记栏

感到尴尬。

(4)不交头接耳、私下议论(无论与查房内容是否相关),不随意翻动患者物品。

(5)患者如有口音、方言或语言表达障碍不可嘲笑患者。

(6)当发现患者肢体缺残或生理异常时不可表现出大惊小怪,使患者不知所措。

这些细微的关怀,会使患者感受护士的爱护和尊重,会对护理查房更加配合。

二、护理工作交接班礼仪

1. 病房交接班的形式和内容

交接班制度是保证日常医疗护理工作严密性和连续性的一项重要工作程序,按交班的形式可分为集体交接班、日常交接班、床头交接班。按交接的内容可分为病情交接、治疗交接、药品器材交接等。严格的交接班制度,不仅使对患者的治疗护理更加系统、连贯、有序,还可加强护护之间的密切合作和相互配合,形成良好的工作氛围和友好和谐的人际关系,因此,注意交接班中的各种礼仪是非常重要的。交接班工作是否认真严谨、清楚明了,护士之间的沟通状况起着重要的作用,它不仅影响了相互间的理解和感情,而且对护理工作能否顺利进行也有直接影响。

2. 严肃、规范的晨间集体交接班礼仪

晨间集体交接班是值班人员向当日在岗人员做出口头及书面的本班次工作情况报告,多见于医院各病区常规的晨会。一般由科室主任和护士长主持。不论是站立或坐着交班,参会人员都要保持正确的站姿或坐姿,着装整洁,仪表端庄,面向主持人或交班者,双眼平视、精力集中。

(1)交班者　首先要向大家问候“早晨好”,然后报告本班次值班情况。交班者应姿态优美大方,不要有小动作,要注意与参会人员的眼神交流,以吸引听众的注意力。站姿交班时,交班者的手臂呈90°持交班本,身体挺直,不可斜歪身体、佝偻着腰、谈吐含糊、声音低小。报告病情时应声音响亮,口齿清晰,语调自然,语气得当,面部表情严肃、认真,内容要准确充分、重点突出、全面概括,医学词语规范体现患者的动态变化。

(2)与会者　如对交班内容提出问题要注意礼貌用语,交班者应认真、负责地给予回答。与会者切忌东张西望、交头接耳、倚靠桌椅墙壁、勾肩搭背、吃东西、嚼口香糖等不礼貌、不严肃的行为。

3. 亲切、细致的床头交接班礼仪

床头交接班是值班护士向下一班护士在患者床前进行重点交班,常用于重危患者、新入院患者、术后患者、病情有特殊变化和特殊检查前后的患者等。晨会后的床头交班一般由护士长带领大夜班护士和全体日班护士参加,目的是使全体护士掌握科内重点特殊患者的情况,同时让患者感受到温馨和安全。护士要注意自己的形象和举止,夜班护士在交班前要做好个人清洁,着装整齐,仪态端庄。在患者床前护士长首先要代表在班的护士以亲切体贴的语言问候患者,在查看患者时动作要轻柔,检查要细致。交班者汇报病情时要严肃认真,体现对患者的尊重。交接人员不可互相说笑、嬉戏、谈论与患者无关的事情。对有些不需要患者了解的内容要注意回避,如患者的隐私、家属要求对患者保密的诊断、病情及工作人员之间的问题等,可回到办公室或护士站后再交代解决。

笔记栏

4. 认真、严谨的日常班次交接班礼仪

日常班次交接班是指除常规晨会集体交班的其他各班次的交接班。交接班双方见面时应互相问候，如："您好，您辛苦了，有什么未完成的工作请交给我吧！"等。接班者应提前到岗，着装整齐，精神饱满。交接班一定要认真、仔细，对不明白的问题，务必要搞清楚，对上一班多做的工作要表示感谢。交班者应尽量完成本班工作内容，不给别人增加麻烦和负担，以便保证接班者很顺利地进行下一班工作，要处处为接班者着想，而不能把自己的工作留给下一班。如确因特殊原因未按时完成，要委婉地向接班者讲清楚，以求对方原谅，并表示谢意。在交接班过程中，要做到交得清、接得明，不能只是口头交接，事后发现问题，相互抱怨。接班者应有宽容大度精神，对上班有疏漏的工作应及时补救，应充分体现互相帮助、友好协作的工作作风和团队精神。

三、电话礼仪

1. 树立电话形象意识

电话形象意识有三要素构成：时间和空间的选择；通话态度，包括声音、语言、表情、举止等；通话内容。电话礼仪形象可使通话对方"如见其人"，使通话者对你的职业素质、工作质量，在短短的通话中有大体的了解，并可从你的言谈态度中，感觉并评判你和你所在的这家医院、这个科室的服务态度、工作质量、管理水平。电话形象的好坏直接影响着医院和护理行业的形象，因此，无论是接听电话还是拨打电话，我们必须牢记：从拿起话筒与对方通话那一刻起，我们不再只代表个人。掌握正确的电话交往礼仪，是胜任护理工作必备的能力。

电话形象意识的要素构成有哪些？

2. 打电话的礼仪

(1) 时间的选择　原则上，不要为了私事，在对方休息、用餐等不方便的时间打扰对方，即便是万不得已，也要将心比心，向受话人表示体谅并略表歉意。要简洁、准确地讲清原因，而且切勿忘记说一声"对不起"。假如是因私事打扰，应在通话开始之时，先征求一下对方的意见，询问现在通话是否方便。倘若不便，可另约时间，届时如约再将电话打过去。此外，通话一定要言简意赅、直奔主题、要点明晰，切勿"当断不断"。

打电话的礼仪包括哪些内容？

(2) 空间的选择　一般来讲，私人电话就在家里打，办公电话则在办公室里打。

(3) 通话的长度　病区内电话随时可能有急诊联系等工作电话拨入，通话时间须自觉地控制在 3 分钟内。工作联系在必要的寒暄之后，说明要办的事或转告谁什么事或咨询什么事，谈话内容比较集中，而且对方也会很快地清楚你的意图。如果事情较复杂，要事先整理好，简洁明了地讲清，基本原则是：以问题讲清为度，以内容简短为佳，通话时间宁短勿长。

(4) 自我介绍　无论是接电话还是打电话，都应该在主动问候对方后，马上礼貌地自报家门。自报家门是应有的文明礼貌，是主动向对方表示尊重的必要形式。即便对熟悉的人或单位，也不可省略自报家门的必要程序。别让对方边和你通话边琢磨：这人是谁啊？

自报家门有以下 4 种模式：

1) 报本人全名："我是李宁。"适用于日常私人交往或很熟悉的工作人际交往。

2) 报本人所在单位："我是一病区。"多用于工作交往。

笔记栏

3）报本人所在单位和全名："我是一病区李宁。"多用于工作交往。

4）报本人所在单位、职务和全名："我是一病区护士李宁。"用于最正规的工作交往。

（5）谁挂电话　一般电话，原则上不妨发话方先挂。如接听方先挂，有可能对方话还没说完。如与领导或长辈通话，要恭候对方先挂机。终止通话后要轻轻搁上话机，不要随便一扔，那样会让旁边的人觉得你没教养或误以为你对刚才接打电话的对方有意见。通话中途断线时，按礼节应由发话方立即重拨，拨通后应稍做解释，以免对方误以为是你挂断的。

3. 接电话的礼仪

接电话的礼仪包括哪些内容？

（1）及时接听，铃声不过三　电话铃声常具有独特的强制力。电话铃声响起，谁也不会置之不理，除非正在紧急抢救患者，即使再忙，也要尽快赶去接电话。通常铃响不过3声就应接听，一般铃响1～2声，人在近处就应立即接听，尤其夜间值班时。有时是在抢救患者等脱不开身的情况下不得已来接听的，如果对方不是要紧的事，这时可向对方说明："我们正在抢救患者，过会儿您再打来可以吗？"如果在你打电话时对方正处在这种情况下，你就应该主动先说："对不起，我过一会儿再给您打过去。"如你也有紧急事联系对方，则应立即简明、准确地讲清后挂机。如果你正在走廊那一头病房里工作或有其他要紧事，铃响多遍才接起话筒，你应主动向对方致歉："对不起，让您久等了，我在……"但如自己为拨打的一方，则应耐心拨打，通常铃响6遍后无人接听再挂断。

（2）接电话的声音，以对方能听清为度　病区电话一般设在护士站，而护士站通常在病区中间的位置。接听电话时如不注意声音，通话时的笑声或一些闲谈会让正受病痛折磨的患者和心情沉重、身体疲惫的家属感受强烈的心理反差而伤心难过。如果你在复述"是11床胃癌患者谢××明天做胃镜"这样的话的时候，让尚不知情的患者听到后会受到大的打击。所以，护士要注意接电话、谈论病情都不影响、伤害到别人。夜间值班时，要有强烈的维护病区安静的责任意识，禁止对着话筒大声喊叫。接打电话时为便于对方听到清晰的声音，话筒不要太近或太远，一般话筒距口部保持3 cm左右即可。通话声音以对方能听清为度，声音宁小勿大。

（3）语速、音调要让对方听起来感觉舒服　护士工作时间接电话声音要清晰、柔和、自然、有节奏感。音调要适中，不可高尖。语句要简短，吐字应清晰，语速不可太快、太慢。语气应亲切、自然、和谐。要让对方受到你微笑着的声音形象的感染。比如：你在铃声响起接听电话时，微笑也随之露出，亲切、热诚而又谦恭地先行问候"你好"，并随之自报家门"我是一病区……"你的电话形象因你亲切、尊重的声音而显得亮丽，对方也会受你的感染而微笑起来。拨通电话时如对方工作很忙，你可用声音透露关怀之意："你辛苦了！"并因给对方添了麻烦致歉："对不起，给您添麻烦了！"然后简洁说事，不要多占用对方宝贵时间。结束时，你可用真诚的声音表达你的谢意，通话中在对方讲话时你要专心聆听并及时理解。期间应有"嗯""对""是""好"等表示积极回应，而不要一言不发，使对方不明白你是否在听。假如你拨通电话后对方开口就不客气地"喂"后查问你："你找谁？""你是谁？""你有什么事？"那么你会是什么感觉呢？

所谓的"语气不好"常指态度不佳。同样的工作内容，如你采用冷漠、疏离、粗俗

笔记栏

不恭的声音说出，当然对方会很反感并随之“听而却步”，也许还会联想：这个人连接电话都那么让人生厌，那么她的服务态度、工作质量是否更差劲呢？

第五节　护士日常社交礼仪

社交，是社会上人与人之间的交际往来活动。社交礼仪是人们在社会交往活动中应当遵循和恪守的礼仪规范。它具有较广泛的内涵，包含介绍、称呼、握手、接待、问候等许多方面。掌握一定的社交礼仪知识，并能恰到好处地加以应用，必将会大大提升个人魅力，从而使人生焕发光彩。

所谓社交礼仪，是指人们在与他人的社会交往过程中，外在表现的行为规则和形式的总和。这种行为规则和形式是在长期的社会生活中，在风俗习惯基础上形成的人们共同遵守的品行、程序方式和体现的修养、风度等。

社交礼仪的基本职能主要有如下几个方面。

（1）塑造形象　其中包括塑造个人形象和组织形象两个方面。

（2）沟通信息　它包括三种类型：一是言语礼仪，二是饰物礼仪，三是行为表情礼仪。其中，一个信息的传递=7%的词语+38%的语音+55%的表情。

（3）联络感情　其中最重要的情感特征是真诚。以真诚之心换取他人之心，以真诚的行为款待他人，以真诚的语言取悦他人。在社交场合，真诚是金，只有拥有一颗真诚之心，方能收获温暖。

（4）增进友谊　社交礼仪是人际关系和谐发展的调节器，是赢得尊重、增进友谊的法宝。

一、介绍礼仪

介绍是社会交际活动的重要环节，它是彼此不熟悉的人们开始交往的起点。通过介绍能帮助人们扩大社交范围，构建良好的人际网络。

1. 介绍的作用

介绍是人们在社交活动中的重要环节，是人与人相识的最基本形式。介绍的重要作用在于：它能缩短人与人之间的距离，不相识的人，通过介绍后，隔阂感逐渐被亲近感所取代；它能帮助人们扩大社交网络，结识新朋友，加快彼此的了解；通过介绍还可以消除不必要的误会。

2. 介绍的原则

为了体现礼仪性，在正式场合为他人作介绍时，有一个基本原则，即应注意介绍顺序。按一般的习惯，介绍时应先把身份低的介绍给身份高的，把年轻的介绍给年长的，把男士介绍给女士，把未婚的介绍给已婚的。介绍时，先提某人的名字是对他（她）的一种敬意，这是一条准则。被介绍的双方经介绍后，应彼此握手问候或点头致意。

3. 介绍的方式

介绍是社交场合中相互了解的基本而又必然的方式。通过介绍可以使人们从不相识到相识，从不亲近到亲近，由此缩短交往双方之间的心理距离，为更多地沟通和深入地了解开好序幕。在社交场合，根据不同的介绍环境和介绍条件来划分，可以将介

笔记栏

绍分为不同的方式。

(1)按照社交场合的正式与否来划分,可分为正式介绍和非正式介绍。正式介绍应严格遵守介绍程序,比如,中央首长接待外宾,首先按照职务高低先向客人一一介绍陪同人员的姓名与职务,然后是来访者向东道主一一介绍随同来访人员的职务与姓名。这种外交场合的介绍非常严格,不能有一丝疏漏。又比如举行某一会议,会议举办者应按职位高低向与会者一一介绍参加会议的领导,不能有遗漏或者有姓名与职务张冠李戴。

非正式介绍比较随便。按照介绍者的位置来划分,可以分为自我介绍、他人介绍和为他人做介绍。

(2)按照被介绍者的身份、地位、层次来划分,可以分为重点介绍和一般介绍。对于重要的人物,如身份高者、有社会影响者、有突出贡献者、年长者和贵宾可做重点介绍,其他可做一般介绍。

(四)介绍的方法

根据对介绍方式的划分,我们就其中比较重要的、经常使用的几种方式进行分析,以期掌握不同介绍方式的具体方法。

自我介绍的方法是什么?

(1)自我介绍　在自我介绍时,要求介绍的语言要简洁明了,并合乎礼仪。其基本程序是:先向对方点头致意,得到回应后再向对方介绍自己的姓名、身份和单位等,同时递上事先准备好的名片,也可先请问对方的姓名,待对方注意自己时,再简洁地介绍自己,若能找出与对方的有关相似处,则容易彼此沟通。

如果见面双方一方是主人,一方是宾客,则作为主人一方通常应主动打招呼,以示不但知道客人来访,而且表示高兴与之会见。

向别人做自我介绍时,表情和态度要自然大方、充满自信,从而增加交往的信任感,否则会造成沟通的障碍。目前,在西方大多数国家,自我介绍的风气已经不同程度地形成,它能打破无人介绍的僵局,显露出热情和坦率。

他人介绍的方法是什么?

(2)他人介绍　他人介绍,是指在社交场合由他人将自己介绍给别人,由他人做介绍,自己处于当事人的位置。因此,应该站在另一位被介绍人的对面,待介绍完毕,应主动与对方握手,说声"见到你真高兴"、"认识你很幸运"等,也可递上自己的名片,并请对方多指教、多关照等。如对方愿意交谈,应表示很高兴与之交谈。对方让你稍等并表示歉意,自己应说"没关系",并耐心等待。

(3)为他人做介绍　为他人做介绍时,介绍者处于当事人之外。因此,介绍之前必须了解被介绍双方各自的身份、地位,了解双方是否有结识的愿望,等等。如果被介绍双方虽未谋面,但已耳闻对方秉性,只要有一方对对方无甚好感,介绍就会令人尴尬。在介绍时,应坚持受到特别尊重的一方有了解对方的优先权的原则,即介绍的先后顺序应当是:先向身份高者介绍身份低者,先向年长者介绍年轻者,先向主人介绍来宾,先向女士介绍男士,先向先在场者介绍后到者。在口头表达时,先称呼身份高者、年长者、主人、女士和先在场者,再将对方介绍出来,尔后介绍先称呼的一方。

在介绍时,手势动作应文雅。无论介绍哪一方,都应手心朝上,手背朝下,四指并拢,拇指张开,指向被介绍的一方并向另一方点头微笑,切忌伸出手指指来指去,尤其对年长者、身份高者更要注意。必要时,可以说明被介绍的一方与自己的关系,为双方找一些共同的谈话材料,如双方的共同爱好、共同经历或相互感兴趣的其他事物与话

笔记栏

题，以便双方相互了解和信任。

(4)集体介绍　集体介绍一般可采取的方法有两种：一种是将一人介绍给大家，这种方法适用于在重大的活动中对于身份高者、年长者和特邀嘉宾的介绍。比如：电视台的节目主持人把身边的特邀嘉宾介绍给直播现场的朋友和电视机前的观众朋友。另一种是将大家介绍给一人，这种方法适用于在非正式的社交活动中，使那些想结识更多的自己所尊敬的人物的年轻者或身份低者满足自己交往的需求，由他人将那些身份高者、年长者介绍给自己。这种介绍也适用于正式的社交场合，如某主要领导人对其特殊下属（如劳动模范、有突出贡献者等）的接见，还适用于两个处于平等地位的交往集体的相互介绍。

(5)商业性介绍　商业性介绍的目的，在于通过介绍使双方相识、了解、信任之后，进而建立某种贸易性的往来关系。这种介绍方式随着市场经济的发展，已被越来越多的人所认同，并对社交性介绍产生越来越大的影响。

在介绍中，不分男女老少，只凭社会地位的高低作为衡量的标准，遵从社会地位高者有了解对方的优先权的原则，在任何场合都是将社会地位低者介绍给社会地位高者。这是商业性介绍的显著特点，成为一种约定俗成的介绍惯例。

二、握手礼仪

握手是交际的一个部分。通过握手的力量、姿势和时间的长短往往能够表达出对握手的对象的不同礼遇和态度，显露自己的个性，给人留下不同印象。

1. 握手的含义及方式

握手是人们见面时相互致意的一种最普遍的方式。它不仅是一种见面的礼节，而且也是祝贺或感谢的一种表示。其方式主要有以下几种。

握手的方式主要有哪几种？方法是什么？

(1)平等式　握手时伸出右手，四指并拢与大拇指分开，两人的手掌与地面垂直相握，并轻轻摇动，一般以2~3秒为宜；双目注视对方，面带笑容，上身要略微前倾，头要微低。这是意义较单纯的、礼节性的表示友好合作的标准握手方式。

(2)控制式　握手时掌心向下，显得傲慢，以示自己高人一等，或暗示想取得主动地位。

(3)乞讨式　握手时掌心向上，此握手方式表示谦卑与过分的恭敬，往往是处于受支配地位的表现。

(4)手套式　双手紧紧握住对方的右手，并且上下摇动、时间稍长，往往表示热情的欢迎、感谢、感激，或有求于人、肯定契约的意义。下级对上级，或晚辈对长辈用这种方式，更表示谦恭备至。但初次见面一般不可用此方式。

(5)死鱼式　握手时漫不经心，过于软弱无力，时间很短，不仅给人一种十分冷淡的感觉，同时也给人留下一种毫无生命力、任人摆布的印象。

(6)虎钳式　握手时用力过猛、时间过长、幅度过大，给人以粗鲁的感觉。

(7)抓指尖式　握手时，轻轻触一下对方的指尖，往往给人一种冷冰冰的感觉。有些女士自视清高，常采用这种方式，其中也隐含着保持一定距离的意思。

总之，不同的握手方式，其含义是不同的，给人的礼遇也是不尽相同的。我们应本着友好、亲善的原则采用正确的握手方式，即标准的握手方式，给对方一种平等待人、亲切、随和的感觉。

笔记栏

（二）普通的握手礼仪

握手作为一种社交礼仪，不是一种随意行为，而是有一定的讲究的。只有这样，才能给人留下美好的印象。

握手的一般性要求主要包括以下几点。

握手的一般性要求包括什么？

（1）握手姿态要正确　行握手礼时，通常距离受礼者约一步，两足立正，上身稍向前倾，伸出右手，四指并齐，拇指张开与对方相握，微微抖动3～4次，然后与对方的手松开，恢复原状。与关系亲近者，握手时可稍加力度和抖动次数，甚至可用双手热烈相握。

（2）握手必须用右手　这是一条通则。伸左手显得不礼貌。如果恰好右手正在做事，一时抽不出来，或者手弄得很脏、很湿，应向对方说明，摊开手表示歉意，或立即洗干净手，与对方热情相握。如果戴了手套，则要去下后再与对方相握。

（3）握手要讲究先后次序　一般由年长的先向年轻的伸手，身份高的先向身份低的伸手，女士先向男士伸手，老师先向学生伸手；如果两对夫妻见面，先是女性互相致意，然后男子分别向对方的妻子致意，最后才是男子互相致意；拜访时，一般是主人先伸手表示欢迎；告别时，应由客人先伸手，以表示感谢，并请主人留步。不应先伸手的就不要先伸手，见面时可先问候致意，待对方伸手后再与之相握，否则是不礼貌的。许多人同时握手时，最好不要交叉握手，应根据顺序，待他人握毕再伸出手。

（4）握手要热情　握手是否热情，表示热情的分寸是否恰当，从握手时的表情、方式、力度、时间等都可以体现出来。握手时双目要注视对方的眼睛，微笑致意。切忌漫不经心、东张西望，边握手边看其他人或物，或者对方早已把手伸过来，而你却迟迟不伸手相握，这都是冷淡、傲慢、极不礼貌的表现。握手的时间以3秒左右为宜。有些人握住别人的手紧紧不放而只顾热情地说话，特别是在公共场所或路上，使对方很不自在。一般情况下，掌心向下，是一种傲慢的握手方式，掌心向上则显得过于谦卑，普遍采用的握手方式是双方的掌心侧向相对而握。

（5）握手力度要适中　握手时既不能有气无力，也不能握得太紧，甚至握疼了对方的手。握得太轻，或只触到对方的手指尖而不握住整只手，对方会觉得你傲慢或缺乏诚意；握得太紧，对方则会感到你热情过火，不善掩饰内心的喜悦，或觉得你粗鲁、轻佻而不庄重。此外，还要注意不要一只脚站在门外、一只脚站在门内握手，也不要连蹦带跳地握手或边握手边敲肩拍背，更不要有其他轻浮不雅的举动。

（三）特殊的握手礼仪

所谓握手的特殊要求是针对握手对象身份的特殊性而言的。主要应注意如下几点。

（1）与贵宾或与老人握手　当贵宾或老人伸出手来时，你应快步趋前，用双手握住对方的手，身体微微前倾，以表示尊敬；还可根据场合，边握手边问候，说些表示热烈欢迎和热情致意的话。在握手时千万不要昂首挺胸，也不要胆小畏缩。在社交场合遇到身份高的熟悉的老人，不要贸然上前打断对方的谈话或应酬活动，应在对方谈话或应酬告一段落后，再上前问候，握手致意。如果在不止一人的场合中，应遵守先贵宾、老人的一般习惯次序。

（2）与上级或下级握手　上下级见面，一般应由上级先伸手，下级方可与之相握。

笔记栏

如果上级不止一人,握手顺序应由职位高的到职位低的,如职位相当则可按一般的习惯顺序,也可由一人介绍,然后一一与之握手。上级与下级握手时,应热情诚恳,面带笑容,注视对方的眼睛,而漫不经心、敷衍了事、冷漠无情、架子十足,或者在与下级握手后即用手帕擦手,都是不得体或无礼的。

(3)与女士握手 按一般的规矩,在一般的场合,女士总是习惯于点头或者微笑,是否要握手,完全看她们个人的习惯和高兴的程度而定。如果女方愿意的话,应由她先伸出手来,男士只要轻轻一握即可。如果女方不愿意握手,她可以微微欠身鞠躬,或用点头、说客气话来代替握手。男士先伸手去和女士握手是不适宜的,会使对方感到尴尬。不过,若是男士已伸出手来,女士也理应有所反应,不论怎么说,漠视一个自然而友好的举动是很不礼貌的。在握手前,男士必须先脱下手套,摘下帽子,而女士则可戴着手套。

区别这几种握手的要求,灵活掌握和运用握手的礼仪,可以在社交场合中,第一次见面就给人留下深刻的良好印象。对此,想要学会交往礼仪的人不可不知。

三、社交中的称呼礼仪

1. 称呼语的特征

(1)简洁性 人们在使用称呼语时,其音节较少,形式较为简单,叫起来方便,易引起对方的注意与兴趣。

(2)褒贬性 在称呼时,明显地表现出褒贬之意。

(3)开启性 人们使用称呼语是为了引起对方注意,进而表述更多的内容。

称呼语的特征有哪些?

2. 称呼语的作用

(1)称呼语的运用标志着人际关系的实质。

(2)表现一个人对他人的评价和情感。

(3)显示出人与人之间亲疏恩怨。

(4)决定人们情绪的消长和事情的成败。

称呼语的作用是什么?

3. 使用称呼语的原则

其基本原则是根据对方的年龄、职业、地位、身份、辈分以及与自己关系的亲疏、感情的深浅选择恰当的称呼。

称呼语比较典型的有尊称和泛称两种。尊称是指对人尊敬的称呼,泛称是指对人的一般称呼。

(1)尊称 现代汉语常用的有“您”“贵姓”“某老”。其中“某老”专指德高望重的老人,有三种用法:①您+老,如“您老近来如何?”②姓+老,如“冯老”“李老”。③双音名字中的头一个字+老,如“望老”(对著名语言学家陈望道先生的尊称)。

(2)泛称 以正式场合与非正式场合来划分,常用的称呼有以下几种(见表8-1)。

4. 使用称呼语应注意的问题

(1)在多人交谈的场合,要顾及主从关系。称呼人的顺序一般为先上后下、先长后幼、先疏后亲、先女后男。

(2)对某些情况比较特殊的人,如生理有缺陷的人,应绝对避免使用带有刺激或轻蔑的字眼。

笔记栏

表8-1 泛称的种类

社交场合	称呼表达	举 例
正 式	(1)姓或姓名+职衔称/职务/职业称/爵位 (2)姓名 (3)泛尊称或职业称 (4)老/小+姓	王教授、李×上将、刘厅长、爱德华公爵 张丽、马华 同志、先生、小姐、大使先生 老李、小张
非正式	(1)姓+辈分称呼或辈分称呼 (2)名或名+同志	李伯伯、王叔叔 志华或志华同志

(3)考虑称呼的使用范围,应避免不恰当的称呼语。不恰当的称呼语一般有以下三种情况。

一是变"专称"为"泛称"。最典型的是"师傅"这一称呼语。"师傅",本指工、商、戏剧等行业中向徒弟传授技艺的人,是对手艺人或艺人的尊称。但如果与陌生人打交道,言必称"师傅",就会造成情感上的障碍。

二是变"贬称"为"褒称"。这种情形主要表现在两方面,即表现在称呼语的同义语选择上和称呼语的语词结构上。

三是跨文化交际中的生搬硬套。"老"字称呼语,在我国是一种尊称,但是西方一些国家却忌讳说"老"。在涉外场合,不宜使用"爱人"这个称谓,因为"爱人"在英语里是"情人"的意思,若使用这个称谓,难免引起对方误会。

(4)根据自己的角色和现实位置,采取不同的称呼。有时环境不同、自己扮演的角色不同,对某一个人的称呼就不同。

(5)注意称呼的时代特色,应摒弃那些带有封建色彩的称呼。

(6)称呼时要加重语气,认真、缓慢、清楚地说出称呼语,称呼完了要停顿片刻,然后再谈要说的事儿,这样才会收到理想的效果。

四、拜访礼仪

拜访是社交中的一种重要礼仪形式,通过朋友、同事之间的拜访,能增进了解、促进友谊。拜访作为交往的重要形式,在当今已越来越受到人们的重视。

(一)拜访的准备

为使拜访的目的能够得以顺利地实现,拜访最好能事先做好准备工作,主要是拜访时间的选择、拜访前的预约以及其他一些拜访准备工作,如拜访目的等。

1. 时间的选择

选择好拜访时间是让对方愉快接受拜访的首要条件。正式的拜访,时间最好能事先征得拜访对象的意见后再确定。非正式的拜访,时间最好能选择在节假日的下午或平时的晚饭以后,尽量避免在对方吃饭的时间前往,避免在午休时间、临下班的时间前往。现在人们都有看电视节目"新闻联播"的习惯,因此,平时的拜访时间选择在晚七点半以后较为合适,但也不能太晚,更不要在对方临睡的时候去拜访,以免影响对方的休息，引起对方的反感与不满。一般来说，上午 9～10 点、下午 3～4 点或晚上 7～8 点钟是最适宜的时间。

2. 拜访前的预约

拜访他人，应该先约好时间，以免扰乱被访者正常的工作和生活秩序，这样可避免成为不速之客，也可防止扑空。如果事先已约好，就应遵守时间，准时到达。如确有意外情况发生而不能赴约或需要改期或改时间，要事先通知对方，并表示歉意。失约或迟到都是不礼貌的行为。

3. 拜访的目的

中国有句古话，叫作“无事不登三宝殿”。一般来说，拜访都有一定的目的。但如需要商量什么事情，拟请对方做哪些工作等，怎样交谈更为妥当，事先都要认真地设想和安排一下，尤其是拜访身份高者或年长者更要注意谈话的方式。如果有必要，也可将登门拜访的目的委婉地告诉被访者，使得对方有一定的准备。如是看望老人、患者、走亲访友或拜见上司，需要哪些礼品也要事先准备妥当。

4. 预约的方式

无论哪种类型的拜访，预约的方式大致有电话预约、当面预约或书信预约。无论何种形式的预约，都要用客气的、商量的或恳求的口吻，而不能用命令的口气要求对方，以免引起不快。

（二）赴约的准备

当拜访者的预约得到肯定的答复之后，就应认真地做好赴约准备。可以说，赴约准备充分与否，对拜访目的的实现具有直接的影响。一般情况下，赴约的准备包括以下几方面的内容。

1. 讲究仪容仪表

如果是正式的公务拜访，穿着一定要整齐大方、干净整洁，要和自己的职务、年龄相称；如果是朋友之间的拜访，虽不必太讲究，也要整洁、大方，同时还应注意仪表的修饰。

2. 内容材料要详细

拜访是有一定目的的交际活动，因此拜访者在拜访前一定要根据拜访的内容，把材料准备充分，以免措手不及、东拉西扯而浪费时间，达不到拜访目的。

3. 规划交通路线

作为拜访者一定要对拜访的地点有所了解，特别是对自己首次去的地方，要提前了解一下交通路线，以免耽误时间。因为只知大概方向而不知具体确切的路线，会影响按时赴约。

4. 名片、礼品要备齐

在拜访前，拜访者一定要把自己的名片准备好，并放在容易取出的地方。同时，根据情况的需要，可适当地准备一些礼品。因为适当地赠送礼品是进退之道、处世之方，它在社会生活和人际交往中有着良好的润滑作用。

（三）拜访的礼节

拜访礼节是指一个人在拜访过程中应遵守的礼仪规范。可以讲，拜访者的表情、态度、谈吐和行为的优劣将直接影响拜访目的的实现，因此，文明礼貌的语言和优雅得

笔记栏

体的举止是对拜访者永恒的要求。具体来说，拜访者应在以下几个方面引起更多的注意。

1. 按时到达

按时赴约，这是拜访的基本礼节。一般情况下拜访要按预先约定的时间提前3～5分钟到达。这样，一方面可以避免因到得早主人没有做好迎客的准备，出现令主人难堪的场面；另一方面也不会因到得晚而让主人焦急等待。拜访时按时到达，会给对方一个守信、守时的印象，就可以使双方的交流与合作有一个良好的开端。

2. 礼貌登门

到朋友家或拜访对象的办公室，事先都要敲门或按门铃。等到有人应声允许进入或出来迎接时方可进去，不可擅自闯入。即使门原来就敞开着，也要以其他方式告知主人有客来访，否则，会被视为缺少教养。

3. 注意物品的搁放

有时拜访者需要带一些物品或礼品，或随身带有外衣和雨具等，这些都应该搁放到主人指定的地方，如无指定的地方，可在征求主人的意见后，按主人的意见放置，不可乱扔、乱放。礼品一般应该放置在较为隐蔽处。

4. 做客彬彬有礼

对主人房里所有的人，无论熟悉与否，都应一一打招呼。如拜访对象是位年长或身份高者，应待主人坐下或招呼坐下以后方可坐下；对主人委派的人送上茶水，应从座位上欠身、双手接过，并表示感谢；主人端上果食，应等到其他客人或年长者动手之后，再取之；吸烟者应尽量克制，必须抽时，应先征得主人和在场女士的同意。进门后，应按主人的指引进入某一个房间，而不应该径直走进主人的卧室；如果主人家里铺有地毯等地面装饰物，则应征求主人意见，是否换鞋后再进入。

5. 掌握交谈技巧

交谈要随机应变，处理得当。交谈者除了表达自己的思想观点外，还要注意倾听对方谈话的内容，观察对方的情绪与环境的变化，并注意应对。如对方谈兴正浓，交谈时间可适当长些，反之可短些；如对方发表自己的观点，应适当插话或附和；如自己谈得太多，应注意留给对方插话或发表意见与建议的时间和机会。专程到住宅拜访与顺访、闲聊不同，一般有较强的目的性，如果请主人帮忙，应开门见山，把事情讲清楚，不要含混不清，令主人无从做起；如果主人帮忙有困难，就不能强人所难，硬逼着他人去办。

6. 把握辞行机会

在与主人交谈的过程中，如果发现主人心不在焉，或时有长吁短叹，说明他心情烦躁，或有急事想办又不好意思下逐客令。这时，来访者应适时、礼貌地提出告辞。如果主人处另有新的朋友来访，一定是有事而来。这时，即使主人谈兴正浓，也应在同新来者简单地打过招呼之后，尽快地告辞，以免妨碍他人。

7. 礼貌告辞

不管拜访的目的达到与否，都应该十分注意告辞的方式。告辞之前要稳重，不要显得急不可耐。告辞应由客人提出，最好是自己讲一段带有告别之意的话之后，或者是双方对话告一段落、新的话题没有开始之前提出告辞，或者被拜访者有了新的客人而自己又不认识时提出告辞。态度要坚决，行动要果断，不要嘴上说“该走了”却迟迟

笔记栏

不动身。辞行时，应向主人及其家属和在场的客人一一握手或点头致意。

五、接待礼仪

（一）迎客礼仪

迎客是接待中的重要礼仪之一。它不仅显示出主人的热情，更能给来客以春风般的愉快感受。一般来说，其礼节规范有如下几个方面。

迎客的礼节规范有哪几个方面？

1. 会面

“出迎三步，身送七步”，这是我国迎送客人的传统礼仪。接待客人的礼仪要从平凡的举止中自然地流露出来，这样才能显示出主人的真诚。客人在约定的时间按时到达，主人应提前去迎接。如果是在家庭中接待朋友，最好是夫妇一同出门迎接客人的到来。见到客人，主人应热情地打招呼，主动伸出手相握，以示欢迎，同时要说“您路上辛苦了”“欢迎光临”“您好”等寒暄语。如客人提有重物应主动接过来，但不要帮着拿客人的手提包或公文包。对长者或身体不太好的客人应上前搀扶，以示关心。

2. 乘车

上车时，接待者应为客人打开车门，由右边上车，然后自己再从车后绕到左边上车。车内的座位，后排的位置应当让尊长坐（后排二人座，右边为尊；三人座中间为尊，右边次之，左边再次），晚辈或地位较低者，坐在司机旁边的座位。如果是主人亲自开车，则应把司机旁边的位置让给尊长，其余的人坐在后排。在车上主人应主动与客人交谈，同时还可以把本地的风土人情、旅游景点介绍给客人。车到地点后，接待者应先下车，为客人打开车门，请客人下车。

3. 入室

下车后，陪客者应走在客人的左边，或者走在主陪人员与客人的后面。到会客室门口时，主陪人员或陪客者应打开门，让客人先进，并将室内最佳的位置让给客人。同时，还要按照礼仪把客人介绍给在场的有关人员。

总之，对来访客人，无论职位高低、是否熟悉，都应一视同仁，热情相迎，亲切招呼。如接待现场有家人、亲朋好友或同事，也应一一给予介绍，以表现出友好的气氛。如果客人突然造访，也要尽快整理一下房间、办公室或书桌，并对客人表示歉意。

（二）待客礼仪

良好的待客之礼，体现出主人的热情和殷勤。它既能够使客人感到亲切、自然、有面子，也会使自己显得有礼、有情、有光彩。

1. 让座与介绍

如果是长者、上级或平辈，应请其坐上座，主人坐在一旁陪同；如果是晚辈或下属则请随便坐。如果客人是第一次来访，应该给家人介绍一下，并互致问候，然后沏茶、递烟或拿出水果、小吃等招待客人。如果请客人吃东西，应问客人是否要洗手；如果请客人吃西瓜，应准备好放瓜子、瓜皮的盘子和毛巾。

2. 敬茶

在家庭待客中，为客人敬茶是待客的重要内容。待客坐定，应尽量在客人视线之内把茶杯洗净。即使是平时备用的洁净茶杯，也要再用开水烫洗一下，使客人觉得你很注意讲卫生，避免因茶杯不洁而客人不愿饮用的尴尬局面。

笔记栏

要用开水泡茶，如没有开水，应立即烧煮少量以应急需，并要对客人打声招呼，请稍等片刻。开水沏茶，有利于溢出茶香，同时茶叶沉底后有利于饮用。切忌用温开水泡茶，使茶叶浮集杯口而妨碍交谈，也会使客人不愿饮用。

茶杯要轻放，不要莽撞，以免茶水泼洒出来，弄得茶几上湿漉漉的，即使是连抹带揩，也会影响敬客气氛；如果泼在客人身上，就更加难堪。

端茶也是应注意的礼节，应双手给客人端茶。对有杯耳的杯子，通常是用一只手抓住杯耳，另一只手托住杯底，把茶水送给客人，随之说声"请您用茶"或"请喝茶"。切忌用五指捏住杯口边缘往客人面前送，这样敬茶既不卫生也不礼貌。

斟茶动作要轻，要缓和，同时注意不要一次性斟得太满。如凉茶较多，应倒去一些再斟上。斟茶应适时，客人谈兴正浓时，莫频频斟茶。客人停留时间较长时，茶水过淡，要重新添加茶叶冲泡，重泡时最好用同一种茶叶，不要随意更换品种。

3. 敬烟

如果前来拜访的客人有吸烟的嗜好，应以烟敬之。敬烟时，把烟盒打开，用手弹出几支，再请客人抽烟。客人不吸烟不可勉强。

4. 谈话

谈话是待客过程中的一项重要内容，是关系到接待是否成功的重要一环。

(1)首先，谈话要紧扣主题。拜访者和接待者双方的会谈是有目的的，因此谈话要围绕主题，不要偏离主题。如果是朋友之间的交流，要找双方都感兴趣的事情谈，不要只谈自己的事情或自己关心的问题，不顾对方是否愿听或冷落对方。

(2)要注意谈话的态度和语气。谈话时要尊重他人，不要恶语伤人，不要强词夺理，语气要温和适中，不要以势压人。

(3)会谈时要认真听别人讲话，不要东张西望地表现出不耐烦的表情，应适时地以点头或微笑做出反应，不要随便插话。要等别人谈完后再谈自己的看法和观点，不可只听不谈，否则，也是对别人不尊重的一种表现。

(4)谈话时要注意坐的姿势。

(5)不要频繁看表、打呵欠，以免对方误解你在逐客。

5. 陪访

陪访是接待过程中一种常见的礼仪。在陪同客人参观、访问、游览时，要注意以下几方面：首先，要在接待计划中事先安排，提前熟悉情况，以便向客人做详细的介绍。其次，要遵守时间，衣冠整洁，安排好交通事宜。再次，陪同时要热情、主动，掌握分寸。

(三)送客礼仪

送客是接待的最后一个环节，如果处理不好将影响到整个接待工作的效果。送客礼节，重在送出一份友情。

1. 婉言相留

无论是接待什么样的客人，当客人准备告辞时，一般应婉言相留，这虽是客套辞令，但也必不可少。

客人告辞时，应在客人起身后主人再起身，最好叫家中成员一起送客出门；分手时应充满热情地招呼客人说"慢走""走好""再见""欢迎再来""常联系"等。

2. 送客有道

如果将客人送至门口，应在客人的身影完全消失后再返回；否则，当客人走完一段

笔记栏

路再回头致意时，发现主人已经不在，心里会有些不是滋味。另外，送客返身进屋后，应将房门轻轻关上，不要使其发出声响。那种在客人刚出门的时候就“砰”地关门的做法是极不礼貌的，并且很有可能因此而“砰”掉客人来访期间培养起来的所有情感。

到车站、码头或机场送客时，不要表现得心神不宁，使客人误解你在催他赶快离开。送客到机场，最好等客人通过安检后再返回。因为也许有些物品不让带上飞机而需要你代为保管。

如果客人比较坚决地谢绝主人相送，则可遵客人意思，不必强行送客。

六、名片礼仪

名片具有较强的自我介绍功能，被人们普遍认为是“第二张脸面”。因此，对名片的制作与使用都应十分注重。切实而言，在当今，它的媒介作用已显得越来越重要。

(一)名片的用途

名片的主要用途有如下几个方面。

1. 方便自我介绍

名片具有较强的自我介绍功能，它在社交场合上几乎已成为某一不可缺少的“风景”。其主要用途表现为：使用名片可避免初次见面口头介绍时容易造成的遗忘、误听、误解等麻烦，同时还能加深初交的印象，有益于日后的继续交往。

2. 可以代替便条

在交往中，有许多时候必须对友人做出礼节性的友好表示。以名片代替便条，往往显得比较郑重。

3. 可以替代介绍信

如果介绍自己的友人与另外一位友人相识，可在自己名片的左下角写上 P. P.（介绍之意），然后把被介绍者的名片附在后面一并送去，届时名片就起到了介绍信的作用。

4. 可以替代请柬

在非正式的邀请中，可以用名片代替请柬，并写明时间、地点和内容。

5. 可以替代礼单

向友人寄送或托送礼物、鲜花时，可在礼品或花束中附上自己的名片并写上祝贺短语。在收到友人的礼品后，可立即回复一张名片，左下角写上 P. R.（谢谢之意），以示谢意。

6. 具有广告作用

在进行业务往来时，名片具有一定的宣传作用，让人了解自己的业务范围。

(二)使用名片的礼仪

名片的使用，可分为递交、接受和交换三个环节。

1. 递交名片

递交名片时应注意以下几点。

(1)在外出前将名片放在容易拿出的地方，以便在需要时迅速掏出。一般来说男士可将名片放在西装上衣的口袋里或公文包里，女士可将名片置于手提包内。

(2)递交名片要讲究场合。一般而言，商业性质的横向联系和交际、社交中的礼

笔记栏

节性拜访以及表达情感的场所可以递交名片。

（3）掌握递交名片的时机。如果是初次见面，相互介绍之后可递上名片；若是比较熟识的朋友，可在告辞时递交。

（4）为表达对对方的尊敬，一般应双手递上名片，特别是下级递给上级、晚辈递给长辈时更应如此。

（5）递名片时，应将名片的下方指向对方，以方便对方观看。

（6）递名片时应面带微笑，有时还要说些友好、客气的话语。比如："这是我的名片，欢迎多联系！""这是我的名片，请多关照！"总之，递交名片时，动作要洒脱大方，态度要从容自然，表情要亲切谦恭。

2. 接受名片

递名片者将名片递上，表达了递交者对对方的友好之情；而接受名片者应双手接过名片并道谢，还应认真仔细地看一遍，以表示对赠送名片者的尊重。看完名片后要郑重地将其放在名片夹里，并表示谢意。如果是暂放在桌子上，切忌在名片上放其他物品，也不可漫不经心地放置一旁，告别时千万不要忘记带走。

3. 交换名片

交换名片体现了双方感情的沟通，表达了愿意友好交往下去的意愿。交换名片的礼节，主要体现在交换名片的顺序上。一般是地位低者、晚辈或客人先向地位高者、长辈或主人递上名片，并应双手捧交给对方，然后再由后者予以回赠。若上级或长辈先递上名片，下级或晚辈也不必谦让，礼貌地用双手接过，道声"谢谢"，再予以回赠。

护士的礼仪形象一方面影响着社会对护士职业的评价，影响到护士在社会中的地位；另一方面，护士在实施礼仪的过程中，也潜移默化地塑造着护士自身的良好气质、情操、心理、性格、意识、理念，完善着自己的形象。护理礼仪是护士职业形象的重要组成部分，是护士素质、修养、行为、气质的综合反映，包括护士仪容仪表、语言艺术、人际沟通及护士行为规范。这些都影响着患者对医疗护理服务的信任，同时，护理礼仪还能强化护理行为效果，提高护理工作的科学性，从细微处满足患者的心理需求，促其早日康复，这也无形中提高了工作效率。护理礼仪能使护患关系更加密切，有利于信息交流。护士是患者在住院期间获取信息的重要来源，一个具有良好礼仪风范的护士，很快就能博得患者的信任。护理礼仪能宣传护理人员的形象，赢得社会的认可，在激烈的社会服务竞争中，体现出护理工作的价值。

小　结

礼仪是人们在社会交往中逐渐形成的大家要遵守的规范与准则。"礼"是一种道德规范——尊重，"仪"就是恰到好处地向别人表示尊重的形式。

护士的基本礼仪有护士的仪态礼仪、护士的服饰礼仪和护士的语言礼仪等。

护士工作中的礼仪有护理查房礼仪、护理工作交接班礼仪和电话礼仪等。

护士日常社交礼仪有介绍礼仪、握手礼仪、称呼礼仪、拜访礼仪、接待礼仪以及名片礼仪等。

笔记栏

问题分析与能力提升

1. 护士小王第一天上班。请讲出她应注意的仪容礼仪、表情礼仪、举止礼仪、着装礼仪和语言礼仪。

2. 心胸外科要进行临床业务查房，参加人员有护理部主任、总护士长、护士长、责任护士、主管护师2人、护师1人和实习护士1人，请讲出在病房床边护理查房时的礼仪位置以及在办公室护理查房讨论时的礼仪位置。

思考题

1. 如何理解礼仪的概念？礼仪的原则有哪些？
2. 怎样认识学习护理礼仪的作用？
3. 护士的着装有哪些规范？
4. 从礼仪角度谈如何做好护患以及医护沟通。
5. 护士的交接班礼仪有哪些？

（李　琼　薛方永）

第九章　临床护理中的审美

学习目标

◆说出临床护理审美的原则。
◆熟悉各类患者护理审美要求。

【记一记】
临床护理审美的意义,临床护理审美的原则。

在生物—心理—社会医学模式转换的今天,护理领域日渐向周边学科拓展,而美学与护理学的结合,正是近年来护理学科不断发展的标志之一。特别是在开展整体护理的今天,护士与患者接触的机会增多,护士的工作不再仅限于“打针送药、翻身、叩背”等单纯性的技能劳动,而是逐步强调以美学原理为指导的护理临床实践,这对于提高当今整体护理水平有着极其重要的意义。

临床护理是指护理人员在临床各科中开展的包括贯彻落实治疗方案、完成各项治疗计划、观察病情发展和治疗效果等一系列的护理措施,从而为进一步诊疗提供临床资料。临床护理审美在护理审美中占有重要地位,护理人员研究和探讨临床护理工作中的美学问题,对促进护理工作、确保整体护理的实施有着十分重要的意义。

第一节　临床护理审美的意义及原则

临床护理审美内容很广泛,掌握其基本意义及原则十分重要。

一、临床护理审美的意义

临床护理审美的意义是什么?

疾病是机体与外界环境间的适应性遭到破坏后所产生的一种特殊状态,而临床护理是使这种适应性恢复正常的一种手段和过程,同时也是维护和塑造人体美、生命美的过程。把美学原理渗透到临床护理的各个方面,着眼于解决人体健康的整体问题,达到功能美和形体美的统一,从而使患者转变为身心健康、状态完美的人,这是对护理人员的基本要求。这就不仅要求护士具备精湛的技艺、高度的责任感、丰富的知识、敏锐的观察力和解决问题的技巧，而且还要求他们坚持护理审美原则，在临床护理实践中实现人类的审美理想和目标。

（一）临床护理直接维护形体美

形体美是指人体形式结构美，指皮肤、骨骼、肌肉等都处于结构完整、协调、匀称、和谐统一的健康美。健康是人体形态美的基础和前提，人体形态美是健康的外在表现形式。疾病破坏人体形态美，临床护理审美的目的就是为了改善人的疾病状态，维护人体形态美。一个人如果被疾病缠绕，虽然他原先肌肉是那么的发达、皮肤那么有光泽、头发那么乌黑、步伐那么矫健，但此时却因疾病折磨变得面色憔悴、软弱无力，失去往日的翩翩风度。临床护理中护士正确执行医嘱以消除那些影响人体美感和审美的因素，使人体形态的均衡、对称、和谐统一得到恢复和维持，从而使患者展现蓬勃的生命活力，给人以健康的美感。

（二）临床护理保持机体功能美

人体形体美的破坏，常常会同时损害其功能美。疾病往往给机体带来病理性改变，使某些器官和系统的结构及功能发生异常，使原有健美、充满活力的人体黯然失色，生理功能也随之显著减退。护理人员充分发挥审美能力，运用护理程序对患者生理、心理、社会等方面的状况进行评估，做出护理诊断，制订护理计划，实施护理措施，进行效果评价，科学地、有目的、有计划地为患者提供高质量的临床护理，使患者恢复健全的系统功能和组织结构，以调节、代偿和适应体外环境的变化，保持机体生理功能的和谐、统一和健康。

（三）临床护理对人内心世界的影响

疾病不但破坏患者的形体美和功能美，同时也不可避免地产生一些消极反应，如恐惧、悲伤、忧郁、焦虑、失望等不良情绪。正如南丁格尔所言："护理工作的对象不是冰冷冷的石块、木片和纸张，而是具有热血和生命的人类。"因此，临床护理工作既包括解除患者肉体上的病痛，也包括帮助患者恢复心理上的健康，倘若没有心理护理，便无法实现患者真正意义上的身心健康。

一句温情的话语、一个亲切的微笑、一个和蔼的眼神、一个安抚的动作，都可以起到"此时无声胜有声"的作用，这就是心理护理的美学手段。

深入开展心理护理，是对现代医学模式的充实和完善，也是防治人类身心疾病一道重要的屏障。大量临床护理实践证实，个体心理状态的优劣对其自身的健康水平具有直接的、决定性的影响。通过对患者内心世界的深入理解，给患者以良好的心理支持或必要的心理干预，可以鼓励他们以积极的心态去战胜疾病甚至超越死亡，重建新的生命阶段，确保整体护理较理想目标的实现。

心理护理作为一种具体的护理方法，只有运用心理学的理论和方法，致力于患者心理问题的研究和解决，倡导建立良好的护患关系，为患者的身心健康营造适宜的人际氛围，并与其他护理方法相互依存、渗透、融会贯通，才能更充分地展现心理护理增进人类身心健康的独特功能。

心理护理是一个连续的动态过程。因为患者的心理活动总是伴随着他们的健康状况时有波动，具有错综复杂、不稳定和不可预料等特点。所以，心理护理必须紧密注视患者身心状况的变化，分析其主要原因，及时调整对策，以便更有效地发挥临床护理

笔记栏

对患者身心健康的积极影响，如“呼吸机依赖综合征”就是一种典型的患者躯体与心理未得到同步康复的实例。要实现临床护理较理想的目标，就应尽力在解除患者肉体病痛的同时，基本完成患者的心理修复。

由此可见，临床护理人员既要掌握娴熟的护理技术操作，又要掌握扎实的护理理论知识；既要为患者解除肉体上的病痛，又要深入患者内心深处，化解患者的后顾之忧。

（四）护理职业形象美对临床护理的影响

袁剑云博士曾经说过：“一个专业护士每天在临床工作中所展现的服务内容、专业行为和专业形象，代表了小至这个医疗机构、大至一个国家的护理专业水平。”

护理人员的职业形象首先以仪表的优雅唤起人们的美感，如护士整洁、合体、松紧适度的工作服，能给人以庄重、高雅、大方、真诚的美感；燕帽不仅是护士职业的标志，而且使护士的仪表显得美观大方，衬托出护士角色形象的善良、圣洁，也象征护士的高尚和自信，给人以高雅、圣洁之美感。

护理是科学、艺术和爱心的结合。在临床工作中，护士与患者的接触最为频繁。护士在为患者进行护理时，护士的一举一动都在患者的视野内，护士的行为举止直接或间接影响患者的治疗效果。护理人员仪表端庄、举止优雅、表情和善、技术娴熟、动作准确，无疑将获得患者坚定的信赖和尊重；护理人员面带微笑、语言温和、表情亲切，给患者以宁静舒畅的美感，有利于建立良好的护患关系，从而调动起患者参与治疗的积极性，发挥与疾病做斗争的能动作用；护理人员镇定自若的情绪状态，既可以使自己准确无误地参与抢救与治疗，又可以给患者带来安全感；护理人员通情达理、宽容忍让的态度，体现出对患者无微不至的关怀，使患者能够消除心中的疑虑和烦恼；护理人员严谨的工作作风、扎实的理论知识、娴熟的技术操作、热情周到的工作态度和严密细致的观察，充分显示了其真实、善良的美好心灵，给患者以美的享受、美的启迪，患者在这种充满爱心、温馨、安心的氛围中休养，自然能快速得以康复。

护理人员职业形象美对患者的感染作用，特别对暗示性强的患者更为突出。护理人员通过对患者尽善尽美的感化，在患者面前塑造了自身的形象美，必将获得患者对护理人员的信任感和尊重感，从而主动配合治疗，更有利于患者的治疗和康复。

总之，护理人员应充分认识到职业形象美的特殊作用，并努力构建良好的审美情感，保持稳定、振作、愉悦的精神状态，用自身焕发出的生命活力去唤起患者对美好未来的向往，增强其战胜疾病的信心和勇气。

二、临床护理审美的原则

临床护理审美的原则是什么？

人体美是一种高级、复杂、无与伦比的美，是社会美和自然美的结合。健康是人体美的基础，它体现了人的生命活力美。马雅可夫斯基有一首诗说得好：“世界上没有任何一件衣衫能比健康的皮肤和发达的肌肉更美丽。”文艺复兴时期的人道主义者洛伦佐·巴拉强调说：“尽管很多健康人并不美，但没有一个美的人是不健康的。”有力地揭示了美与健康之间的关系。可见，临床护理审美原则是以维护人的健康为核心的。

笔记栏

(一)以抢救生命为首要任务

人的生命是人体美的载体,生命消失了,人体美的属性也就无所依附,因此,在临床治疗护理中,维护和挽救生命是医疗护理工作的首要任务,也是最基本的护理审美原则。当生命与形体美不可兼得的时候,必须全力抢救生命,如一些具有一定破坏性的侵入治疗大多数是在生命受到威胁时进行的,故保存生命尤显重要,不可因一味追求美学效果而贻误抢救时机。例如,当医护人员抢救危重患者时,如发现患者窒息,应不失时机地进行气管切开术,虽然手术破坏了患者颈前的正常组织结构,皮肤上留下了不可避免的瘢痕,损害了人体美,但保存了生命,达到了护理学的根本目的。

(二)满足各种疾病的特殊治疗需要

对各种疾病患者的护理有其特殊的治疗需要,要达到临床护理与审美要求的协调统一,就应在正确执行医嘱、保证临床各科护理效果的前提下,选择破坏性最小的方法来适当体现护理审美的要求。例如,使用抗癌药物,对恶性肿瘤细胞能起到杀伤和抑制作用,但同时对正常组织器官也会造成不同程度的损害,最常见的毒性反应就是脱发,给患者尤其是女性患者在精神上带来很大的痛苦。据辽宁省肿瘤医院报道,该院曾试用冰帽行头部冷疗法护理,经临床观察,其防脱发有效率可达95%。因为冷疗使头部血管收缩,血流量减慢,组织细胞代谢和吸收减低,局部药物浓度随之降低,达到了护理审美的要求。

(三)寓护理审美整体观于护理中

系统化整体护理旨在达到以下三个目的:①提高护理质量,满足护理对象的护理需求;②合理利用护理人力资源,达到护士的分层次使用,以充分调动和发挥护理人员的主观能动性;③提高护理工作的系统性和科学性,促进护理学科的发展。

系统化整体护理是当今最先进的护理模式。它要求护理的方式从整体的观念出发,将临床护理和护理管理各个环节系统化,掌握人的心理状态、情绪反应、性格特征以及社会背景等方面在治疗和护理中的影响,有计划地、科学地进行护理。这本身就蕴涵了丰富的审美价值,体现了美学的整体观:①人体是一个结构严谨、功能完善且身体各部位互相配合又互相制约的整体;②人体的健美有赖于机体内外环境的平衡;③社会、心理因素对健康状态的维持有着不可忽略的作用。系统化整体护理全面、具体、准确地体现了护理美学的整体观。应用护理程序细致的评估、科学的诊断、周密的计划、完善的实施、客观的评价,使护理工作一环扣一环、有条不紊,体现出一种井井有条的节奏美感;科学的管理方法使护理工作统一协调,发挥护理人员的潜能、智慧,使其更加科学和艺术地完成护理计划,而患者的审美要求则得到更为充分、全面的满足。

(四)护理人员职业形象完美性的体现

护理人员作为人类生命的保护者、健康的维护者,无论是在基础护理还是在专科护理中,都要充分展现护士职业形象的完整性。

护理是一项操作性很强的职业,护理人员要熟练掌握各项操作技能。在护理工作中许多操作技术的实施都要求严格、循序、利落、熟练,给人以节奏感、轻盈感,使患者得到一种美的享受,并能减轻其患病的痛苦和心理负担。所以,护理人员的一举一动都要体现出对本职工作的热爱,时刻饱含精益求精的敬业精神;树立自尊、自强、自爱的职业形象,珍惜“白衣天使”的无上荣誉;护理患者时,注重仪表端庄、整洁,举止礼

笔记栏

貌、优雅、稳健、大方；执行操作敏捷、利落而不失沉着、稳重；在照顾患者身心的同时，尊重患者的人格、患者的生命、患者的权利；对待患者的态度和蔼、亲切，无论其职务高低、贫穷贵贱，护理人员都能以诚相待、一视同仁，始终把患者的生命放在首位，以患者的利益为己任，为其身心状态的恢复创造一个良好的环境。

护理审美整体观要求护理工作者把“以服务对象为中心”作为一种信念和价值观，并以此作为准绳来检查和衡量自己的言行是否处处为患者着想，是否能主动地满足患者的要求，自己能否为患者解决健康问题，体现出护理工作的程序美、布局美、护理环境美、操作形式美、语言和行为美等，全方位地为护理对象提供有益于疾病愈合、身心健康、延年益寿的护理服务。

护理人员职业的完整性，还体现在与其他医务人员的平等协作（交流—协作—互补）中，以“救死扶伤，防病治病，保护人民健康”为宗旨，密切配合，相互尊重与信任，同心同德，既坚持原则又宽容谦让，共同去温暖患者、治疗患者，给患者以可信、可慰之美感。

护理职业活动过程的本身，就显示出一种崇高美、心灵美和职业形象美，包含着丰富的审美价值。

第二节　各类患者的临床护理审美要求

由于患者的年龄、性别不同，生理、心理特点和社会生活需求也不同，所以，在临床护理工作中，按不同年龄、性别分为成人护理、女性护理、小儿护理、青少年护理、老年人护理。每门专科都有自己独特的研究对象和临床要求，在临床护理审美上，除了其共性方面外，还有各科的特殊要求。

一、成人临床护理中的审美要求

由于成年患者的年龄跨度较大，社会接触面较广，承担的工作强度较高，成年患者的临床护理具有一定的普遍性和代表性，病种繁多、病症复杂，涉及各系统、各器官，且慢性病、危重病多，具有很多疾病不能完全治愈等特点，所以，在美学要求上也有特殊之处。

成年人因患各种疾病来医院就诊，其临床护理工作的任务除执行医嘱外，更多的是对患者的全面照顾，并遵循护理程序，对患者的生理、心理、社会等方面的状况和功能进行评估，即：收集有关资料，根据这些资料判断患者存在哪些问题，做出护理诊断，围绕护理诊断制订护理计划，之后实施计划中制订的护理措施，并对执行后的效果及患者的反应进行评价。这种科学的、有目的、有计划的工作方法是临床护理人员为患者提供高质量、以患者为中心的整体护理模式的根本保证。

（一）细心观察病情，收集完整、可信的资料

护理程序是指导护理人员以满足护理对象身心需要，以恢复或增进健康为目标，运用系统方法实施计划性、连续性、全面整体性护理的一种理论与实践模式。

护理程序的计划和实施都是以如实反映患者真实情况而展开的，违背了真实情

笔记栏

况，将直接影响护理诊断、护理计划的准确性，就可能人为地损害患者的形体美或功能美。因此，只有掌握到真实资料，才能有效地施治、施护，从而达到维护和增进形体美与生命活力美的目的。

1. 资料的内容及来源

从整体护理思想出发所收集的资料不仅涉及患者的身体状况，还应包括心理、社会、文化、经济等方面。收集资料的对象必须是意识清醒、精神状态正常的人。资料来源于患者、患者家属、其他医务人员、目前和既往病历记录及各项检查报告等。由于患者文化水平的差异，有些患者不能很好地表达自己的病情和需求；也有些患者因为地方语言特别，常常答非所问；还有的患者因民俗或个人隐私，往往不愿轻易吐露真情。遇此情况，护理人员应满怀热情地耐心询问、启发、诱导、解释，努力把真实情况弄清楚。

2. 收集资料的方法

临床护理工作中常用的收集资料的方法有两种。

(1)交谈　通过交谈使护士获得有关患者的资料和信息；交谈有助于建立良好的护患关系；通过交谈也可以使患者获得有关病情、检查、治疗及康复的信息，并得到心理支持。

(2)观察　要想得到真实、可靠的资料，必须谨慎地观察。①视：通过视觉观察患者的外貌，如体重、体位、步态、鼾声、面部表情、皮肤颜色、精神与情绪等；②听：通过听觉得知患者的呼吸音、心音、肠蠕动音及语言、语音等；③嗅：通过嗅觉得到患者分泌物、排泄物和呼吸的气味；④触：通过触觉感受患者皮肤的温度、湿度、弹性，肌肉的强度，感知心率和脉搏，触摸病变与损伤的部位。观察作为一种技能，需要护士在实践中不断培养和锻炼，同时要有高度的责任感，工作时间忠于职守，按时巡视病房，特别要加强对危重患者的巡视，发现问题及时处理，为危重患者的抢救赢得宝贵的时间。

护理服务的对象是人，人在维持内外环境平衡的过程中，机体各个方面的特性时刻都会发生变化，护士应随时收集有关患者反应和病情变化的资料，以便及时发现问题，修改和补充护理计划。可见，资料的可靠、完整和确切，是临床护理活动对真实美的追求。

(二)制定周密的护理措施

护理程序是一个系统的解决问题的程序，是护士为患者提供照顾时使用的一种方法，这种方法可以保证护士有条理、高质量地满足护理对象的需求。护理程序的5个步骤虽然是固定不变的，但每个步骤的执行结果却因不同的患者或同一患者所处的不同情况而异，护士可以科学地发挥自己的创造，针对患者的具体需要提供个体化的护理。

在患病过程中，成年人的心理活动最为复杂。由于在家庭和社会中特殊的角色，他们对疾病的不良后果所带来的各种影响考虑得特别多，因而疾病使他们所产生的内心冲突尤其激烈，所承受的心理压力也特别大，如接受心脏换瓣手术的患者，他既有为了家庭而求生的强烈愿望，又有担心发生意外而撇下家庭的极度恐惧；他们既有为根治病痛不惜一切代价的决心，又有无法排遣的对“人财两空”的惶恐不安。面对这样的患者，护理人员应以同情的态度耐心地倾听患者诉说，热忱关怀患者的病情，并给以适当的解释、安慰和劝导，及时地向患者做出保证，以解除患者沉重的思想包袱和心理

笔记栏

束缚；同时护理人员要注意自己的态度、表情和动作，以增强患者战胜疾病的信心和勇气。应注意调查、收集患者的人格特征、家庭及文化背景、社会支持网络等各种资料，用心理测评等科学手段评定患者不良心理反应的性质及严重程度，寻找针对性较强、能有效解决患者特异性心理问题的对策，并随时根据患者的反馈做出适当调整，从而保证护理程序较理想的目标得以顺利实现。

（三）护理计划的实施——护理操作美

护理美学是一种发现人体美、维护人体美、修复人体美的科学，护理实践活动则是一种对生命美的再创造，是一种追求美、发现美、创造美的过程。

护理计划的实施，是以护理操作为媒介的，护理操作直接关系到护理计划是否顺利完成，关系到护理效果的好坏，是减少或增加患者痛苦的重要环节。护理人员应当熟练、准确地按照规范要求执行护理操作，不可粗心大意，轻率从事，这些都是操作美的基本要求。如：护理工作中要严格遵循“三查七对”，确保治疗准确无误，以免发生医疗事故，操作时要规范、技术娴熟，体现出护理人员精湛的业务素质；做到既符合操作常规又符合患者的利益，充分表现护理人员高尚的精确美；与此同时，护理操作美在精确的基础上，还要体现出护理操作的优美、轻柔、熟练、敏捷，表现出优雅的动感，组合成一套节奏明快、有条不紊的护理程序，给人以强烈的美感、舒适感，从而减轻和缓解患者的痛苦和心理负担。护理人员不仅要有扎实的基本功、熟练的技术，还要态度和蔼、语言可亲、举止大方，尊重患者的人格，关心患者的疾苦，给患者真诚和温暖，使患者获得亲切感、安全感和信任感。

护理操作美还表现在护理病案的书写美，具体要求如下。

（1）及时　护理文件是记录患者生命体征的改变和医护人员对其进行治疗、抢救、护理等措施的依据和见证。护理文件不允许在工作完毕很长一段时间后补记，而应适时、有效地记录，避免护理文件的记录与患者病情的客观事实出现偏差。

（2）真实、准确　真实、可靠是护理文件所具有客观性和法定性的重要原则。准确的记录是衡量护理工作质量的保证。记录的准确性直接关系到治疗、抢救等措施是否及时、有效，在书写时不允许使用“大概”“大约”“可能”等词语，注意用准确、平实的词语来陈述病情。

（3）完整　护理文件作为一种专业性记录，完整性是其最基本的要求。文件中漏记、丢失现象是不允许的。

（4）简明　简明扼要是一切文件所必备的条件，对护理文件则更为重要，这是由护理工作的性质决定的。文件的书写要突出重点，语言精练，能说明问题，避免废话、套话和空话，力求表达明确而不拖泥带水。

（5）应用医学专用术语　护理作为一门应用科学，有着约定俗成的专业用语，在护理文件中，要求使用专用医学术语表述病情和治疗情况，便于医生参考，不得使用俗语和地方口头语，使护理文件科学化、规范化，体现学科的特点和性质。

（6）字迹清晰　为使字迹容易被阅读者辨认，护理文件应使用楷体书写，字迹应工整、清晰、易于辨认和理解，同时避免错别字。署名处要求书写记录者签署全名。

随着现代化诊疗技术的迅速发展，各种先进的治疗仪器不断推出，大大地提高了广大患者的临床治愈率和身心健康的质量，给临床护理带来了新的课题。设备虽然先进，但操作不熟练和不精通；条件虽然优越，但不能科学地、有效地运用，都不能算是护

笔记栏

理效果美。所以，护理人员要不断钻研业务，更新知识，掌握更先进的护理技术，使护理与其他部门的合作更加协调，配合更加默契，充分显示护理操作的精确美、协调美、流畅美和技术美。

二、女性临床护理中的审美要求

男女的差异，根本上是性征的差别。妇科护理美学的要求应是对性征美的要求。女性特有的曲线也是一种性征，曲线美的全部秘密就在于它能给人一种变化无穷的动感。这种变化形式具有和谐的节奏，或暗合某种美妙的结构，或使人们移情于诱人的生活，赋予人们无尽的联想。因为妇科疾病常破坏这种曲线，所以女性临床护理要充分考虑到这一点。

（一）妇科疾病临床护理中的审美要求

妇科疾病临床护理中的审美要求有哪些？

1. 尽力维护女性的形体美

女性的形态美，是女性美的重要特征，而妇科疾病对女性形体和容貌美会造成不同程度的损害，如患有功能性子宫出血、子宫肌瘤、失血性贫血的女性，面色灰黄、苍白，并略带浮肿，精神疲惫，加之对自身疾病的忧虑和烦恼而更显憔悴，失去女性风度之美。这就要求护理人员除配合医生执行医嘱外，还应针对患者的具体情况，制定有效的护理措施，消除不利因素，合理搭配膳食，促进形体美的恢复。

2. 努力维护女性功能美

女性生殖器官和第二性征的发育健全与功能完好，与女性日后婚姻、生育和健美均有很大关系。因妇科肿瘤而行手术切除时，应从达到理想的治疗效果和完善的美学效果考虑，尽量保存子宫和卵巢，以保持性功能的完善和正常的女性体态美。护理人员应配合医生做好患者术前的思想准备，认真做好术前准备、术后护理工作，密切观察病情，无论进行何种操作，都要熟练、准确、轻柔，避免造成人为的伤害。

女性患者在意志方面对痛苦的耐受性差，在情感方面，易激动，因此，女性患者哭叫、呻吟，对病情的突变出现情绪不稳定、波动大的情况较多。护理人员不可以“娇气”一概而论，应给以安慰和鼓励，同时也要密切观察其病情变化，以便及时处理。

3. 掌握妇科患者的特殊心理

无论是维护女性患者的形态美还是功能美，掌握女性患者的心理特点是达到审美目标的关键之一。妇科的服务对象是女性患者，疾病常常关系到患者的婚姻、家庭、后代等社会问题。妇科疾患多与生殖系统和性器官有关，与生育功能和性功能有关，对那些顾虑今后没有子女会影响夫妻感情的患者，要帮助她们放下思想包袱，从各方面不断充实自己、丰富自己，增加自己的魅力，以协调和加深夫妻感情；对于那些担心术后影响形体美的患者，应劝告她们通过坚持锻炼身体、增强身体素质、注意自我保健仍会保持一个良好形体和自我形象的美。由于疾病部位和传统思想的影响，患者常有羞涩心理，特别是涉及同居、堕胎等隐私，常隐瞒病情、拒绝检查或要求保密。所以，护理人员在收集资料时应注意方法，如无碍于护理计划，可不必多问，尽量不涉及个人隐私。另外，对于这类患者要一视同仁，不要讥讽取笑。

女性患者在性意识方面有羞怯心理，护理人员做护理操作时，应注意遮掩乳房、腹部、阴部、臀部，不要过多暴露，同时要注意让异性回避。

笔记栏

(二)女性保健护理审美实施的原则

女性有许多不同于男性的生理、心理特点，如不考虑其生理变化和心理特征，就会影响健康和形体健美，因此，妇科保健护理审美的实施必须坚持以下原则。

1. 开展妇女自我保健工作

普及妇女生理卫生教育，使妇女了解五期（青春、怀孕、分娩、哺育、更年期）的生理变化和保健知识，树立正确的健美观，养成良好的个人卫生习惯，坚持体育锻炼，合理搭配膳食，加强自我学习与修养，保持心情愉快、情绪稳定，使自己在不同年龄阶段都保持心理平衡，愉快地工作，和谐地生活。

2. 定期开展妇科普查

根据“预防为主”的原则，定期为妇女作妇科病普查，以便早期发现，及时采取防治措施，这也是维护妇女生命和健美的积极措施。

3. 加强妇女劳动保护，维护形体健美

普及妇女劳动保护知识，使各级领导和群众都要加深对劳动保护重要性的认识，根据具体情况及实际条件，逐步改善妇女的劳动条件，避免妇女从事过重的劳动和长期保持不良的劳动体位，避免持续噪声和振动，避免接触有害物质，以维护妇女的健康和正常的生育能力，这也是保证下一代健康的需要。

(三)女性保健护理审美实施的要求

女性一生要经历青春期、生育期和更年期等几个不同的阶段，各阶段具有不同的生理特点，其相应的保健工作也是临床护理的重要组成部分。

1. 青春期

青春期是全身各器官迅速发育、性功能逐渐成熟的时期，它的主要标志是月经来潮。少女月经初潮时常恐惧不安，应及时对她们进行生理卫生教育，要特别注意经期的卫生保健，以防月经不调等疾病的发生。经期不得参加剧烈的运动和重体力劳动，忌食生、冷、酸、辣等刺激性较强的食物，保证足够的睡眠和休息，平时注意加强体育锻炼、形体训练，以奠定健美的基础。

2. 生育期

生育期主要是妊娠期和产褥期，目的在于保障母婴最佳的身心状况，强调进一步提高生命的质量。国际上把围产期死亡率的高低作为衡量一个国家或地区的医学、卫生、文化水平的重要指标之一。研究围产期护理的审美实施，对提高生命质量、降低围产期死亡率有重要意义。

(1)妊娠期　妊娠期保健的任务是保护孕妇和胎儿在孕期的健康，其审美内容包括保护孕妇自身的健康及胎儿教育。

1)孕期保健　此期内，随着胎儿的发育，母体内各系统均发生一系列的生理变化，但也蕴藏着病理变化的潜在性，如胎盘早剥、严重的妊娠高血压综合征等。为了产妇及胎儿的生命安全和产后健美，孕期保健非常重要，首先应做好孕期检查，发现异常及时处理，以减少难产给母婴带来的损害。其次，妊娠期要注意加强营养，减少长期站立的工作时间及超负荷的劳动，同时要保持良好的生活习惯和乳房的卫生。另外，孕期妇女在容貌、体态和生理的变化会引起一系列的心理反应，一方面，即将成为母亲的喜悦可促使机体内部平衡从而使其健康地适应新的环境，在外观上显得温柔、纯朴，给

笔记栏

人一种成熟、自然的女性美的感觉;另一方面,生理上的变化使孕妇表现为口味奇特、呕吐、情绪不稳定等。因此,孕妇应努力调整自己的情绪,多听音乐、多散步,保持良好的情绪,尽量避免生气、哭闹,为胎儿的正常发育创造一个良好的环境。

2)胎儿审美教育　胎儿审美教育的目的在于为胎儿创造一个优美的环境,提供良好的刺激,以促进胎儿大脑发育,为儿童智力发育打下良好的基础。现代科学证明,母子之间存在着"通感"。通俗地说,就是母亲的情绪、精神状态会影响到腹中的胎儿,而胎儿也会对此做出能动反应。资料表明,拒绝分娩或缺少幸福感的母亲所生下的孩子,发生心理障碍的概率异常高。因此,孕妇保持轻松、愉快、健康的情绪对胎儿的正常发育有十分重要的意义。胎儿审美教育,必须遵循和谐美的原则。孕妇的居住环境、房间的布置和她所欣赏的艺术作品都必须遵循这一原则。胎儿审美教育,就是通过建立轻松、愉快、和谐的审美环境,使孕妇保持积极、健康的心理状态,从而间接地影响胎儿,使胎儿未出世就感受到美好情绪的熏陶。

现代科学已经证明,胎儿的感受能力远远超出人们的意料。美国托马斯·泊尼博士指出,胎儿具有奇异的"潜在能力",甚至能够理解母亲的思想感情。英国胎儿心理学会会长米歇尔·克来门特指出,当把孕期前六个月中母亲的歌声录音在婴儿出生后放给他听时,婴儿的反应是"十分激动"的,这说明母亲的歌声给婴儿提供了重要的"记忆印记"。

我们可以举一个十分典型的例子说明胎儿美育的可实现性。例如,有记者曾经问加拿大汉密尔顿交响乐团指挥博利顿·布罗特:"你是怎样对音乐发生兴趣的?"布罗特回答:"在我出生之前音乐就已经是我的一部分了。"他解释说:"那是在我年轻的时候,当我发觉自己有异常天才时,我感到疑惑不解。初次登台就可以不看乐谱指挥,大提琴的旋律不断地浮现在脑海里。而且不翻乐谱,就能准确知道下面的旋律。有一天,当母亲正在拉奏大提琴的时候,我向她诉说了此事,所以,引起了母亲的兴趣。当母亲问我脑海里浮现出什么曲子时,谜被解开了。原来,我初次指挥的那支曲子,就是我还在母亲腹内时,她经常拉奏的那支曲子。"不只是布罗特这样说过,钢琴家阿瑟·鲁宾斯坦、小提琴家耶胡迪·梅纽因也都曾这样说过。

护士需要采用有效的护理措施,协助孕妇保持心理状态的平衡,使其心情舒畅、情绪稳定地度过妊娠阶段,再配合胎教,以促进优生优育。这是孕妇审美教育实施的要求,也是胎儿审美教育发展的课题。

(2)产褥期　分娩期的妇女,一般都有不同程度的紧张、恐惧心理,医护人员和蔼、体贴、关怀的态度及耐心的解释,可以安定产妇的情绪,有助于消除恐惧、紧张的情绪,促进正常分娩。临产室内安静、整洁,接生用具完备,是护理审美环境的要求,也是保证安全分娩的必要条件。助产时,要密切注意产程的进展,及时发现问题,并妥善处理。由于产科急、危、重患者多,病情变化快,如产婴窒息、羊水栓塞、产后大出血等现象随时都有可能发生,故在紧急情况下,应及时采取正确的抢救措施,使孕妇安全度过分娩期,使产妇减少分娩的痛苦,让新生儿得到最佳的护理。

产褥期的保健对女性健美的恢复十分重要,保健的重点是预防感染、增加营养、合理休息、动静结合。应大力提倡母乳喂养,作好乳腺护理和喂乳的辅导,并应两侧乳房轮流喂养,以保持乳腺均匀发达,避免因两侧乳房不对称而影响形体美。

笔记栏

3. 更年期

更年期是妇女由性成熟进入老年期的一个过渡时期。卵巢功能逐渐衰退，雌激素分泌减少，月经紊乱，最后月经完全停止，所以又称“绝经期”。此时常因自主神经功能紊乱而出现更年期综合征，从而影响正常的工作和生活。因此，保证妇女能顺利地度过这一期，是妇女审美保健中的重要内容之一。所以，要加强更年期卫生知识的宣传，解除更年期妇女不必要的精神负担，使她们避免各种精神刺激，保持身心愉快，定期做好妇科检查，并早期发现更年期和老年期容易发生的疾病，做到早诊断、早治疗。

三、小儿临床护理中的审美要求

儿童保健审美要求是什么？

小儿处在生长发育阶段，是人体结构、功能和心理逐步成熟、健全的人生幼稚阶段。由于儿科的患儿具有发育不全、缺乏很强的思维和语言表达能力、疾病变化快等特点，因而决定了美学上的特殊性，具体要求如下。

（一）儿童保健审美要求

儿童保健工作是我国卫生事业的重要组成部分，儿童的健康状况是衡量一个国家经济、医疗水平的重要标志之一。儿童的健康成长，不仅关系着千家万户的幸福，而且关系着祖国的前途、中华民族的盛衰。特别是在大力推行计划生育、优生优育工作的今天，如何加强儿童保健工作至关重要，而将美学渗透于儿童保健工作中，使儿童保健工作更加科学、完美，使儿童在身心两方面都能够健康地成长，对提高人口整体素质、推动儿童保健事业的发展具有十分重要的意义。

1. 预防为主

由于小儿时期各器官的发育不够成熟，免疫功能低下，抵抗力不足，易感性强，因而发病率高、起病急、病情变化快。所以，要根据不同年龄段的生理特点及季节变化做好预防保健工作，这对降低儿童的发病率和死亡率、提高生长发育水平、预防疾病的侵袭有着重要的作用。做好儿童常见病、多发病的预防知识及措施的普及工作，定期开展体格检查，对搞好预防接种、切断疾病流行环节、避免和减少疾病的发生、保证儿童健康发展等有着十分重要的意义。

2. 加强体格锻炼

加强儿童体格锻炼，不仅可以促进体格的生长，也可以促进中枢神经系统的发育，如肢体活动的灵敏度与大脑的分析、综合能力有关；同时，还能促进机体组织和器官的发育，提高大脑、心脏、呼吸、消化等器官的功能。儿童体育锻炼要注意循序渐进、全面发展，保证身体各部发育均衡，使孩子长得更结实、更健美。

3. 合理营养

小儿生长发育快，代谢旺盛，合理营养可促进儿童体力、智力的全面发展，是人体健美的物质基础。营养不良可引起营养缺乏性疾病（佝偻病、低钙惊厥），它不仅影响儿童身体的生长，还会影响到智力的发展；营养过剩会引起肥胖症，皮下脂肪积聚，这种肥胖虽对儿童智力没什么影响，但影响了儿童的灵活性，损害了儿童的形态美。

小儿临床护理中的审美要求有哪些？

（二）小儿临床护理中的审美要求

按现代生物—心理—社会医学模式的观点，要确保儿童身心的健康发展，就必须对小儿进行整体护理，使其保持最佳状态。

笔记栏

1. 根据年龄和疾病特点，仔细观察病情

儿童期是人的生命发展的重要时期，疾病往往在此时给机体带来难以估计的损害，使儿童某些系统或器官的结构和功能发育异常，甚至影响其智力发育，从而损害了整体的健美，而且患儿年龄越小，疾病特点越不明确，病情变化发展越快，加上幼儿不会讲话或不能正确描述疼痛和不适，常以哭闹、拒食等行为或表情改变为主要表现。所以，护理人员应全面了解患儿疾病特点、处理要点、护理难点、观察重点、具体护理操作注意事项等，精心、细致地为患儿进行全面的身心护理，充分体现护理工作精细的艺术美。

2. 掌握患儿基本特征，塑造良好个性

由于儿童的神经系统特别是大脑发育不成熟，其认知能力、思维能力、想象力、判断力、心理状态及情感都不稳定。一般来说，小儿可塑性大，其心理状态由不成熟逐渐到成熟；加之不同年龄、家庭、社会因素（教育、生活方式）以及遗传因素的影响，所以，每个儿童的个性、行为、习惯、爱好、心理状态都有差异。护理人员要根据儿童心理特点，与之建立良好的感情基础，这是做好小儿护理工作的前提，也是小儿护理审美的要求。小儿的健康成长，不但需要物质营养，而且需要精神营养，其中爱是最重要的精神营养要素之一。护理人员以和蔼的态度、亲切的语言、耐心的护理、热情的关怀去主动接触患儿，使患儿感受到一种亲情、温情，感受到“白衣天使”崇高的爱，这将会给患儿的心理留下永恒的天使之美。

3. 小儿护理审美环境的要求

保证患儿安全是评价儿科护理工作的标准之一，也是护理审美环境的要求。儿科病房内的一切设施都要考虑到有利于患儿的安全，如：设置床栏杆，以防坠床；管理好电源，防止触电；用热水袋时避免烫伤；注意药品的管理，防止误饮、误食。

儿科病房的设计应现代化、科学化、自动化。病室内要有空调设备，根据需要及时调节温度、湿度，室内阳光要充足，空气要新鲜，应定期消毒，并设监控仪器；病室及走廊的墙壁、卧具、患儿及工作人员服装的选择，都应适合小儿的心理需求，病区内应有游戏室，以丰富患儿生活。

4. 及时对症护理

首先，应做好患儿的生活护理，根据患儿的年龄及病情，安排合适的作息时间表（起床、排泄、洗漱、饮食、娱乐、自由活动、睡眠等），使患儿有规律、有次序、有组织地生活。其次，准确、及时执行医嘱，严格无菌操作，防止交叉感染。最后，做好患儿家长的工作，使其密切配合，以利于患儿康复。

四、老年人临床护理中的审美要求

在人类社会极大进步、科学技术飞速发展的今天，人类社会的健康需求亦随之发生了质的变化。世界卫生组织提出的健康新定义已被人们普遍接受，“健康的一半是心理健康”的健康新观念几乎家喻户晓，人们不再只是满足“年逾古稀”，而是更注重有生之年的健康水平和生活质量。人们在渴望长寿的同时，更需要活得健康、充实、美满，使自己的潜能得到最充分的开发。这是人们追求美、崇尚美的体现。

老年保健中的审美要求有哪些？

（一）老年保健中的审美要求

老年卫生保健工作，对延缓衰老的进程、保持机体各器官的功能、维持老人身心健

笔记栏

康及劳动能力和智力活动等，都有着积极的作用。老年保健审美以身心愉悦、需要满足为主要目的。具体要求如下。

1. 保持精神卫生

中医学认为，调摄精神是老人健美的基础，是防衰延寿之根本。

（1）清净养神法　早在2000多年前，《黄帝内经》就提出“积精全神”，认为精神为一身之宰，统帅五脏六腑，有神则生，无神则死；神弱者病，守神则健。《黄帝内经》还记载：“……恬淡虚无，真气从之，精神内守，病安从来。是以志闲而少欲，心安而不惧，形劳而不倦，气从以顺，各从其欲，皆得所愿。”就是说思想上纯洁安静、情绪乐观、精神振奋、内无杂念的人，身体就不得病，可以实现健美的理想。中医学积累了许多保养精神的经验，与之相适应的成语“心安理得”“平心静气”“心平气和”等，都给人以启迪。

（2）安心养神法　《寿世素编·养心说》主张：“未事不可先迎，遇事不可过忧，既事不可留住，听其自来，应以自然，任其自去……此养生之法也。”告诫我们要正确对待生活中遇到的问题，凡事想得开，不要钻“牛角尖”，不为琐事去忧虑、焦躁。诗人苏东坡说：“因病得闲，殊不见安心是药更无方。”说明安心处事，光明磊落，乐观开朗，心情愉快，性格豁达，精神振奋，此乃保持健美的良方。

（3）节制情感法　《陈确集》说：“凡遇事可忍，切莫轻发。”主张调节情感，节制感情，趋利避害，维持七情平衡，学会控制自己的情绪，避免不良情绪的蔓延，做到适时中止。孙思邈在《千金方》中指出：“卫生切记要知三戒：大怒、大欲并大醉。三者若还有一焉，须防损天真之气……喜怒有常嗔怒少，心诚意正思虑除，顺理修身去烦恼。”将大怒列为首位，可见精神刺激危害之大。因此，老年人应节制自己的感情。

帮助老年人正确对待老年期的种种衰退，既要有不服老的精神境界，又要客观地承认老年期的来临，要坦然地接受生命有限的现实，不过分思虑身后之事，不过多干预年轻人的生活，把注意力集中在自己余生的意义上，享受老年生活独特的闲暇与情趣。

老年人保持乐观的情绪，争取做一些力所能及的工作，既发挥了余热，又有益于维护健康。我国文坛世纪老人冰心，在晚年创造了自己文学生涯的新高潮，尤其是在她85岁至93岁之间，连续发表了《空巢》《万般皆上品》等大量作品，其水准之高、分量之重令人瞩目；意大利画家、建筑师米开朗琪罗在88岁那年还设计了圣玛丽大教堂。总之，老年人要善于安排自己的晚年生活，尽管红颜已逝，但只要身心健康，也会“竹叶青青不肯黄，枝枝楚楚耐严霜”，同样使晚霞焕发出照人的光彩。

2. 坚持体育锻炼

“生命在于运动，运动促进健康。”体育运动能使人头脑清醒、思维敏捷。卢梭曾对朋友说：“散步能促进我的思维。我的身体必须不断运动，脑力才会开动起来。”科学研究证明，锻炼可以促进血液循环和呼吸，给大脑提供足够的氧气和营养物质，充分发挥和提高智力。老年人适宜的活动多种多样，如散步、慢跑、体操、打太极拳、练气功、进行肢体拍打、做呼吸体操等，经常、合理地进行一些体育活动，才能做到“流水不腐，户枢不蠹”，达到身心全面的健美。

3. 合理饮食

人体对营养（热量）摄取不足或摄入过多可造成体内免疫功能障碍而引起感染、衰老或恶性肿瘤等病变，从而缩短人的寿命，特别是心血管和肾脏病变更为严重。所

笔记栏

以，饮食质和量的选择是老年健康、延年益寿的重要因素之一。

(1)食物的选择——平衡美　保持营养平衡，适当限制热量的摄入；食用足够的优质蛋白、低脂肪、低糖、低盐、高维生素食物，适量的含钙、含铁食物和适当的纤维食物。

(2)食物的加工——色泽美　应具有色、香、味、细、软、松的特质，以促进老年人食欲，并有利于消化吸收。

(3)食量的分配——结构美　老年人遵循"早餐吃好、午餐吃饱、晚餐吃少"，少食多餐的原则是比较合理的。

(4)饮食的卫生——清洁美　注意饮食卫生，把住病从口入关，不吃烟熏、烧焦、腌制、发霉或过剩的食物，以防止疾病和癌症的发生。

4. 定期进行健康检查

由于老年人在生理上呈现衰退现象，心理和精神方面也容易引起变化，因此，要定期检查身体，以便早期发现问题；建立老年保健卡，记录检查结果，以便日后对照。对一些慢性病患者，应定期随访，及时处理。

(二)老年人临床护理中的审美要求

由于各个器官组织的逐渐衰变，各脏器功能普遍降低，储备能力、代偿能力差，对外界环境适应能力弱，免疫系统功能下降，机体的抗病能力和对疾病的反应也出现不同程度的降低。因此，依据老年疾病的特点，需要及时地发现问题，做到早预防、早诊断和早治疗，如果忽略了"三早"，就会出现漏诊或误诊，从而延误治疗，甚至危及生命。以美学原理指导老年临床护理工作，为老年人身心健康服务，是一个正在深入探讨的新领域。

老年人临床护理中的审美要求有哪些?

1. 掌握老年疾病的特点，为临床治疗提供有利条件

(1)临床症状不典型　由于老年人中枢神经系统的退行性改变，感觉中枢、体温中枢、呼吸中枢等都受到不同程度的影响，对疾病的临床表现很不典型。因此，在护理老年患者时要善于观察和摸清老人的生活习惯和生活规律，及早发现病情变化，早诊断、早治疗对老年人的早日康复起着很重要的作用。

(2)病程长、康复慢、并发症多且易出现危象　老年人反应迟钝、发病症状不典型，当症状明显时疾病已发展至晚期，常常是多种疾病集于一身，加之体力衰退、康复慢且并发症多，易出现危象。这要求护理人员具有高度的责任感、扎实的理论知识和丰富的实践经验，在执行护理操作时严密观察病情，做好耐心细致的解说，并掌握护理急救技术，做好各种急救设备、药品的准备工作，从而在紧急情况下沉着冷静、有条不紊地协助医生做好抢救工作。

2. 掌握老年人的心理特点，做好心理护理

许多老年人丧失了体力和健康，失去工作、配偶和朋友，加之常患多种疾病，既不能照顾自己，又不能自由活动，总是担心自己会不会成为家庭和社会的累赘。由于身患各种疾病和存在精神上的压力，老年人会不可避免地出现抑郁、悲观、固执、孤独、失望。因此，老年人除了要面对自己生理方面和周围环境的变化外，还要与内心的不良情绪做斗争。老年人常常回顾、评价自己的一生，他们对一些没能实现的愿望感到失望和缺憾，但在失落的同时，他们还努力去发现一种完善感，如我们常可听到这样的表述："我的一生还是有点缺憾，但在当时的情境中，谁又能避免这样的失误？……我还

笔记栏

是取得了许多的成就……”当他们体验了这种完善感后还会进一步发挥自己的潜能以弥补自己的缺憾,使生命更有意义,晚年生活更丰富多彩。护理老年患者时,护士要注意耐心听他们叙说,对他们的成就给予肯定,帮助患者发掘潜能;若发现老年人出现抑郁、悲观等情绪,护理人员应给予恰当的关心,解除他们精神上的负担,与老年人建立良好的护患关系,正确指导老年人进行自我保健,丰富老年人的住院生活,开展各种对身体有意义的体力、智力活动,延缓衰老过程,增进身体健康,如适当的户外活动、打太极拳、下棋等,创造一个和谐、融洽的护理环境,以利于老年人的身心健康。

3. 做好老年人的生活护理

老年人对时间、地点及人的定向力减弱,应帮助他们熟悉环境,提供各种生活服务。

(1)安全护理　老年人身体功能的衰退,引起耳聋眼花、弯腰驼背、语言和行动缓慢,这些影响着老年人的日常生活,并且一般有两种心理状态能危及老年人的安全:一是不服老,二是不愿意麻烦别人。所以,临床护理中要做好疏导工作,使其掌握自身的健康和活动能力。医护人员要熟悉老人的生活规律和习惯,将工作做在前面,使其生活自如,注意防跌倒、防呛防噎、防坠床,给药时应向老年人讲解清楚,耐心细致地观察药物的作用和副作用。老年人免疫功能低下,对疾病的抵抗力弱,应预防感染上新的疾患。注意保护性医疗,使老年人心理上有安全感,促进早日康复。

(2)饮食护理　营养来源于饮食,它为人体生长发育、组织修复和维持生理功能提供必要的营养和热量,营养状况的优劣直接影响人的健康和寿命。但是不同年龄阶段,对营养的质和量的需求也不同。随着年龄的增长,身体各器官功能逐渐下降,消化器官也不例外,他们对食物的消化、营养的吸收功能均减退,从食物中摄入的营养也相应减少。所以,要保持老年人身体健康、延年益寿,必须根据老年人的生理和病理特点,给以合理的饮食护理。

(3)皮肤护理　皮肤是人体的第一道防线,具有防御保护、感觉、调节体温、吸收、分泌、排泄、参与代谢和免疫等十分重要的生理功能,同时又是人体最大的感觉器官和最引人注目的审美器官。它能传递人体美感信息,使人产生审美愉悦。但老年人皮肤由于皮下脂肪和皮脂腺减少、萎缩,致使皮肤松弛、弹性差、干燥、无光泽;汗腺的减少、萎缩,降低了皮肤的排泄功能和体温调节功能;毛细血管减少,色素沉着,出现老年斑。鉴于上述因素,护理时要协助患者保持良好的心情、良好的居住环境;定期清洗、按摩皮肤,促进血液循环,改善新陈代谢,延缓皮肤的老化过程。要防止卧床老人发生压疮,是皮肤护理的重点,嘱患者穿质地柔软、光滑、吸湿性强、通气性好的纯棉、麻、丝织品;常翻身、更换体位以减轻局部压力,并配合皮肤按摩,减轻组织缺血、缺氧、营养障碍等状况。护理人员还应注意保持老年患者皮肤干燥,避免擦伤皮肤,并配以合理的营养,使老年人延缓皮肤的老化过程,保护皮肤的形式美。

知识链接

现代人对护理美的需求

当今社会,人们对护理人员的要求越来越高,要求护理人员不断完善自己的能力,承担起专业角色,满足人们对护理的需求。具体要求如下:护理人

笔记栏

员应具备高尚的道德操守和健康的心理状态，具有一定的人文知识，具有护理科研意识和一定的科研能力，具有先进的管理意识。

总之，护理人员必须转变观念，不断学习，建成一支高素质、技术强、业务精、受患者欢迎的护理队伍，才能保障护理质量不断提高，适应现代化医学护理的发展。

小　结

临床护理审美的原则：①以抢救生命为首要任务；②满足各种疾病的特殊治疗需要；③寓护理审美整体观于护理中；④护理人员职业形象完美性的体现。

问题分析与能力提升

某医院儿科病房一名张护士认为，护理工作中美是可有可无的，只需技术精湛，所以她练就一身过硬的护理技术，尤其是扎小儿头皮针，再难扎的静脉总是能做到“一针见血”。可是在医院进行满意度调查时，许多家属却向她投了“不满意”的票。

问题：张护士技术精湛，为什么许多家属却向她投了“不满意”的票呢？

思考题

1. 临床护理审美的原则有哪些？
2. 临床护理工作如何体现真、善、美的统一？
3. 临床护理人员如何体现护理职业形象美的完整性？
4. 小儿保健审美要求有哪些？
5. 说出老年人临床护理中的审美要求。

（东苗苗）

第十章　护士的审美修养

学习目标

- ◆阐述护士审美修养的含义和意义。
- ◆阐述护理审美修养是护理教育的自觉形式。
- ◆阐述护士审美修养的途径及护士审美境界的含义。
- ◆阐述护士审美境界形成的影响因素及护士审美境界的类型。

生物—心理—社会医学模式的改变及护理学科的发展，护士不应再是被动地执行医嘱、单纯地进行各项技术操作，而是应该主动、全面、系统地了解患者的身心整体情况，使患者在美的治疗环境中，获得最大限度的身心康复。这种美的修养与护理效果的相互渗透，要求护士不仅要具备高尚的职业道德、精湛的技术，还要加强审美修养。审美修养是护士修养的重要组成部分，对护士完善自身、造就理想人格、提高鉴赏美和创造美的能力以及塑造美好护士形象有着重要的意义。

第一节　护士审美修养概述

一、护士审美修养的含义

“修养”一词的含义很广泛。“修”本意是指使完美或恢复完美，“养”的本意是培育、培养，合起来它主要是指人格、道德、学问的锻炼、培养等。修养作为一个概念，一般包含两方面的含义：一是指个人在某方面进行学习和锻炼的过程和工夫；二是指通过学习和锻炼之后在这方面达到的水平或境界。

审美修养是指个体按照一定时代、社会的审美价值取向，自觉进行性情、心性的自我锻炼、陶冶、塑造、培养、提高的行为活动，以及在这个过程中形成的审美意识、审美能力、审美创造、审美品质和审美情趣等。审美修养是个体自觉地求得素质的全面发

笔记栏

展,求得与社会、自然的协调发展的过程。

护士审美修养是指护士通过美学理论的学习和应用,在护理实践活动中自觉地进行自我教育、自我改造、自我锻炼、自我涵养提高过程中所达到的发现美、鉴赏美、追求美、创造美的水平和能力。在护理实践活动中进行护士审美修养既是护士造就理想人格的途径,也是护理职业适应社会需要的本质表现。

护理工作是融科学性与社会性为一体、理论性与实践性为一体、服务性和技术性为一体的特殊职业。护士审美修养既离不开护士自身内在的切磋琢磨即主体的自我完善,也离不开对护理专业本身的审美感受的挖掘和审美创造。护理工作是一项预防疾病、挽救生命、增进健康的崇高事业,整个护理过程就是一个战胜死神、战胜丑恶、发现美、创造美的过程。因此,它贯穿于护理工作的始终,贯穿于护士职业生涯的全部。以审美修养来升华护士的品质、智慧,能使护士更好地适应社会的需要,提高护理职业创造美的内在潜力,在平凡的职业中不断提高自己的精神境界,创造自身美好的内心世界,为人类健康美积累更深厚的基础。

二、护士审美修养的意义

由护士审美修养的含义我们可以看出护士审美修养的意义。

1. 加强护士的审美修养,有利于提高护理人才的素质,促进护理模式与现代医学模式相适应。当代医学已经由传统的生物医学模式向生物—心理—社会医学模式转变,健康的内涵在延伸,它不仅是指身体无疾病,还指人完整的生理和心理状态、良好的社会适应能力以及道德健康,这为护理审美提出了整体性的更高要求。它要求护士应把患者身与心的统一美作为审美修养的目标,在实施护理活动时,将患者内心调节与环境等因素的和谐程度提高到最佳状态,在治病的同时更加关注患者的心理治疗和调节。

系统化整体护理是以人的基本需求为理论依据、以护理程序为框架、以患者为中心实施系统的、有计划的身心护理。它反映了人们需求的多样性,当然也包括美的需求在内。这使得护理工作不再是单纯的、机械的操作,而是要从患者的生理、心理、社会、文化等实际出发,制订护理计划,实施护理措施。因此,护士要不断提高自身整体素质,护士的审美修养就成了人们评价护士劳动以及护士人格的一个非常重要的指标。

2. 加强护士的审美修养有利于陶冶护士的情操,形成高尚的道德品质。道德行为是源于内心的一种积极的心态,一切道德规范只有变成护士内在的修养后,才能在护理实践中得到实现,而美的修养是使道德修养信念持久、稳定、坚固的手段,真、善、美的和谐一致是护士成才的本质体现。以审美修养来升华护士的体质、智慧,能使护士更好地适应现代社会的成才需要,增强护理职业的服务性魅力,提高护理职业创造美的内在潜力。

3. 加强护士的审美修养有利于护患关系的改善。患者与护士接触的时间最长,每日每时都通过交往进行着思想交流。彼此之间自觉或不自觉地通过各种方式表露自己的身心感受,并在观察中评论着对方。总之,护患双方就是在这一点一滴的行为、语言、表情等活动中来捕捉对方的美的信息、积攒美感印象的。护士是审美活动的主要方面,“言为心声,行为心迹”,护士美好的言行、丰富的知识、熟练的技巧等,都为护士

笔记栏

主动展示美感提供了先决条件，都为护士主动建立护患关系提供了机会。良好的护患关系关键取决于护士的审美修养。

三、护士审美修养是护理教育的自觉形式

护士审美修养对护理教育的意义。

把护理审美纳入到教学中来，这也使护理教育在培养人才上增加了一个新的途径，即把护士的审美修养作为护理教育的自觉形式，这对护理教育来说是非常重要的。

1. 把护士的审美修养作为教育的自觉形式，适合现代医学的发展需要。一方面，现代医学倡导的是系统化的整体护理模式。这个护理模式的特点是以患者为中心，关心的是整体的人与健康。系统化整体护理关键在于在进行护理教育中，审美教育成为学校护理教育的自觉形式，能使学生清醒地认识到没有审美修养品格的护士不是合格的护士，没有审美修养品格的护士难以完成系统化整体护理的任务。另一方面，现代医学科学技术的发展也为把审美修养作为护理教育的自觉形式提供了自由空间。随着现代医学科学的发展，医疗手段日益现代化、多样化，为人类最大限度地追求健康美提供了可能。护理审美教育越来越成为现代护理的新时尚，只有这样，才能把审美作为教育的自觉形式，才能适合医学科学技术发展的潮流。

2. 把护士的审美修养作为护理教育的自觉形式，能提高护士的人文素质，完善护士的人格。通过人文教育，培养护士具有丰富的人格魅力、独立思考的能力以及发现美、创造美的能力。人文教育是为了提高护士的综合素质，而审美教育则是这其中必不可少的一部分，只有这样才能使护士求真、向善、超美的人格精神得以健全。同时，护士在履行职责时，在解除患者的生理和心理的病痛中，应一视同仁，用同样的爱心关照不同的患者，这本身就是一种美。同样，当患者处于病态、心境不好、对护士有失礼之处或刁难之时，护士能谦和地给予谅解，这也是一种美，一种宽容美。护理教育的自觉形式一方面给予护士必要的审美知识，另一方面也提高了护士在日常生活实践中加强自我审美修养的自觉性。

3. 把护士的审美修养作为增强护理教育的自觉形式，能帮助护士在护患关系中建立美好的“第一印象”。“第一印象”在护患关系的确立中起相当重要的作用。患者就医的目的不仅是获得健康，还包括获得心理上的愉悦、安慰，因此，护士的举止、语言、仪表等外在的美，直接影响患者治疗的情绪，影响他们合作的倾向，而良好的“第一印象”的确立首先取决于护士的审美修养。

4. 把护士的审美修养作为护理教育的自觉形式，能够推动精神文明的发展。医院是精神文明的“窗口”，因此医护人员的精神状态、审美修养就显得格外重要了，它直接影响社会精神文明的发展。可以说，医护人员的审美修养和社会的精神文明具有一致性，前者对后者又有推动作用。

第二节　护士审美修养的条件和途径

护士每天面对不同的患者，怎样发现、创造美的形象，的确不是一件容易的事。因此，护士应首先充分认识提高审美修养必须具备的条件，广开审美修养的途径，把审美修养变成自己永恒的自觉行为，推动护理工作向着更高、更美的层次发展。

笔记栏

一、护士审美修养的条件

(一)一定的文学艺术修养和美学基础知识

1. 一定的文学艺术修养

审美修养必须以一定的文化素养作为基础,如果缺乏一定的文化素养,就不能有效地进行审美修养,更难以达到较高的审美境界,因为很多知识都与审美修养有关,例如关照审美对象,自觉地接受它的影响,并利用它的教育功能来陶冶自己的心性。如果对审美对象不了解,或者所知甚少,就很难深入体验和享受它所带来的审美愉悦,难以感受到深刻的、强烈的情感效应,不能达到提高审美修养的效果。有些音乐、绘画、戏曲、歌舞、电影和工艺品,由于缺少它们的相关知识,就难以领悟、体验个中意味。总之,缺乏一定的文学艺术和文化知识修养,有碍于审美修养的形成和提高,因此,护士要从多方面汲取文化知识,接受文化艺术熏陶,为护理审美实施打好基础。

护士审美修养的基础和前提是什么?

2. 美学基础知识

美学基础知识是审美修养的专业基础。美学研究的最基本的任务,就是把美学理论知识应用到个体审美教育、审美修养中来。护士如果能系统地掌握美学基础理论知识,知道什么是审美对象、什么是审美经验,那么就有利于在护理活动中进行自我审美教育。护理的审美对象要求护士持审美态度去感受它,产生审美感受,这样才能进入审美过程,实现审美修养。所以,护士在护理过程中要善于运用美学基础理论知识去创造优美的护理环境,满足各类患者的审美需求。

(二)要有良好的护理职业道德修养

护理审美修养与护理职业道德实际上是美与善的关系。护理审美修养离开了善,美就是虚伪的、不真实的;护理职业道德离开了美,善是单调的、缺少激情的。由此可知,护理审美修养要以善为前提。

护理职业是社会性的职业,护士通过患者联系社会。社会上有美好光明的事物,也有丑恶阴暗的现象,这些会再现于病房中。为了使护士不受其不良影响,最好的方法是加强护士职业道德修养。

(三)护理审美修养必须以护士自身内在美与外在美的统一为条件

护士的内在美与外在美是护士审美修养的两个重要方面。护士是护理活动的主体,若自身缺乏美的要求,那么护理美就失去了动力,护士审美能力的提高就是一句空话,护士就不可能把美作为自身的素质展现于社会。事实上,护士自身的修养美对患者来说,一旦产生影响,是任何良药都不可比拟的。护士的外在美包括仪表美、语言美、行为美、表情美,而护士的内在美,主要是指护士的心灵美,护士的内在美与外在美是统一的。内在修养美是护理美的依据,是外在美能够施展的根源,而一切的外在美又都必须表现内在美,否则外在美是空洞的、虚假的、不真实的。如果内在美不转化为外在美,那么人们就无法去感受到美。护士的外在美是多样的、多变的,内在美是持久的、稳定的。

笔记栏

知识链接

贝多芬一生坎坷,二十八岁时听力衰退,晚年失聪。但孤寂的生活并没有使他沉默和隐退,而是写下不朽名作《第九交响曲》。为此,印度诗人泰戈尔曾说:"到心灵深处去寻找美吧。"

二、护士审美修养的途径

美来自于生活,又高于生活,对美的向往是昭示生活的希望。一个人的审美感受能力虽然与先天有一定的关系,但可以通过后天教育培养、锻炼的途径来提高。加强护士的审美修养,培养无数优秀护理人才,就是在为社会造就无数的"天使"。只有提高护士的审美能力,才能以美的心灵、美的语言、美的行为、美的技艺去为护理对象服务,使护理工作向着更高、更美的层次发展。护士的审美修养主要有以下几种途径。

【议一议】

怎样才能提高护士的审美修养?

(一)通过学校教育加强护士的审美修养

高等护理院校的审美教育是护理人员终身审美修养形成的基础,是护理人员素质全面发展不可缺少的一部分,是全面和系统学习、掌握审美知识与规律的阶段,也是形成和发展护士生审美观念与审美能力的关键时期。因此,高等护理院校把护理美作为重要教学内容,是十分必要的。追求美是一种积极向上的愿望,它符合护士素质全面提高的需要,是护士自我完善的有机组成部分。

1. 正规的课堂教学

教学中教给护士生系统的美学理论、审美知识和规律。护士生通过学习,懂得美的原则和各类审美范畴,懂得美的存在形态以及人类审美活动的过程,从而树立正确的审美观,培养高尚、健康的审美理想和审美情趣,发展对美的事物的感受力、鉴赏力和创造力。

2. 课外活动提高审美修养

课外活动中的审美教育是学校美育中丰富、活泼的部分,它能补充课堂知识,锻炼护士生能力,具有操作性。高等院校的护士生,希望有更多的机会和场所来培养和展示自己的审美和艺术方面的才华:一方面可以表现护士生的审美创造能力,另一方面又可以使护士生感受、体验这类审美创造性活动。因此,学校每年可定期举行文化节、艺术节等项目的全校性审美教育活动,使护士生能自由地发展自己的审美爱好和艺术特长,提高审美修养。

校园环境的美化,也是提高护士生审美修养的活动之一。学校的建筑要有艺术性、有审美意境。可以让护士生参与校园环境的美化,植树种花、安置名人塑像或画像、建立与学校传统有关的纪念碑等。

社会调查活动可以在了解社区健康的过程中,找寻和谐人际关系,唤醒生活的激情。

笔记栏

(二)运用社会美的教育加强护士的审美修养

1. 临床实践加强审美修养

对在校的护士生来说,社会美的感受可通过日常生活和临床学习而获得。尤其是在临床实践环境中,护士生不但能感受到护士严谨的工作作风、娴熟的技术、端庄的仪表、得体的语言,还能感受到医务人员救死扶伤、实行革命人道主义的崇高精神。在这个过程中,护士生结合自身的参与,一边进行自身的审美修养,一边承袭护理工作者优良的审美品行,在护理活动中发掘美、创造美,从而营造美的护理环境,展示美的护理操作。

2. 在交往中感受护患关系的和谐美

护理环境中的人际关系复杂且形式各不相同,但和谐的人际关系具有相同的护理审美功能。护士生通过观察、体验、鉴赏这一切,积淀自己的审美能力,就会正确地评价和把握自己,矫正自己的审美品行,不断提高自己的审美修养。

(三)通过自然美的熏陶,加强护士的审美修养

自然界不仅是人类物质生活的主要来源,也是人精神生活的重要寄托。自然美在陶冶人的情操方面,具有独特作用。对护士进行自然美的教育,一方面通过自然美的熏陶,不仅可以提高护士的审美能力,还可以完善人性,激发护士在护理实践活动中为患者创造温馨、和谐的自然和人文环境,使患者获得心理上的美感和生理上的快感。自然环境美的价值在教育中被护士重视,让护士懂得创造自然环境美是自己应尽的职责。

(四)通过艺术美的教育加强护士的审美修养

艺术美深刻的思想内涵与完美的艺术形式高度统一,其内容丰富,形式多样,是审美教育的不竭源泉,是艺术家对生活的审美情感、审美理想的集中反映,从不同角度满足了人们不同的审美需要。艺术审美可以陶冶情操、以美表善、以美动人、以美动情,让人们在赏心悦目中得到享受,同时又在潜移默化中净化心灵。医用艺术能根据患者的特点,有目的、有意识地运用医学审美的规律和手段对患者和护士同时进行审美教育,引起一种积极主动的审美感受,以化解人们的压抑、痛苦、衰弱、障碍等不良情绪,激起高兴、愉快、喜悦、欢欣等良好情绪,在和谐的审美感受中达到主体与客体的统一以及物我两忘的审美境界。

三、护士审美修养贵在有恒与自觉

1. 护理审美修养贵在有恒

这是由护理审美修养的规律决定的。审美活动具有过程性、复杂性,而在复杂的护理活动中认识护理审美规律、在复杂的护理活动中利用审美规律是一个漫长的过程,不能一蹴而就。护士要用持久的努力、永恒的追求,才能逐渐地认识、利用规律。护士的审美修养,不是一时之功,而是终生教化、锻炼的过程。审美修养无捷径可走,只有通过不断的学习和坚持不懈地努力,并从点滴做起,才能不断形成和提高。医学科学进步是无止境的,人们对生命健康美的追求也是无止境的,况且护理模式的发展要求护理审美内容也应在实践中完善、补充,因此,护士的审美修养贵在永恒。

护士审美修养的永恒性和自觉性的关系。

笔记栏

2. 护士审美修养贵在自觉

每个人都生活在大体相近的审美世界中，却不能达到相同层次的审美境界，从主观上分析，原因之一就是个体自觉性的不同。如果没有自觉的审美追求，就是处在审美世界中也难以达到一定的审美境界。所以，护士要进行审美修养，必须有高度的自觉性，并为之付出不懈的努力。

人们常说：美育是一种完善人的教育。审美修养则是达到“完人”的必修过程。护士的审美修养有两个自我完善的意义：一是智能完善，即利用审美修养自觉启迪智慧，发挥创造美的能力。二是人格的完善，即审美修养使护士的道德品格不断向更好的方向发展，以美扬善，以达到较高层次的审美境界。把审美修养看作护士的自我完善过程，而且护士必须把审美修养当作自己生活的一种需要，从而自觉地为这种需要不懈努力，只有这样，才能真正地适应社会的需要。

综上所述，护士审美修养的永恒性和自觉性是相辅相成的两个方面。只有自觉才能实现永恒；只有永恒才能发现和利用审美规律，使护理审美行为更加自觉。把护理审美的永恒与自觉结合起来也体现了护理工作者主动追求美的生活，并在美的生活影响下陶冶情操、提高审美境界的护理理念。

第三节　护士审美境界

护士审美修养的目标，就是护士审美能力的不断提高和发展，升华护士的审美境界。那么，什么是护士的审美境界？影响护士审美境界形成的因素有哪些？护士审美境界又分为几种类型呢？

一、护士审美境界的含义

境界是指人们在认识、改造世界的活动中，对客观规律的认识、驾驭程度及水平。在护理美学中，护士审美境界是指护理工作者通过审美教育、审美修养等认识和实际活动，在护理审美活动中所达到的较高层次和水平，是护理审美心理、护理审美意识与护理审美活动交织而形成的一种思想和行为的高度统一。护士审美境界标志着护士审美教育和护士审美修养成熟的程度。

护士如果形成超越的境界，就会采取超越功利的态度对待职业，不会被单纯的功利所左右，以职业为乐趣，孜孜不倦，执著追求；护士如能以超越的境界对待困难和艰险，就会坦然从容，迎难而上，具有一种无畏的精神；护士一旦以超越的境界对待他人、对待自己，就会摆脱人际利害关系的利害困扰，缓解心中的焦虑烦恼，宽以待人，求得人际关系的和谐。就这个意义来说，护士审美修养的目的在于激发护士对审美境界的追求，并把这种追求持久地、自觉地应用到护理实践中去，变成护士获得人性的自由、完善人格的动力，再把这种动力化作大无畏的为人类健康造福的实际行动。

护士审美境界是组成护士素质的多种因素共同作用形成的，融合了多学科知识，如护理学、美学、社会学、心理学等，并不断内化为品质，经过多次实践、应用、完善，真正达到审美的“自由”。同时审美境界总和一定历史时期的政治、经济、文化、民族等客观条件相连，同时又与个人经验、个人的个性相连，具有时代性、独特性的特征。护

笔记栏

士审美境界因人而异，是由于护理活动内容的变化性和护理对象的流动性，因此，护士审美境界对同一个护士来说，不同的服务内容，不同的时期，其审美境界的水平、层次也不同。

二、护士审美境界的形成因素

护士审美境界的形成因素是极为复杂的，主要分为主观、客观两种因素。

（一）从主观方面看，护士审美境界的形成离不开护士先天的因素与后天的不懈努力

1. 护士审美境界形成的前提因素是护士的先天素质

护士的先天素质，为护士怎样利用自身条件去创造美提供了可能。护士利用先天的素质想问题、识道理，去观察、去设计，利用健全的感官听声音、看东西。先天条件奠定了护士后天审美的基础。

2. 护士审美境界形成的重要因素是护士后天的努力

护士后天的生活经历，形成了护理工作者鲜明的职业个性。护士的审美修养总是围绕着健康来进行。当护士以其对生命的珍爱和理解去拯救他人时，她们会把审美感觉、知觉、想象等心理因素自觉地调动起来并加以应用，在修复人体健康美的活动中表现出很强的审美创造性。

（二）从客观方面看，护士的审美境界的形成离不开社会历史条件

社会的经济状态决定护士审美境界的内容；人们衡量护士的审美境界的标准，更反映了当时生活的物质生活水平。离开了当时社会的物质经济条件来说明护士的审美境界，只能是凭空想象，其审美境界是无内容的；社会的政治、法律等规范制约着护士审美境界，政治、法律手段以其强制性规范着人们的行为，也规定着护士的审美境界，使护士的审美境界在合理、合法的条件下运行；审美必须以善为起点，护理职业道德在调节护患关系中体现了善待生命、善待患者的护理理念。社会道德影响护士的审美境界，社会的科学、教育、文化则为护士审美境界的形成提供了途径。

三、护士审美境界的类型

护士审美境界主要有以下几种类型。

1. 护士感性愉悦的审美境界

护士感性愉悦的审美境界是指护士审美修养呈现出的感官愉悦状态，是悦耳悦目的护士审美境界。护士感性愉悦境界侧重于直觉效果，具有直观性。在护士审美修养中常表现为对形式、结构、色彩等产生的感知状态，停留于对外表的认识，如第一次穿上护士服，就会有庄重、纯洁之感，有很强的生理满足的成分，但又不止是单纯的感官愉快，而是多种心理活动的结果，但同时也是多变的，因此，在实际上缺少持久性。

2. 护士领悟愉悦的审美境界

它也可以被称为悦心和悦意的审美境界。这种境界表现为经常反复体验之后所获得的审美享受，品味越深，享受越大。如在护理实践中，经常看到一些被病症折磨的患者乐观、坚强，坚持治疗，不怕苦、不怕疼。在此情况下，护士看到的不单纯是患者的呕吐、身虚、体瘦，还看到了患者内心的精神世界，即与疾病抗争、不向死神低头的心理品质。于是在内心和行为上会有对患者敬佩、赞赏的愉悦倾向，经过反复观察、理解，

悦志、悦神的审美境界是护士最高的审美境界。

笔记栏

还会挖掘出这种美对生命的更深层次的意义。这种审美境界具有深入性，同时这种审美境界还具有持久性，在这种审美境界中理解和想象的作用比较突出。因此，护士领悟愉悦境界，实际是护理审美理解与护理审美想象相结合、相作用。一般来说，具有这种境界的护士，都具有较强的审美理解力、审美想象力。只有这样才能不停留于表面的认识，形成一种超出日常意识、体现认识深度的审美态度，会自觉地升华感性达到理性。护士领悟愉悦境界是较高层次的审美境界，是感性愉悦审美境界的延伸、发展，是审美境界已进入心灵“自由”状态的境界。

3. 护士精神愉悦的审美境界

这是护理审美主体悦志、悦神的审美境界。它包括两个相互联系的环节：一是经过伦理情感和哲学思考而形成的人的道德精神的奋进，即“悦志”；二是道德本身使人与自然、社会交融，即“悦神”。

悦志的审美境界是一种由于伦理精神的弘扬而激起的奋发进取的情感，如面对医学上无法医治的疾病患者不向其低头，而是乐观地与其斗争，使护士感受到了一种奋发搏击的精神，并会对有这种精神的人感到敬慕，从而激发出护士奋发、振奋的进取情感。悦志的审美感受是受鼓舞的、受振奋的，又是愉悦的。

悦神的审美境界在护理领域中表现为护士能主动、自由地投入到护理活动中，把工作当成乐趣、当成人生最大的享受。

悦志、悦神的审美境界是最高的审美境界，是审美主体建立于感性愉悦境界、精神愉悦境界基础上实现的人、自然、社会有机统一的境界。投身于这种境界的护士在护理工作中从不计较劳苦，从不计较得失。由于这是最高的审美境界，不是每个人都能达到的；由于这是最高的审美境界，它又应该成为护理美学的最终教育目标。

小　结

1. 护士审美修养是护理教育的自觉形式。2. 一定水平的文学艺术修养和美学基础知识、良好的护理职业道德、护士的内在美和外在美是护士审美修养的条件。3. 学校护理教育、社会美的教育以及自然美和艺术美的教育可以提高护士的审美修养。4. 护士审美贵在有恒和自觉。5. 护士审美境界有感性愉悦、领悟愉悦和精神愉悦等类型。

问题分析与能力提升

1. 一对夫妇抱着低烧两周的婴儿前往某医院儿科就诊，因怕医生敷衍了事，特意挂了一个副主任医生的专家号。然而，当轮到他们就诊时，却挤进一位带着孩子的家长抢先就诊，专家进行了详细检查确定孩子没问题。此时，专家才让抱着婴儿的父母进去，专家边听婴儿父母的诉说边简单做了一下检查，然后开了一张化验单，让给婴儿验血，接着专家又叫别的患儿进入诊室。待婴儿的爸爸取回化验结果交给专家后，专家没有看化验单就将开好的处方交给婴儿的爸爸，并说：“婴儿是发烧待查，先吃些药试试。”婴儿的父母颇感困惑，迟疑了一会儿，抱着婴儿赶往另一家医院就诊。

问题：请你分析医生的行为。

笔记栏

2. 小李护士在值夜班时，到了给昏迷患者翻身的时间，她感觉有些累，又无人监督，少干又不易被觉察，带着省事的念头和侥幸的心理，她没有完成这个操作。

思考：请分析此护士的行为。

3. 护理实践课堂是护士生塑造护士职业形象的重要基地，要求护士生不仅要进行各种技能的训练，而且要按护士的职业要求进行体态、仪态、仪表、言谈和举止的训练，服装规范、整洁，容貌自然、大方，态度和蔼、真诚，举止稳重、优雅，体态端庄，精神饱满，动作舒展。通过长期的严格要求，护士生逐渐进入护士角色。

思考：提高护士的审美修养的途径是什么？

（杜成旭）

第十一章　护理审美教育

学习目标

◆阐述护理审美教育的概念及实施原则。
◆简述护理审美教育的特点、任务和内容。
◆说出护理审美教育实施的途径。

在护理工作中无时无刻不反映出美的事物、美的形象、美的感受,然而,如何使护理人员能有意识地将自己在工作中积累的审美经验系统化、理论化,则必须掌握美学理论、美学知识及树立正确的审美观念,使之能自觉地完善自我,优化护理工作全过程,而这一过程必须通过护理审美教育来实现。

知识链接

美育者,一面使人之情感发达,以达完美之域,一面又为德育与智育之手段,此又为教育者不可不留意也。——王国维

第一节　护理审美教育概述

护理审美教育简称护理美育,是通过一定方式、设施,培养护理人员正确、健康的审美观和审美情趣,提高护理人员鉴赏美和创造美的能力的教育。

【记一记】
护理审美教育的定义和特点。

一、护理审美教育的特点

护理美育是护理人员自我完善、自身美化的重要途径。护理美育有鲜明的职业特色,具有客观性、感染性、深邃性等特点。

笔记栏

（一）护理审美教育具有职业特色

护理美育紧紧围绕护理工作这一特定环境，指导护理人员将美学理论应用于护理实践，以“减轻痛苦、维持健康、恢复健康、促进健康”为宗旨服务于人类；通过美化病区环境，创造与人类健康相适宜的和谐环境；通过护理人员自身修养的提升与美好形象的塑造，创造护理人员与患者及之间关系的和谐。

（二）护理审美教育寓于形象之中，具有客观性

不管人们是欣赏自然美、社会美还是艺术美，也不管人们是通过双手来触摸，还是通过双眼来观察，还是通过双耳来聆听，美的事物总是以具体、生动、感人的形象，栩栩如生地展现在欣赏者的意识里，这是社会美在医疗护理领域中的形象体现；医护人员款式多样、色彩恬淡的工作服，这是艺术美在医疗护理领域中的形象体现；病区中生机盎然的鲜花，散发着蓬勃的生命力，这是自然美在医疗护理领域中的形象体现。护理美育就是由这些点点滴滴的渗入，引导护理人员用心感受，激发护理人员爱岗敬业、严于律己的工作精神；使护理人员在赏心悦目的环境中，心灵得到净化，思想得到升华，知识得到丰富，从而达到护理审美教育的目的。

（三）护理审美教育寓于情感之中，具有感染性

情感作为一种心理过程，是人们对客观事物同自己需要之间的关系的反映。护理美育主要是以情感人、以情动人，通过美的事物来激发护理人员及服务对象的情感，从而形成审美体验，唤起情感共鸣，使护理工作的主体与客体在情感上受到陶冶，得到升华。例如，护理人员以亲切、温馨的话语耐心开导患者，以敏捷、轻柔的动作护理患者，可以使患者在接受护理的同时感受到护理工作的动态美，通过感染情绪，唤起他们对生命的热爱，激发他们与疾病做斗争的勇气。

（四）护理审美教育寓教于潜移默化之中，具有深邃性

护理美育重要的教育作用之一，是陶冶护理人员的道德情操。通过对护理人员美的熏陶，能使护理人员形成完美的心理结构和心理定向。这种心理结构和心理定向一经形成，就具有较大的稳定性，会对人的全部精神生活产生重要的影响。使她们在美的陶冶中受到启示和教育，明辨善与恶、美与丑、真理与谬误，使她们能敏锐地感受到美，正确地理解和评价美，并在实际工作中努力体现并创造美，如近代护理事业的创始人弗罗伦斯·南丁格尔在克里米亚战争中用极大的爱心和严谨的工作精神，挽救伤员的生命。她对护理工作的贡献，为后人树立起光辉典范并形成了强大的感召力，推动着护理事业蓬勃向前发展。

二、护理审美教育的地位和作用

众所周知，医学护理教育的目的，是造就一大批以维护人体健康和人体美为己任的专业护理人才。这些人才能否在医疗护理实践中运用美的规律、按照美的原则，卓有成效地为人体健康和人体美服务，是新时期医学护理教育成败的标志，因此，护理审美教育相对于其他学科的教育来讲，有其特殊的地位和重要性。

【议一议】

加强护理审美教育的意义。

（一）护理美学的临床应用价值，展示了护理审美教育在护理教育中的地位

医学模式的转变和护理事业的发展，要求护理人才不仅应该具有扎实的理论基础

笔记栏

功底和熟练的技术操作技能,而且应该具有高尚的道德情操和丰富的社会人文知识,如心理学、伦理学、人际沟通学、美学等基本常识。护理工作是一项预防疾病、挽救生命、增进健康的崇高事业,整个护理过程就是一个战胜死神、战胜丑恶和发现美、褒扬美、创造美的过程,因此护理美学的临床应用价值决定了护理审美教育在护理教育中的重要地位。

患者入院是一个角色转化过程,由健康、健全的人成为患者或残疾人。换言之,是一个由正常进入缺陷、由欢乐进入苦恼、由美变丑的过程,而入院就诊的根本目的是促使角色转化、复归,也就是驱赶丑恶,追求美好。这就要求医院为患者准备的一切都应有利于患者角色的转化,如医院的环境应该是美的:清新的病室,洁净的床铺,安静的病区,给患者以舒适、安全的感觉;郁郁葱葱的树、青青的草,生命的绿色唤起人们对新生活的向往,而强烈的人生希望无疑会激发患者战胜病魔的信心和力量。同时,护理工作者潇洒持重的风度、优雅稳健的姿态、得体入时的服饰所体现的形象美;急患者之所急、做患者之所需,不是亲人胜似亲人的情感美;真诚温柔、风趣幽默的语言美,这些都将激起患者对美好生活的希望,有益于治疗和康复。

(二)护理审美教育对提高护理人才的社会价值具有重要的辅助和促进作用

1. 有助于提高护理人才的审美素质

德、智、体、美、劳是理想人格的重要组成部分,审美教育首先是一种审美情感的教育。审美教育能启发人的心灵,唤起人的情感。针对护士生成长情绪不稳定的特点进行美育教育,可以陶冶、激发其高尚的情感,摒弃低级趣味,使之更清楚地分辨出什么是美,什么是丑,并懂得怎样去创造美好的生活,树立高尚的思想情操和远大的理想。加强护理美育教育,还可以消除医护人员的焦虑、恐惧、忧郁等消极情绪,使身心得以健康发展,因此,护理美育对培养医学护理人才崇高的情操、健康的人格、美好的人生有着十分重要的作用。

2. 有助于提高护理质量,推进护理事业的发展

护理质量的高低取决于多种因素,其中护理群体的素质如何起着关键性作用。应用美学知识指导护理实践,强化护理人员的审美意识,对于传统生物护理模式向生物—心理—社会护理模式的转变与发展,有着十分重要的意义。护理美育的目的之一就在于使受教育者掌握美的法则和规律,培养审美感受及按照美的规律塑造客体美的能力,并在患者愉快地接受治疗、配合治疗的情绪下体验劳动创造的欢悦。护理美学的基本理论指导护理人才在对患者进行系统化整体护理的同时,以自身美的形象、美的姿态、美的语言和美的动作,调整患者的最佳心理状态。患者对护理工作的好感、信任以及对病痛康复的信心,促使其自觉地接受、配合治疗,从而提高护理质量。护理工作者结合临床护理研究美学、应用美学,融美于护理实践的追求与探索之中,必将推动护理事业的发展,有助于提高创造人体美的能力。

护理审美教育的任务是帮助学生以及护理人员掌握预防疾病、护理等技术,实现为患者解除病痛、恢复健康的目的。护理美育是从培养护理审美意识入手,善于从美的角度观察和认识护理工作的质量标准,正确地处理医院环境、病房布置、护患相处及诊断治疗的各个环节等,在医疗护理实践中维护、修复、再造人体美。这种创造能力的高低,很大部分取决于护理审美教育的实施。

第二节　护理审美教育的任务和内容

美学是研究自然、社会和艺术领域中美的一般规律与原则的科学，而护理美学则限于护理专业所涉及的医院环境、社会人群、患者和医护人员等领域，护理美学是美学的一个分支学科，因此，护理美学具有鲜明的职业特点。护理审美教育的任务和内容应结合护理学科的理论和实践，对在校学生和护理工作者进行美学基本知识教育，使每个人都懂得护理工作是一项预防疾病、挽救生命、增进健康的崇高事业，整个护理过程就是一个战胜死神、战胜丑恶和发现美、褒扬美、创造美的过程。因此，护理美学教育所研究的是一项创造人间美好生活的宏伟事业。

一、护理审美教育的任务

美育的根本任务是启发和指导人们在整个世界的审美关系中，通过自然美、社会美、艺术美、生活美，培养人们的审美情趣；通过热爱美、体现美、创造美，追求真、善、美相结合的人生境界。

护理审美教育的根本任务则是结合临床护理实践活动，对护理工作者及在校学生进行美育基本知识教育，培养他们的审美意识、审美情感和审美理想，指导他们不断加强自身的美学修养，更好地塑造"白衣天使"的形象。

（一）培养护理道德情感

护理美育要求护理人员具备崇高的护理道德，因为只有高尚的护理道德行为才能给患者以美感。护理人员的道德品质是一个不断提高的过程，其中护理道德情感是重要的心理因素。良好的护理道德情感能够推动护理人员将护理道德认识转化为良好的行动。当护理人员运用自己高超的护理技术，使奄奄一息的患者恢复了健康，听到患者康复后洪亮的声音，看到患者矫健的步态、红润的肤色、感激的笑容与信赖的目光时，会使护理人员获得"造福于人"的美感；当助产护士通过对产妇的精心护理，听到呱呱坠地的婴儿发出响亮的啼哭声时，也同样分享着新生命带给这个世界的幸福，从而激励着护理人员把防病治病、救死扶伤、发扬人道主义作为自己的神圣职责，去为人类的健康而努力。

护理美育是借助情感性这一美育的本质属性，来培养护理人员的护理道德情感，引导护理人员追求真、善、美的护理道德境界，自觉地履行社会主义医学人道主义的职责。

（二）培养护理审美意识和认识能力

人的心理活动都是从感知开始的，加强护理审美教育有利于提高感官对美的感受力、分辨力，有利于提高形象思维能力和观察与分析能力。护理院校的护士生一方面对未来充满美好的希望，另一方面又由于涉世不深，对人生、社会的理解还不深刻，对美的追求比较偏重于直觉或外观，往往不能确切把握何者为美、何者为丑，而且还面临诸多学习、生活、健康、社交等与审美的复杂关系，因此，护理审美教育必须注重学生护理审美意识和认识能力的培养，使之真正懂得什么是美、什么是

笔记栏

丑,什么样的审美趣味是高尚的,什么样的审美趣味是低级的,从中获得艺术美、自然美、社会美、形式美、道德美等有关知识。一个训练有素、医德高尚的护理人员,不仅能够感受到为患者痊愈付出劳动后的喜悦,而且能够借助自己娴熟的诊疗护理技巧给患者以美感。

(三)提高创造护理美的能力

随着护理事业的蓬勃发展,医学护理美的领域不断扩大,层次不断加深,社会对医学护理美的要求也越来越高,因此,护理美育要在实践中不断提高学生创造美的能力,首先表现在完美人格的塑造上。人格的美是外表美与心灵美的统一,是人的本质的形象体现。其次,表现在要树立崇高的护理审美理想。护理事业是关系人类自身发展的伟大事业,每一个护理人员都可以大有作为,在这项事业中能够尽己所能给人们带来幸福和欢乐,是护理人员的人生价值所在。再次,表现在要提高创造护理美的心理素质。创造护理美既要具备过硬的专业技术,又要有高尚的护理道德品质,同时还应当具备良好的心理素质。追求护理至善至美是创造性的劳动,只有意志坚强的人,才有希望到达理想的彼岸。

二、护理审美教育的主要内容

护理美育包括一般审美教育和护理审美教育两部分内容。一般审美教育,即运用美学理论,借助自然美、社会美与艺术美的形象,对学生实施情感教育,使之得到全面发展。护理审美教育即运用护理美学理论与教育,帮助在校护士生及护理人员认识和掌握护理美的基本规律和特点,加强审美修养,树立正确的医学审美观,提高其塑造人体美的能力,以审美的方式掌握和运用护理技术,为人类健康服务。

(一)审美教育

审美教育包括美感教育、美学知识的普及教育和按照美的规律塑造自身。所谓美感教育是指运用美的规律和艺术的实践,训练和强化人的感知、想象、情感、理解等能力,培养人的审美知觉能力和创造能力。美学知识的普及教育主要是指在受教育者中进行美学原理、艺术史和艺术批评等方面的教育,旨在提高人的美学素养。按照美的规律塑造自身,主要是指将美的既合规律又合目的性的特点应用到人的智育与德育之中。这几方面的教育相互补充与配合,是审美教育成为造就具有高尚审美趣味和道德修养的新型护理人才的有效途径。

(二)护理审美教育

护理美育作为美育的一个组成部分,要在普及美育的基础上结合护理美的要求,对学生进行护理审美教育,着力培养学生对护理自然美、护理社会美、护理生活美、护理技术美以及对塑造人体美的创造能力。

1. 进行护理审美基本知识教育

从哪些方面加强护理审美教育?

护理美育除具备一般美育的内容以外,更应侧重于结合专业内容及特点对学生进行护理审美基本知识教育活动,如在美感内容教育中,强化审美理想与审美情趣的训练,使学生树立“救死扶伤、实行医学人道主义”的审美理想与责任感;在审美知识的普及教育中侧重进行审美原理中崇高范畴的理解,使学生了解护理专业的崇高美;在按照美的规律进行的普通教育中,着重学习和认识医学科学自身的审美特

笔记栏

点及规律。在学校的美育教育中，还应突出进行陶冶情操、完善人格的教育以及情感教育、健康的娱乐教育等，引导学生在健康活泼的娱乐中受到感化，使其身心健康发展。

知识链接

人的美并不在于外貌、衣服和发式，而在于他本身，在于他的心。如果没有内在的美，我们常常会厌恶他漂亮的外表。——奥斯特洛夫斯基

2. 进行正确的审美观教育

审美观是人们对美与丑的基本态度，是世界观、人生观的组成部分，直接指导着人们的审美实践和美的创造实践活动。审美教育的任务和内容，就是运用各种方式引导人们在生活实践中培养正确的审美观，使之成为指导生活和工作的一种自觉意识。

审美观的主要内容包括审美情趣、审美标准、审美理想，这三者的有机结合，构成了审美观的核心。审美情趣反映了审美修养和审美经验所达到的美的标准。人们衡量和评价客观对象的美丑及审美价值高低的相对稳定的尺度，则称之为审美标准。人们对至善至美境界的一种观念、规范和追求，则体现了审美主体的审美要求和审美愿望，反映了审美的主体态度，这些即称之为审美理想。

护理审美观教育所倡导的是健康向上的审美观，即马克思主义所主张的真、善、美的统一观。从护理学审美而言，所谓"真"，是指事物（包括人体）或现象（包括人的生理性、心理性、病理性的现象）存在、变化、发展的客观性和规律性；所谓"善"，是指一切事物（包括医药、医术实施）所产生的作用对人的生存、生活和健康都应该具有的功利性；所谓"美"是指事物（包括人体）在某种物质作用下或人体作用下所显现出宜人的、使观赏者产生愉悦情感的形态和形象（包括人体的形象和神态）。

3. 进行护理审美技能教育

护理审美能力的价值在人们生活中有巨大的作用，它可以振奋人心，激励人们的崇高情感，重新燃起人们生活的希望。尤其是对未来的护理工作者来讲，人生是美好的，因为我们的劳动能使人们避免与挫折、不幸、死亡相联系的疾病的折磨，减少或防止人生悲剧的发生，给这个世界送来温煦与挚爱。

培养学生的审美能力必须弄清如下几个概念：①审美感受能力，是人们对美的认识、欣赏和评价的能力，它是整个审美活动中最初始、最基本的能力。②审美想象能力，是人们在反映客观事物时，能在头脑中创造出没有直接感知过的事物形象的一种特殊心理能力，是一种创造性的审美活动；审美鉴赏能力，是指对美的事物的鉴别、欣赏的能力，包括对美与丑的分辨和对事物的形态、程度的识别能力。③审美理解能力，是指对审美对象的一种理想的思考、认识和分析判断的能力。

笔记栏

第三节 护理审美教育的实施原则和途径

一、护理审美教育的实施原则

(一)护理审美教育的协调性原则

护理审美教育的协调性原则,是指在护理美育的实施过程中,必须注意与智育、德育、体育等其他教育相互关联,以求达到美育与其他教育之间的协调。美育与其他教育之间的协调关系表现在美育与德育、智育、体育互相促进,平行发展;美育与德育、智育、体育在原理、方式和技巧等方面互相渗透、互相借鉴。

审美教育与德、智、体三育在整个教育过程中都各有不同的教学目的,它们既相互联系,又相互区别,一般说来,德育的主要目的是培养学生对"善"与"恶"的辨别力和处理自己与他人、集体的关系的能力,属于伦理道德范畴;智育主要是对学生传授护理专业知识和技能的教育,开发学生的智力,培养学生的能力,帮助他们正确认识和掌握客观世界的规律,体现出"真"的价值;体育则是通过运动和锻炼,促进人身体的正常发育和功能发展,提高学生的健康水平,它体现"健"的要求,是寓健全的精神于健康的身体之中。审美教育是感性认识与理性认识的有机结合,它晓之以理、动之以情,既从概念、推理、判断上提出问题,培养学生热爱护理专业的责任感、使命感,又以新鲜生动的美的现象去感染学生,拨动他们的心弦,在他们心中树立起"白衣天使"美的形象,引导学生自觉地按照美的规律去审视、评价、创造社会的物质文明与精神文明,从而逐渐形成人的审美能力,体现出审美的价值。德、智、体、美四育之间有着密切的联系,审美教育是将思想品德教育、科学知识教育、体育寓于美的形象之中,通过对审美趣味的培养,形成人的高尚的道德情操、道德行为和敏锐的思维能力。美育不能取代智育、德育和体育,它的焦点集中于个体的审美发展,而不是个体的理性认知能力或伦理道德意识的发展。要注意协调美育与德育、智育、体育的密切合作,以形成完整的人类教育工程学体系。

(二)护理审美教育的场效应原则

护理审美教育的原则:协调性原则,场效应原则,引导性原则和阶段性原则。

"场"是一个物理学概念,原意是指在多种引力或斥力的作用下由诸多分子运动所构成的系统。"护理审美场"是在护理工作这一特定的审美场中所进行的审美活动,表现为护理人员的仪表美、姿态美、道德美、风度美、情感美、交际美、语言美、护理环境美等。

首先,审美活动渗透在护理实践的各个方面,它们互相关联,形成一个完整的审美活动场,即从学生一踏入学校大门成为护理工作队伍中的一员起,就应开始职业道德美的培养,引导学生热爱护理工作,锐意进取,严谨慎独,一丝不苟,精益求精。在护理工作的实践中培养学生仪表端庄,态度和蔼,语言亲切,举止文雅,操作准确、协调、敏捷,自尊自强,真诚待人的品质。

其次,充分利用各种渠道和方式来实施审美教育。护理审美教育不仅可以通过课堂教学,而且可以借助参观展览,游览大自然美好河山,观看艺术表演、影视作品,通读

笔记栏

美学专著，临床见习、实践等方式来激发学生的审美热情，还可通过潜移默化的作用，陶冶学生情操，激发创造美的热情，培养创造美的能力。

(三)护理审美教育的引导性原则

护理审美教育具有实践性、客观性、感染性、深邃性等特性。这些特性要求护理审美教育不能采用说教、灌输的方式，而必须采取引导启发的方式。在引导过程中，让受教育者自己产生深切的情感体验，并在这种体验中感受到某种愉悦，从而在内心唤起某种强烈的兴趣和主动性，自觉自愿地投入到受教育的过程中。这就是护理审美教育的引导性原则。我们在贯彻这一原则时，必须注意以下几点。

(1)要采用不同的方式和手段，激发受教育者对这种特殊教育的浓厚兴趣，尤其是对涉及特定审美教育的客体及教学范例的兴趣，如反映护士在工作和生活中具有的心灵美及形象美的文学艺术作品、诗、故事、乐曲、影视作品等。

(2)要使受教育者成为审美活动的参与者，而不是旁观者。也就是说，要激发受教育者参与审美活动的全过程，使其在审美活动中体验审美的乐趣，把握各种活动的审美特征。课堂上可采取讨论、情景会话、角色扮演、礼仪表演等形式使受教育者通过亲身参与获得亲身体验。

(3)要充分注意到受教育者的个性特点。审美教育作为人类教育工程学的组成部分，不是按照一个模式去塑造人，而是要发现受教育者自己的个性特点，并使这种个性特点审美化。换言之，审美教育要培养的是各具风采的个体。因此，教育者必须善于发现受教育者的个性特点，因材施教。受教育者要意识到自己的个性特点，并把它带入美育过程中，使之向审美的方向发展。

(四)护理审美教育的阶段性原则

个体的审美发展是一个完整的过程。一个人从婴幼儿到老年，一生都经历着审美发展，也就是说，审美教育伴随着人的一生。然而，由于人的生理和心理在一生中的不同时期具有不同的特点，所以，个体的审美发展也就呈现出阶段性。相对于个体审美发展的阶段性，审美教育也具有阶段性。按照个体审美发展不同阶段的特点而采取不同方式，实施不同内容的审美教育，是保证审美教育取得成效的重要原则。如果不考虑这个阶段性原则，混淆了不同阶段美育的不同方式和内容，就可能达不到预期的效果。例如，当婴儿来到这五彩缤纷的世界时，对一切都感到很新奇，此时，我们用色彩艳丽的玩具、优美动听的音乐刺激他的感官，使他在潜意识中产生美感，这就是对一个人的审美萌芽阶段的培养；同样，在儿童时期应注意对儿童的审美能力、审美创造能力的诱导、开发与培养；在青少年时期应注意对青少年审美创造自觉性与潜力的开发……

审美教育阶段性原则的核心是审美教育的有序性和渐进性。有序性指审美教育各阶段是按照个体身心发展的梯次有序构成的，其某种顺序关系和前后的位置不可错置。例如，从简单到复杂、由具体到抽象、由描述性语言转向隐喻性语言等。渐进性指个体审美能力是逐渐提高和发展的，只有在前一阶段的基本目标达到后，才能过渡和上升到更高的阶段。

笔记栏

二、护理审美教育的途径

审美教育的出发点，是以高尚的情感不断地净化人的心灵。古希腊的柏拉图说到美育的特点时说："使他们从不知不觉从小就培养起对于美的爱好。"这种不知不觉受到美的陶冶的形式，就如同"随风潜入夜，润物细无声"。它往往使人在静观中、在笑声中、在泪水中领悟到人生哲理，使自己不断得到"升华"，并且同时得到美的享受。

审美教育的途径有多种，主要有以下几个方面。

(一)护理教学活动中的审美教育

怎样加强护理审美教育。

护理教育的对象是学生，学生在学习和生活中，不断地感受学校和老师对他的审美观念的影响，教师是"人类灵魂的工程师"。所以，护理审美教育应主要在具体护理教学活动(和涉外活动)中实施。护理教学活动主要有护理学理论教学中的美育、护理学实验教学中的美育、护理人文学科和自然学科教学中的美育等。

1. 护理学理论教学中的美育

护理美学来源于护理工作者的医疗护理实践之中，离开了护理实践，护理美学便成了无源之水、无本之木。在护理学基础理论教育中，无论解剖学、生理学、病理学、药理学、微生物学、寄生虫学等基础学科，还是内科护理学、外科护理学、儿科护理学、妇产科护理学、五官科护理学、中医科护理学、护理学基础等临床护理学科，每门课程的教学活动都与护理审美教育有着密切的联系。就像美离不开真和善一样，护理美学也离不开学生所学的各门课程的支撑。各个学科所揭示的真，能在深层次内容上提高学生的审美感受能力，而在护理学学科这一"救死扶伤，实行革命的人道主义"的职业技术教育中，也更能使学生体验到一种人生的崇高美，因此，我们在护理学理论知识的学习中，要尽可能发掘护理学科学知识中的理性美、智慧美、内涵美等审美因素，提高我们对美的感受能力。

基础学科解剖学，为我们提供了正常人体形态结构的基础知识。正常的人体结构是一种整体的对称美，人体内的运动、消化、呼吸、泌尿、生殖、循环、神经和内分泌八大系统之间，各种机能互相配合，共同进行人体生命活动中的新陈代谢，其中又体现了一种互相联系的和谐美。病理学中对各种疾病发生原因的探索与认识，体现着医学科学的深邃美。药理学中对各种药物治病原理的分析与认识，体现着医学科学的思维分析美。对显微镜下的微生物的研究与探索，体现着医学科学的认知美。中医的整体观念，把人放到大自然中去考察，又体现着一种宏观思维美。在学习这些医学知识时，我们要在这些美感因素的渗透下，把课堂教学中的理性知识和感性形式、抽象要领和生动形象有机地结合起来，把深奥的医学理论推导和动情的审美享受有机地统一起来。这样，就能使我们在获得护理科学知识的同时，得到美的享受。

在努力挖掘护理学理论中的美的内涵、在学习医学知识的同时，用美学理论知识去对护理科学进行观照与体察，从中获得美感，这不仅是造就和培养具有完整人格、全面发展的现代型护理人才的需要，而且也是时代赋予每一位护理工作者的崇高使命，当然也是护理学教育自身发展的趋势。

2. 护理学实验教学中的美育

在护理院校的教学中，实验教学占了相当比重，因此，自觉地培养我们自己对实验

笔记栏

课的兴趣，是我们在实验课中获得美感的前提；同时，在实验课中获得美感，又反过来增进我们对实验课的兴趣。

通过护理学实验课教学可以提高我们的直接知识水平和掌握实验的技能，促使我们在学习上理论联系实际地发展技能，促进我们某些心理品质如精细与敏锐的感觉和观察能力、持久的注意能力、概括与抽象的逻辑思维能力的形成和发展，这些能力也是护理美育所要达到的目的之一。在实验课中，我们所做的每一个实验，都将会使我们体会到一种自我创造的美，体验到护理科学严谨、精细的美，而且实验的直接知识建立在不同类感觉相互联系和综合起来的知觉基础之上，因各类感官同时起作用，给大脑皮层的刺激强，能形成持久的记忆。实验中所形成的表象又为以后我们创造想象提供了基础。所有这些都会对我们以后的护理美学实践产生深层次的影响。我们在每一次成功的实验完成之后心理上的那种愉悦与惬意，实质上就包含了实现"人的本质力量的感性显现"和"劳动创造了人本身"的深刻内涵，因而那种愉悦与惬意是一种健康的、催人奋进的美感。这种美感的不断积累，对于提高我们对实验课的兴趣，无疑起着重要的"催化剂"作用。

3. 护理人文学科和自然学科教学中的美育

法国哲学家培根曾说过："读史使人明智，读诗使人聪慧，数学使人周密，哲学使人深刻。"从美学角度来讲，明智、聪慧、周密、深刻都是人的本质力量在不同方面的显现，都从不同侧面折射出美的耀眼光芒。

语文教学中的全过程都贯穿着美育，语文教材的散文、小说、诗歌中有人物形象的美、自然和生活图像的美、意蕴和哲理的美。就文学语言本身来讲，还有意蕴的美、节奏的美、修辞的美等。

数学是衡量宇宙间一切美的尺度，音乐、艺术、建筑、绘画等学科中所体现的美，都脱离不了数、秩序及和谐。数学教材中的数的抽象，具有极高的审美价值。

知识链接

数学之美

$$1\times8+1=9$$
$$12\times8+2=98$$
$$123\times8+3=987$$
$$1234\times8+4=9876$$
$$12345\times8+5=98765$$
$$123456\times8+6=987654$$
$$1234567\times8+7=9876543$$
$$12345678\times8+8=98765432$$
$$123456789\times8+9=987654321$$

$$1\times9+2=11$$
$$12\times9+3=111$$
$$123\times9+4=1111$$

笔记栏

$$1234\times9+5=11111$$
$$12345\times9+6=111111$$
$$123456\times9+7=1111111$$
$$1234567\times9+8=11111111$$
$$12345678\times9+9=111111111$$
$$123456789\times9+10=1111111111$$

$$9\times9+7=88$$
$$98\times9+6=888$$
$$987\times9+5=8888$$
$$9876\times9+4=88888$$
$$98765\times9+3=888888$$
$$987654\times9+2=8888888$$
$$9876543\times9+1=88888888$$
$$98765432\times9+0=888888888$$

$$1\times1=1$$
$$11\times11=121$$
$$111\times111=12321$$
$$1111\times1111=1234321$$
$$11111\times11111=123454321$$
$$111111\times111111=12345654321$$
$$1111111\times1111111=1234567654321$$
$$11111111\times11111111=123456787654321$$
$$111111111\times111111111=12345678987654321$$

哲学是研究自然界、人类社会和思维发展一般规律的科学，它为护理美学研究提供世界观和方法论，对美学研究起着指导作用。护理伦理学研究人们之间的护理道德问题，帮助人们明辨善恶，而善是美的基础。

护理心理学是探讨人类心理活动一般规律的学科，而护理审美活动是一种特殊的心理活动。可见，这些学科不仅包含着护理审美的内容，而且构成护理美学的基础。

（二）护理教师示范中的审美教育

正处于生长发育、汲取知识阶段的护理院校的学生，其人生观、价值观尚未形成，他们需要通过美育教育、通过观察教师的示范从中受到启迪，从而逐步树立起正确的审美价值观，为将来的护理实践打下良好的基础。

护理教师在护理教学中有意识地进行审美示范教育，既能丰富教学内容，使学生在美的享受中掌握护理知识和技能，又可陶冶其护理美德情操，激发为人类健康服务的责任感、使命感，特别是通过护理教师具体的技能操作演示，可以让学生进行现场模拟，这样可以培养学生严谨、审慎、一丝不苟的护理工作作风和美德。

笔记栏

1. 示教过程中展示护理操作的技能美

规范、准确、精湛、娴熟的护理技能，其本身就是艺术的美。护理教师通过将护理技术之精与操作艺术之美融为一体，给学生以赏心悦目的美的感觉，这样会引导学生由衷地赞美自己的职业，激发他们学习专业知识的兴趣，如在示教铺床时，折叠、摆放有序，操作敏捷，姿势优美、规范，节力且有力学美；在示教静脉输液时，教师应在患者面前沉着冷静，“一针见血”；吸氧要安全可靠，快中求稳；隔离操作一丝不苟，互不污染。教师示教过程中应有条不紊地进行护理技能操作，并将真、善、美蕴含其中。另外，还应注意学生在各种操作、练习、考试、模拟表演中得到美感的体验。

2. 示教过程中的严谨、审慎美

护理教师应善于从护理教材中发现美，通过美的手段来体现美。如讲体温、脉搏、呼吸、血压绘制时，要根据大纲要求，将生命体征的点、圈、线分别用蓝色、红色笔有机地结合起来进行绘制，并设计和绘制出一位患者一周的体温单，包括脉搏、呼吸、高热降温、口温、腋温、患者出入量、患者出入院、转出、转入等规定项目的填写。教师示范一定要做到一目了然、重点突出，对患者生命体征、病情变化显示清楚、符合逻辑。这样的教学既是一种直观的教学手段，也是培养学生严谨、审慎美的一种方法。

3. 创造美的教学环境，增强学生对美的情感体验

创造美的教学环境，促使学生积极参与教学活动。如对护理实验室的布置，在符合规范病房要求的基础上进行美化，如空间明净、清新，陈设物品摆放整齐有序，比例适度，色调统一，等等。精心美化后的实验室给学生以安静、安全、整洁、舒适和美观之感受，使其心灵受到陶冶，使人的精神境界更纯洁、高尚。这种境界美同美的教育方法相结合，可使学生在较短时间内掌握所学的理论知识和各种护理技能。

4. 针对护理专业特点，塑造学生美的职业形象

情绪饱满、精神焕发、端庄典雅、诚实大方、充满青春活力的“白衣天使”形象，给患者以纯洁、高雅、稳重、沉着、信赖和安全感，能从心理上得到安慰和美的感受，以利于增强患者的治疗信心，对生命产生强烈的愿望，从而去战胜疾病，因此，护理工作者的仪表应符合护埋规范和职业特点的要求。

为了培养学生文雅的气质和优美的品位，教师要对学生进行有目的、有计划的行为训练，并贯穿在教学的全过程，如在上实验课时，除了自己穿戴整齐、规范，树立一个美的楷模外，要求学生必须衣帽整洁、舒适，仪表端庄大方；平时要求学生规范地站、立、行、走及操作，并且要从美学角度严格要求；通过组织学生观看《护士行为规范》的录像和模拟表演，护士健美的体格、自然大方的发式、得体雅致的服装、富有美感的举止，使学生自己感到美的魅力和动态的人体美。

（三）社会实践活动中的审美教育

对护理院校学生进行社会审美实践活动，包括校园社会活动美育和校外社会活动美育两个方面，这两方面是相互联系、相互渗透的。

1. 校园社会活动中的美育

大学生活是美好的，对人的一生都会产生许多影响。在校期间，同学们离开了家庭又尚未步入社会，但社会的风却从四面八方吹入校园，学生的思想和需求日益呈现多元化，因此，在校园里建起各式各样的舞台，开展丰富多彩的活动，给学生以启迪、以锻炼、以欢愉、以美感、以风采，使之不断地汲取知识，思辨社会问题，领悟人生，迅速成

笔记栏

长、成熟;引导学生在活动中欣赏美、创造美,正是校园活动美育所要完成的任务之一。

(1)举办美学专题讲座,开辟美学论坛。护理院校在开设美学课程的同时,举办各种美学专题讲座,如"音乐美学""书法美学""绘画美学""护理语言艺术"等,可以弥补课堂教学之不足,从而增强学生对各艺术门类中美的感受能力和鉴赏能力。充分利用学校各种宣传工具,如广播、板报、画报等,对具体生活中的美学如服饰、发型、人际交流等进行评论,增强学生对生活中美学的真切感受,提高其审美的兴趣。

(2)开设第二课堂,培养学生艺术美的鉴赏能力。通过举办音乐、舞蹈晚会,绘画、健美比赛,韵律操表演等,培养学生的艺术欣赏能力。美学家认为,艺术是人类审美实践的集中表现,实施美育的基本手段则主要是艺术。艺术的审美活动是通过欣赏、表现、创作来把握艺术形式和意味。艺术的欣赏则是艺术的再创造。不论是音乐艺术、语言艺术还是综合艺术,欣赏者在对艺术形式反复观察、领悟的过程中,不断地培养并提高自己的审美素质。例如,从贝多芬的《英雄交响曲》中感受革命的鼓舞,从二胡名曲《二泉映月》里领悟自然景色的优美和旧社会孤苦无依老人的凄凉和悲哀,从舞蹈《春之声》中体会春天的蓬勃生机和劳动妇女欢欣雀跃的心情,从徐悲鸿的《奔马》感受向往光明、奔腾不息的生命活力。让学生在欣赏美和创造美的同时,还能为校园增添生机,丰富校园文化,充分体现健康向上的青春活力。尤其音乐艺术属于情感艺术,通过音乐的旋律,可以传达人的情感,调节人的心理,从而产生愉快舒畅的感觉,达到保障心理健康的目的。

(3)开展书评影评活动,让学生充分享受美的熏陶。向学生推荐和介绍健康向上的书籍和影视作品,使之在阅览和观赏中受到美的熏陶。如南丁格尔形象,本身就是电影美学和护理美学的"白衣天使"的艺术结晶。护理学鼻祖南丁格尔为了护理事业不惜牺牲个人利益甚至爱情,为一位患者解除病痛而自己忍辱负重,做出种种牺牲的高尚精神,本身就有一种激人奋进、震撼人心的美学力量。又如组织学生收看《开国大典》《开天辟地》《大决战》等优秀影片,让学生在电影艺术的欣赏中充分地感受到没有共产党就没有新中国,中国共产党为创立新中国百折不挠的奋斗精神,从中感受体验社会美的崇高和革命战争场面的宏伟壮阔,然后交流观后感或进行口头评论,这既对学生进行了爱国主义教育,又让学生得到了美的享受和情操的陶冶。

(4)组织各种节日纪念活动,提高学生社会活动的审美能力。利用全年的重要节假日开展相应的美育活动,如:三月开展学雷锋活动,培养学生助人为乐的美德;清明节为烈士扫墓,进行革命传统教育,让学生牢记幸福生活来之不易;"五一"国际劳动节进行劳动光荣和主人翁意识教育;"五四"青年节进行歌咏比赛,举行集体舞等活动,既丰富了学生的生活,又有纪念和教育意义;"五一二"组织学生举行"授帽仪式"——护士节纪念活动,让学生为身为"白衣天使"而自豪;在国庆节到来之际进行升国旗仪式,在庄严的气氛中让学生感受共和国之伟大、人民之坚强、我们肩上责任之艰巨。无疑这些对激发学生参加社会实践活动的热情和领悟社会美的内涵都将起到很好的作用,对培养学生社会活动的审美能力、树立健康的社会审美理想也将起到引导作用。

2. 校外社会活动中的美育

校外社会活动主要包括社会公益劳动、旅游活动等校园以外的活动。校外社会活动的美育是校园活动美育的必要延伸和补充。

(1)社会公益活动中的美育　参加社会公益活动,不仅有利于学生道德准则的实

笔记栏

施，而且有利于培养学生热爱生活、追求美好生活的高尚情操，是加深学生的美的体验的重要途径。社会公益活动的协同性、利他性、奉献性的特点，有助于学生体验协作精神之美、助人为乐之美，如参加植树造林、医院义诊、文明共建、社区服务、青年志愿者活动等，在这些社会公益活动中提高美的修养，加深美的体验。

（2）旅游活动中的美育　学生可以利用节假日组织旅游活动，领略祖国的大好河山。祖国山川之秀丽，大海之浩瀚、物产之丰富、名胜之繁多，令人神往。领略大自然的景色美，不仅是一种鉴赏美的活动，而且是一种美的享受。旅游不仅使人开阔视野，增长才干，而且可以使人心旷神怡，轻松愉快，干劲倍增。这种美的沐浴，能调节情绪，消除疲劳，焕发精神。

小　结

美，散落于世界的每个角落，不论在课堂、校园还是自然和社会当中，只要用心感受，就可在学习、生活中发现美的踪影。审美观是人生观的重要组成部分，是分辨美与丑的基本观点。树立正确的审美观，引导护理人员追求真、善、美的崇高境界，有助于增强护理人员的审美敏感性，培养发现美、欣赏美、创造美的能力。

护理美育就是以形动人、以情感人，在潜移默化中陶冶人的情操，不是一朝一夕就可完成的，而是日积月累、不断提升的过程。在这个过程中，培养了人们高尚的道德情操，提高了审美能力，拓宽视野，促进身心健康，引导人们追求积极向上的精神世界。

问题分析与能力提升

1. 护士小美，被患者亲切地称为“希望天使”。每天清晨，小美的第一声问候，就像一缕明媚的阳光，照进患者的心田；遇到患者沮丧与消沉时，小美温馨的话语、鼓励的眼神，激发患者无尽的力量和坚定的信心。她真诚的微笑，轻盈的姿态，娴熟的技能，乐观的精神，就像和煦的春风，温暖着每一个人。

问题：小美的形象体现了护理美育的哪些特点？这种形象会对她的工作产生怎样的影响？

2. 这是5·12四川汶川地震时的一组图片，看到这些图片，你的心受到怎样的震撼？你还可以通过怎样的途径获得护理美育的知识？

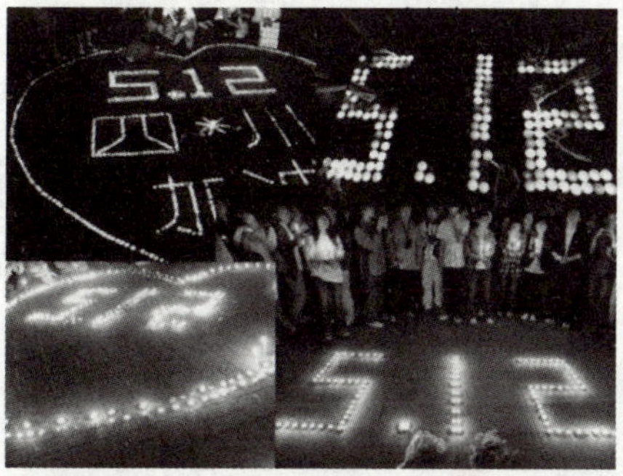

四川加油！

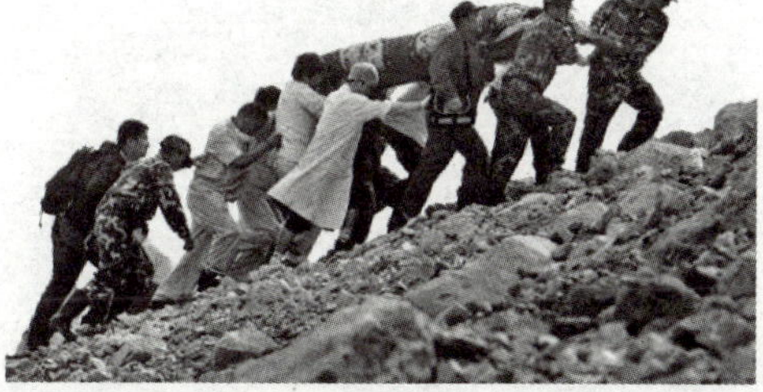

紧急救援

笔记栏

思考题

1. 正确理解护理审美教育的含义。
2. 正确理解护理审美教育的特点。
3. 简述护理审美教育的根本任务和内容。
4. 在今后的临床护理工作中,你会通过哪些途径进行护理审美教育?

（刘彦淑）

第十二章　护理审美评价

学习目标

- ◆了解护理审美评价的概念、方式。
- ◆阐述护理审美评价的原则。
- ◆简述护理审美评价的作用。

护理实践是社会生活的一部分，它要求护士要在了解人、研究人、懂得人的基础上开展护理服务，从而使服务对象达到生理、心理与社会环境的平衡。在这个过程中，存在着美与丑及其程度不同的问题。护理审美评价是依据一定的审美标准，对护理活动的评价，包括自然与社会的美与不美，以及美丑程度的一种评价。这种评价是有其客观依据的。通过对护理工作内涵美的感受和探究，在护理审美评价过程中能够从审美形态等领域找到共同的客观规律，并以此为基点和依据进行新一轮的评价，以促使护理艺术不断发展。

第一节　护理审美评价的意义与作用

护理审美评价在护理学科的确立与发展过程中意义重大。将美学的基本理论及研究成果应用于护理学科体系，使一般的护理技术上升为艺术，不但能够提高护理人员的审美修养，而且拓宽和提升了护理学的研究领域。

一、有利于提高护理人员的素质

护理审美评价的重要性。

南丁格尔说："护理是最精细的艺术。"它要求护士在开展护理时要以人的健康为中心，而护理人员通过审美教育，就可获得相应的护理审美感受能力、鉴赏能力和创造能力，并在实践中从美学的角度审视护理活动，调整自己的行为，赋予护理实践活动一定的美学内涵；运用美学知识指导自己的仪表、体态、语言和处事方式，保持健康、愉快的精神生活，增进自身的健与美。因为一方面护理人员的思想境界、言谈举止和审美

笔记栏

修养的状况，直接显示了护理人员的责任心、工作态度、人道主义精神和审美水平；另一方面，护理审美评价也是敦促护理人员加强审美修养、注意自己言行和仪表、改善服务态度、关心患者、提高护理操作水平的精神动力。可以这么说，护理人员就是审美教育“舞台”上的演员，护理审美评价则是“台下”无数“观众”的反应。这种反应可以来自于患者、家属、同事、医院管理者，也可以是护理人员本身。正面的评价将激励护理人员加深对美的理解和热爱，在工作中创造出更多美的事物，从而形成积极的良性循环。所以说，护理审美评价对于提高护理人员的自身素质有重要影响。

二、有利于改善护患关系，提高护理质量

护理工作要求护士具备较高的知识水平及综合运用的能力，能够从生理、心理、社会等方面给患者提供全身心的护理，促使护理服务的对象生理、心理状况达到与外界环境之间的平衡。在频繁的护理活动中，患者可以了解到护理实践是极其细致而又繁复的，需要护理人员付出巨大的努力；了解到护理工作的特点，理解护理人员的辛苦，从而有效地配合、支持护理活动，可以有效地改善护患关系。在这个过程中，护理审美评价肯定和发扬美的内容，促使护理人员不断加强专业知识的学习，不断提高业务技术水平和完善自我形象，增强护理活动本身的美感特征，提高护理工作的艺术性，规范自身行为，从而提高护理质量。

三、有利于推进护理科学技术的发展

目前，医学模式转换已从传统生物医学模式向生物—心理—社会医学模式转变，重视社会、心理、生物因素对健康和疾病的综合作用与影响。现代护理技术已经发展到了运用审美知识和审美修养来预防、治疗疾病，维护身心健康；社区护理、各专科健康教育的广泛实施，基因治疗、医学美容整形等高新技术在临床的应用，使护理人员的工作内容更加丰富。通过护理审美评价，护理人员不仅能够增强对护理科学技术发展规律的认识，更能使护士深切地感受和体会到护理艺术的精深博大，自觉地学习并将其运用到护理实践之中，从而有利于推进护理科学技术的发展。例如，对于长期静脉输液的患者，为了保护患者的血管，采用外周置入中心静脉导管（PICC）。该方法穿刺危险小、创伤小、成功率高，外周留置感染率低（$<2\%$），留置时间长（数月至 1 年以上），经济有效且容易拔管，能提供稳定的静脉输液，并易于家庭自我护理，可以有效地提高患者的舒适度和满意率。

四、有利于提高医院管理水平

医疗体制的改革与完善，医院的建设与发展，是护理管理不断改进和完善的外因；护理模式的转变以及护理学科的进步，是护理管理不断充实和发展的内因。因此，护理管理者要研究护理管理过程中出现的各种关系、各种交往的原则及方式，将审美意识自觉地渗透到管理实践中，以达到协调、统一的目的，使护理管理水平得以提高。

笔记栏

第二节　护理审美评价的基本原则

审美意识或审美心理带有很浓重的主观色彩，审美评价是以评价主体的客观审美需要为基础，并受评价主体自身的客观社会环境制约，每一个不同的主体对同一评价对象会产生复杂多变的评价尺度，然而多样化的审美评价中有一个共同的基础、最终的尺度和归宿，这就是客观的社会标准和事物的共同规律。护理工作具有客观社会性，护理的对象是整体的人，护理实践是以促进和维护护理对象的健康为最高审美标准。在临床护理过程中，护理人员应该按照美的一般原则为指导去发现美、体验美、创造美，以充分发挥护理审美评价在护理工作中的作用，增强护理工作的客观性和科学性。

一、真、善、美相统一的原则

真、善、美相统一的原则，是护理审美评价的最基本原则。

护理审美评价的最基本原则：真、善、美相统一的原则。

1. 求真

"真"就是实事求是，是对象自身的变化发展的规律。护理技术与护理行为本身是客观存在的，是我们在护理实践中认识美、感受美的前提。护士服务的对象是人，护士只有具备了扎实的科学理论知识，娴熟高超的护理技术，才能更好地为人的健康服务。因此，没有真，善和美就失去了存在的条件。

2. 求善

对人类、对社会有利即为善。护理审美评价涉及社会美的范畴，其社会功利价值的主要内容是伦理道德领域的善，即是护理人员必须具备的职业道德。护理审美评价中的善蕴涵在护理艺术的表现之中。护士的道德意识、伦理观念、情感情操以及人道主义精神通过其言谈举止表现出来。离开了善，美也就没有任何意义。

3. 求美

护理活动在维护人的健康及生命过程中，既要注重护理人员的仪态美、举止美，又要体现出护理技术的精湛流畅、人文关怀，更要注重护理效果的切实有效，不仅使护理对象的生理状况得到改善，也要使护理对象有愉悦的心理，最终使护理对象在和谐、舒适的状态中提高生命的质量。可以说，美是真与善相统一的外在表现。

二、护理效果与审美效果相统一的原则

护理审美评价是护理艺术美的内容与形式的统一。护理的内容是指护理人员在护理实践过程中运用医学科学的真实性，采取相应的护理手段，达到良好的护理效果，对患者病情的恢复有切实可靠的帮助。良好的护理效果必须是符合医学科学的客观规律，对患者的病情有利。只有这样才有可能成为美的行为并给予美的评价。审美效果是护理过程中护理行为给人们的感受与感觉。随着医学模式的转变和物质生活水平的提高，人们对医院、医护人员、医疗技术水平的要求也越来越高，这就要求医护人员不仅要在技术上精益求精，还要注重自身修养，提高护理审美修养，满足患者不断增

笔记栏

长的审美需要，更好地实施整体护理。例如，很多医院根据儿科的特点，已经在儿科病房装饰卡通造型的墙贴，工作人员的服装颜色也趋向彩色，还尝试开辟专供儿童玩耍的游戏区，对于长期住院的慢性病患儿设有志愿者辅导班，保证患儿出院后不影响正常的学习……种种措施都是为了营造温馨的住院环境，减轻儿童对医院的恐惧感，增强儿童在治疗过程中的依从性，体现了人性的关怀和尊重，再加上护理人员精湛的技术、亲切的语言、和蔼的表情，最终达到调节儿童的生理、心理功能，促进早日康复的效果。

在护理审美评价中，要坚持把患者的生命权放在第一位。

由于现代医学科学和护理技术的局限性和患者病情变化的复杂性，有时虽然医护人员竭尽全力也未能挽救患者的生命，但是我们不能根据这些就给医护人员做出不公正的评价，我们要具体情况具体分析。总之，护理人员在护理审美评价中要始终把患者的生命放在第一位，坚持护理效果与审美效果相统一的原则。

三、同一性与差异性相统一的原则

审美形态是指审美主体在审美实践活动中的审美情趣、审美风格等的感性凝聚、显现及其逻辑分类。护理审美评价的首要依据是审美形态的共同性与差异性。

1. 共同性

审美主体具有相同或相近的审美观点、审美情趣而对同一事物或护理实践活动产生的一些相同或相近的审美评价。这种评价主要表现以下三个层次。

【记一记】

护理审美评价的首要依据。

(1) 悦耳悦目　它是指人的耳目的快乐。这种看来非常单纯的感官愉快，包含着感觉、想象、情感等多种功能的综合，只是没有自觉意识罢了。然而，耳、目器官的生理反应不容忽视，因为这种生理性能能够与社会结构相互交织，并以社会性的方式实现所谓人化的自然。医院环境规划合理，绿化带郁郁葱葱，各种树木高低错落有致，曲径通幽，护理人员身着合适得体的工作服，面带真诚的微笑，做事利落有序，患者进入这样的医院，顿时会对该院留下美好的“第一印象”。

(2) 悦心悦意　从悦耳悦目的美感中可以看出，审美愉快虽有生理的愉悦满足方面，但其内容却远远不止于此。通过耳、目，愉悦走向内在心灵，也就是悦心悦意。悦心悦意作为感性与理性、社会性与自然性相统一的结果，其内容、层次、等级、类型、范围是极为广泛的，通过审美使人们的精神和心绪获得解放和宣泄。护理人员护理艺术的美常常可以通过有限的感知形象，使人不自觉地感受到某种意念之外的心灵撞击。

(3) 悦志悦神　它是在道德的基础上达到某种超道德的人生感性境界。所谓“超道德”不是否定道德，而是一种不受规律包括不受道德规则、更不受自然规律的强制和束缚，却又符合规律（包括道德规则与自然规律）的自由感受。护理艺术美常常表现于细微之处，护士美好的心灵和助人为乐的高尚情操，往往体现在护士对患者的悉心呵护中。患者在接受护理的同时，认识到护理人员为之而耗费的精力、付出的心血，进一步理解护士的工作性质，真正明白护士是“白衣天使”，护理是一项崇高的事业。

2. 差异性

审美主体因具有不同的审美观点、审美情趣而对同一事物或护理实践活动产生的一些不同的审美评价。它与审美个性的形成有关，同时受到情绪、情感及环境等因素的制约。因此，护理人员在护理实践中要注意把握个体的审美意识，根据不同患者的特点施以不同的护理措施，力求使患者得到满足。对护理审美评价也要用发展的、全

笔记栏

面的、联系的观点和具体问题具体分析的方法，切忌只顾共性而忽略个性、静止或孤立地看问题，从而使护理审美评价始终沿着正确的方向发展。

第三节　护理审美评价的方式

审美评价过程是具有审美能力的审美主体在一定审美标准的基础上对事物所持有的审美态度形成的过程。护理审美评价是患者、家属、医护人员等评价者通过多种方式对护理实践活动进行体验、鉴赏、评判的过程。在这个过程中，多种方式相互作用、综合地进行评价。

一、感觉与知觉

在审美心理学中把审美感觉和审美知觉统称为审美感知。这是审美感受的基本心理形式。感觉，按心理学的分析，是对事物个别特性的反映，如对事物的色彩、线条、声音、质地的感官印象。它是通过感官与对象的直接接触而获得的。人的耳、眼、鼻、舌、身和大脑神经系统专门组成了听、视、嗅、味、触的感觉分析器官，接受和传达外界各种信息。当我们因感到的某种色彩、声音、线条、质地而产生愉快时，这种愉快就起源于感觉。这些愉快的感觉虽然是生理上的，却是美感经验的基础和出发点。一切较高级的、复杂的心理现象，如知觉、想象、情感、理解等，都是在感觉的基础上产生的。

审美感受的基本心理形式。

知觉，按心理学分析，是对事物个别特性组成的完整形象的整体性把握，甚至还包含着对这一完整形象所具有的种种含意和情感表现的把握。审美知觉不是进行知识的判断，而是透过事物的形式达到对它们的情感表现的把握。当人们看到一条条潺潺流淌的小溪时，立即感到它的欢快和生机；看到黑云压城的景象时，感到威胁和压抑；看到滔滔东去的大江时，感到岁月的流逝和历史的无情……这些就是审美的知觉。审美知觉在表面上是迅速地和直觉地完成的，但在它的后面却隐藏着主体的全部生活经验，包括他的信仰、偏见、记忆、爱好，从而不可避免地有着想象、情感和理解的参与。作为审美活动的出发点和归宿，审美知觉与其他心理因素是相互联系、相互作用的。

审美知觉是在感觉的基础上发展起来的，又是在社会条件的直接作用下形成的，而作为审美主体的生活经验、文化修养及不同条件下的心境都直接影响着知觉的内容。主体只有将已有的经验、情绪、兴趣、意志的目的指向性融入对当下对象的知觉当中，才能将一般感性映象升华为审美意象，但审美知觉不同于一般的感性知觉，它排除对对象的功利性考虑，特别注意选择对象的形象特征，使对象的全部感性被感官所充分接受。客观事物丰富多彩，审美主体总要选择对知觉格外清晰的对象。这种心理现象在儿童画中表现得最为明显。在儿童风景画中，太阳总是画得又红又大，高高地挂在天空上。他们最感兴趣的景物，在画面中总是占据着醒目、突出的位置。审美知觉与普通知觉的明显区别是它具有鲜明的感情色彩，并伴随着强烈的感情活动，因此，审美知觉往往是在对对象的各种属性的选择、对比之中进行的，并以情感体验为中心，按照情感发展的逻辑进行的，因而它是一种积极主动的心理活动，体现了知觉主体的能动作用。护理人员在工作中对患者充满同情心、责任心、爱心、耐心，尽个人的全部热情来照顾患者，这样就会更加敏锐地感知到患者的病情变化和心理变化，从而尽可能

笔记栏

详细地、动态地制订护理计划和护理措施，更好为患者的健康服务。

二、审美联想与想象

【记一记】
审美联想产生的前提条件和审美联想的分类。

1. 审美联想

审美联想是指审美主体从眼前的审美对象身上，唤起以往类似的记忆表象的审美心理活动，是一种常见的以表象为基础的回忆形式。联想是由事物唤起的回忆，联想是经验与经验的呼应。审美联想是由于审美对象的触发，审美主体由此及彼地回忆起储存在头脑中的审美表象的结果，因此，审美感知和审美表象的综合效应是审美联想产生的前提条件。从目的性来看，联想有无意和有意两种：无意联想，是事先没有预定的目标，由于审美对象某些偶然因素的刺激，使审美主体刹那间唤起贮存在头脑中的审美表象而形成自发的联想。李白的《夜静思》："床前明月光，疑是地上霜。举头望明月，低头思故乡。"就是写诗人心中惆怅，深夜难眠，偶然看见月亮的银辉，联想起这月光正如象征岁月流逝的秋霜；偶然抬起头来仰望照彻天宇的明月，忽然联想起它能否也照到远隔千山万水的家乡。有意联想，是审美主体事先具有明确的目的，按照一定的意向去努力地把一些看来似乎毫无关系的事物联系起来，由此及彼、由近及远、由浅及深，从而加强对对象的感受和体验。有意联想是自觉的带有创造性的感受活动，已经由被动感知的初级阶段进入了主动审美的高级阶段。按照联想的内容、形式及其规律，通常人们把联想分为如下几类。

(1)接近联想　接近联想也叫同时性联想，是指一件事物与另一件事物、一种经验与另一种经验之间，在时间和空间上比较接近，因而把二者联系在一起，如："冬天来了，春天还会远吗？""秋水共长天一色，落霞与孤鹜齐飞。"这种联想大致上可分为两个相互关联的环节：第一，受到真实生动的形象感染。审美对象具有一种歌德所赞赏的"感性魅力"，它以真切而富有生气的形象特征，触动审美者的生活积累，引起"似曾相识"的感受。"好像在哪儿见过"的念头油然而生。只要感官所直接感受的对象与审美主体的经验记忆之间存在某种联系，就可能成为接近联想发生的前提。第二，大脑皮层的经验储存区受到触动。心理学告诉我们，生活中的各种现象并不是彼此孤立的，而是互相联系的。它们被人自觉或不自觉地组成系列，存放在大脑的经验储存区内。当外界特定的审美信息通过感官传入大脑后，触动某一组（系列）经验里的某一点，整组（系列）的经验都会引起反应，就像扯动渔网中的一个网结，与此有关的网结都会动起来一样。

(2)类似联想　类似联想也叫相似联想或类比联想，是指审美主体通过对某一事物的感知和回忆，所引起的对其他性质特征相类似的表象的回忆。类似联想反映着事物间的相似性和共同性，在审美欣赏和艺术创造中表现得极为普遍，比接近联想的天地更为广阔。如五代词人牛希济《生查子》中的名句"记得绿罗裙，处处怜芳草"，就是由柔嫩碧绿的芳草，联想起远方情人的绿色罗裙，再由绿罗裙的悦目动人进而喜爱眼前的芳草。还有白居易从琵琶声想到"大珠小珠落玉盘"、高尔基由海燕想到革命者等，都是从物与人、物与物的相似之处展开的联想。一般说来，比喻、拟人、隐喻和象征等修辞手法或艺术表现，都可称为类似联想。

(3)对比联想　对比联想也称相反联想，是指对本质特征相反或相互排斥的事物之间的联想。支配这种联想的思维规律是"对比律"。由森林想到沙漠、由温暖想到

笔记栏

寒冷、由丑陋想到美好、“艳如桃李，冷若冰霜”等，都属于对比联想。它既反映事物的共同性，又反映事物的个别性，是在审美活动中经常出现的反衬、对比、烘托等现象和手法。《红楼梦》中如同“两峰对峙，双水分流”一般，成功地塑造了林黛玉与薛宝钗、尤二姐与尤三姐、晴雯与袭人、探春与惜春等人物。她们在相互映衬和对照中，面貌不同、性格各异、光彩照人，分别具有不同的典型意义，犹如一幅明暗、虚实方面相得益彰的绘画，展现出社会与人生的真伪、善恶、美丑的多层次结构。

在审美活动中，除了接近联想、类似联想、对比联想之外，还有由流溯源的因果联想、由表及里的推断联想、由时间到空间的跳跃联想等形式。各种联想之间既有联系又有区别，相互渗透，时常同步发生。联想已经不是被动的感知反映，而是能动的情感体验。人们对各种事物现象的联想，总会在以往生活经验的基础上，按照一定情感意向进行。它既是直接或间接实践经验的再现，又是对审美对象的选择和判断，而且还是审美情感与态度的流露。正因为如此，联想在审美活动中有着不可忽视的作用。

首先，联想能够形成初步的审美认识，增强审美感受。联想作为事物间内在联系的反映，联结着审美感知与审美理解，一方面使对形式的感知更加丰富与深刻，另一方面使对内容的理解更为生动形象。联想阶段的美感活动，不只停留在对客体的直接感知和简单感受，而是趋向对客体内在意蕴和价值意义的探寻。齐白石老先生挥毫写意的鱼乐、虾趣图，虽然一无背景二无水纹，但欣赏者通过这些鲜活剔透、妙趣横生的小生灵，可以感受到自然的生机和生命的自由，领会艺术形象的丰富意蕴和艺术价值。

其次，在自然美的审美鉴赏中，审美者不但可以由直接感知的自然对象联想到另外的自然对象，而且可以由自然对象联想到有关的社会现象、人格特征和思想感情。联想不是知识的判断，不是科学的归类，而是通过事物间的联系达到人对世界以情感体验方式的把握。于谦的《石灰吟》：“千锤万凿出深山，烈火焚烧若等闲。粉骨碎身浑不怕，要留清白在人间。”由石灰烧制的艰难过程及其物质特征，联想到历尽磨难、无愧天地的浩然正气，明为咏物，实则抒怀，忧国忧民、坚毅乐观之心，宁为玉碎、不为瓦全之志，溢于言表。欣赏自然美的联想活动，能使人与自然、主体与客观、物象与人格等有机联系起来，在审美鉴赏和艺术创造中达到浑然一体的境界。它对于增强和深化观赏自然的审美心理活动效果，实现自然美向艺术美的转化，都起着重要的作用。

2. 审美想象

审美想象是指审美主体在直接感知审美对象的基础上，调动过去的表象积累，丰富、完善以及创造新形象的心理活动过程。从本质上讲，审美想象是一种创造形式的审美能力。在审美活动中，审美主体直接感受对象时，并不以机械、消极的感受为满足，而总是积极地调动和改造由于审美对象的信息刺激再现出来的记忆中的表象，按主体的审美理想，遵循接近、类似、对比等联想规律，融合理解、情感，对表象进行加工制作，进行新的组合，从而充实和丰富原有的审美形象，或创造出新的审美形象。审美知觉提供的形式（表象）虽然已是经过选择、抽象了的，但要真正构成审美意象还须经过想象将其引向理性。审美想象作为高级的审美能力，始终以表象为前提来展开活动，以审美意象的形成为活动目标。它是审美欣赏和审美创造的关键因素。例如，护理人员根据目前患者的病情发展情况，结合患有同类疾病但已经痊愈的病友的现状和患者共同想象理想的预后，想象恢复健康的形象，以此来进行有效的心理护理。

笔记栏

三、情感与理解

1. 审美情感

【记一记】

审美情感的定义及重要性。

情感是人对客观现实的一种特殊的心理反应。审美情感是审美主体对客观审美对象一定的主观态度（肯定或否定）及体验。它不同于审美的感觉、知觉、记忆、思维等心理活动，因为它是对审美对象与审美主体之间的某种关系的反映，而不是对客观事物本身的一种反映的认识活动。审美情感以日常生活的情感为基础，两者有密切的联系，但又有显著的区别。审美情感不同于日常生活情感在于：它是经过理解与想象共同对日常生活情感的形式化、秩序化、组织化。也就是说，审美情感是经过多种心理功能的处理，渗透着理解和想象的情感。

审美情感又是从审美感知过渡到审美想象的必要环节。感知获得的表象由于情感的融入而获得新鲜生命，表象开始活跃地重新组合，进入"浮想联翩""神思飞扬"的特定的审美状态，构成审美意象。这种情感向感知和想象的表象融入，造成主客融合、物我同一，即通常所说的"移情"。凡·高的作品多用强烈的色彩、笔触，所以能表现他那似火的热情；八大山人画枯枝、昏鸦、秃笔，所以才能发泄他们满腔悲愤；李后主悲吟"一江春水向东流"，所以能表达他那亡国忧愁。这都是因为物我同一、主客同构对应，才使主体的情感得到充分地表现。

审美情感渗入想象、理解，不但成为它们协调活动的推动力，而且成为意象构成的亲和力、中介力。在审美活动中，表象与表象之间有机联系的中介是情感。在马致远的《天净沙》中，枯藤、老树、昏鸦、古道、西风、瘦马、小桥、流水、人家、断肠人、天涯所有这些表象，如果没有情感作中介，简直不可能连接成一组蒙太奇。正是情感推动想象和理解，对表象加工制作才组成新的意象、意境，而这新的意象又将情感形式化、组织化，这就是审美创造中的情感逻辑——对审美情感的对象化、客观化。

护理人员在护理一些特殊患者时，如垂危患者、肢体残缺患者，尤其是一些毁容患者，不仅没有显露出厌恶、恐惧之情，反而能够表现出对患者的体贴、关爱，对患者的一些异常举止表示理解，这都是建立在职业道德的基础上的，是护理人员对工作的热爱，对患者的同情，对生命的怜爱、珍惜，是一种高尚的、理智的职业情感。只有在这种情感的驱动之下，护理人员才能够面对患者如同亲人一般温暖、体贴。

2. 审美理解

审美理解是指人对客观事物的审美特性及其规律的领会和把握。它不同于需要概念、判断、推理过程的理论认识，是一种朦朦胧胧的、可以意会却难以言传的心理体验。审美理解的方向和程度因人而异，它与审美者的经验、知识、阅历心境、素养等多种因素有关。

在审美活动中，对事物美的感知，只是美感的初发阶段。比如：目睹"日出江花红似火，春来江水绿如蓝"的景致，聆听着如莺歌燕舞般旋律优美的乐曲，欣赏别有情趣、逼真传神的图画，吟咏朗朗上口、意境深远的诗歌，顿时就会感到它们实在太美了。这是因为美的事物能够引起人们感官的快适和精神的愉悦。然而这种对美的感受还是较低层次的，我们要想获得更加强烈的美感，那就必须进一步理解美，即在审美感受的基础上，继续去把握事物美的内容、内涵和意味。

审美理解是美感中不可缺少的一种心理活动，事实上美的感知、联想和想象总是

笔记栏

同理解、思维相互结合、相互渗透、相互促进的。正因为如此，人们对美的认识才能既不脱离美的感性形象又能把握住美的理性内容，使美感不断地被拓展与深化。

在审美活动中，不论欣赏和认识哪一种美，都离不开理性的思考。如对自然美的欣赏，或亭台楼阁、园林宫殿等人造景观，都能引起人们的感官快适和精神愉悦。但是要得到深刻的情感，就必须有理性的认识来加以推动。我们欣赏到的描绘自然美的诗歌、绘画、音乐等艺术作品，无一不是通过作者的情感反映出来的。

毫无疑问，提高审美理解能力对于形成深刻的美感具有重要的意义。对护理人员来说，要提高审美理解能力就应当勤于实践，努力提高自身的道德素养和文化艺术修养，有目的、有意识地训练思维品质和思维方式，广泛地与大自然、社会和艺术接触，丰富内在的情感生活，积累审美经验，将感受导入理解，学会在形神的统一、情理的统一之中来认识美，经过不断地努力，审美理解的能力必定就会提高。

知识链接

审美价值

要想讨论审美评价的问题，首先须明白审美价值的意义。审美价值是指审美对象本身具有的价值性。该“价值性”有两方面的含义：一是审美对象本身所具有的表象价值，即审美对象本身美不美，这是感性的体验；二是透过表象看本质，即美的事物背后对社会是否有意义，这是理性的思考。

美只是审美价值的一种形态，是审美活动的成果之一。在生活中运用何种方法来指导发现美的价值呢？概括起来说有四种角度。

（1）物性论　这种角度将美的本质归结到事物本身，是事物的一种属性，仅仅体现出一种感性体验。

（2）认识论　这是把美感和美仅仅看成是一种认识和反映的思考方法，因缺乏对美的事物本身价值的体现而逐渐被遗弃。

（3）实践论　以社会实践为起点来研究何为美、美的价值何在等问题，做出历史和社会学的解释，是一种相对以上两种角度较有说服力的一种观点。

（4）情感心理学　它是运用西方人本主义思潮，结合中国传统文化而出现的新的构想和方法，抓住了审美过程中的某些特质性的东西，但该理论的发展还不是很成熟，还有待完善。

笔记栏

小 结

本章通过阐述护理审美评价的作用、原则、方式等三方面的内容，详细介绍了在护理实践活动中如何运用护理审美评价来指导具体工作，提升护士审美修养及审美能力的理论，对临床工作有切实可行的指导意义。

问题分析与能力提升

近二十位患者和家属挤在一个门诊室里，紧紧包围一名医生。一位患者在向医生讲述病情时，周围的人都洗耳恭听。轮到下一位患者就诊时，大家都争先恐后地把病历本递到医生面前，场面十分混乱，而原本应该安排患者用病历本排队等待叫号的分诊台形同虚设，两位护士悠然地聊着天。

问题：如何评价两位分诊护士的行为？

思考题

1. 护士张某，在值夜班的时候不小心打碎了一支贵重的药物，第二天她主动向护士长承认错误并进行赔偿。请运用护理审美评价的原则来分析张某的行为。

2. 患者王某的孩子都在外地，护士小刘对其特别关照，时常陪王某聊天解闷。王某真诚地对护士长说："小刘就像我的亲闺女一样啊！"王某在此用了何种护理审美评价方式？

（王 静）

参考文献

[1]高澍苹. 护理美学概论[M]. 北京:科学技术文献出版社,2001.
[2]任小红. 护理美学[M]. 长沙:湖南科学技术出版社,2003.
[3]王益锵. 护理美学[M]. 北京:人民卫生出版社,2001.
[4]姜小鹰. 护理美学[M]. 北京:人民卫生出版社,2006.
[5]林俊华,刘宇. 护理美学[M]. 北京:中国中医药出版社,2005.
[6]殷磊. 护理学基础[M]. 3 版. 北京:人民卫生出版社,2002.
[7]李小妹. 护理学导论[M]. 长沙:湖南科学技术出版社,2001.
[8]雷鹤,程红缨. 护理美学[M]. 北京:人民军医出版社,2004.
[9]吴先娥. 护理美学[M]. 北京:高等教育出版社,2004.
[10]李泽厚. 美学四讲[M]. 天津:天津社会科学院出版社,2001.
[11]邱琳枝,彭庆星. 医学美学[M]. 天津:天津科学技术出版社,1988.
[12]熊邦林. 色彩学说在医学美学中的运用[J]. 中华医学美学美容杂志,2001,7(5):264.
3[13]金正昆. 礼仪金说[M]. 西安:陕西师范大学出版社,2006.
[14]蔡践. 礼仪大全[M]. 北京:当代世界出版社,2007.
[15]黄建萍. 临床护理礼仪[M]. 北京:人民军医出版社,2007.
[16]王益锵. 护理社会学[M]. 北京:中国科学技术出版社,1993.
[17](日)铃木美惠子,陈淑英. 现代护理学[M]. 上海:上海医科大学出版社,1992.
[18]中华人民共和国卫生部医政司. 整体护理概论及模式病房建设[M]. 北京:中国科学技术出版社,1998.
[19]刘晓虹. 护理心理学[M]. 上海:第二军医大学出版社,1998.
[20]李树贞. 现代护理学[M]. 北京:人民军医出版社,2000.
[21]韩继明. 护理美学[M]. 北京:清华大学出版社,2006.
[22]肖京华. 美学基础[M]. 北京:科学出版社,2003.
[23]蒋晓森. 医学美学基础[M]. 北京:中国中医药出版社,1997.
[24]胡家祥. 审美学[M]. 北京:北京大学出版社,2000.
[25]黄凯锋. 审美价值论[M]. 昆明:云南人民出版社,2005.

学习的记忆

小事拾遗：

学习感想：

学习的过程是知识积累的过程，也是提升能力、稳步成长的阶梯，大家的小注释、理解汇集成无限的缘分、友情和牵挂，请简单手记这一过程中的某些“小事”，再回首时定会有所发现、有所感悟！

学习的记忆

姓名：________________

本人于20____年____月至20____年____月参加了本课程的学习

此处粘贴照片

任课老师：__________ __________ 班主任：______________

班长或学生干部：____________ ____________ ____________

我的教室（请手写同学的名字，标记我的座位以及前后左右相邻同学的座位）